本书由2023年度教育部人文社会科学研究规划基金（23YJAZH088）、广东省特殊儿童发展与教育重点实验室开放基金（TJ202103）、广东省哲学社会科学规划2023年度学科共建项目（GD23XTY39）、岭南师范学院2022年赋能基础教育高质量发展筑峰计划专项基金等资助出版。

# 孤独症儿童运动康复

主　编／刘玉倩　　王海涛

重庆大学出版社

图书在版编目（CIP）数据

孤独症儿童运动康复／刘玉倩，王海涛主编. --重庆：重庆大学出版社，2023.9
ISBN 978-7-5689-4105-1

Ⅰ.①孤… Ⅱ.①刘…②王… Ⅲ.①小儿疾病—孤独症—运动疗法—康复训练 Ⅳ.①R749.940.9

中国国家版本馆CIP数据核字（2023）第165697号

**孤独症儿童运动康复**
GUDUZHENG ERTONG YUNDONG KANGFU

刘玉倩　王海涛　主编
策划编辑：陈　曦

责任编辑：李桂英　　版式设计：张　晗
责任校对：关德强　　责任印刷：张　策

\*

重庆大学出版社出版发行
出版人：陈晓阳
社址：重庆市沙坪坝区大学城西路21号
邮编：401331
电话：（023）88617190　88617185（中小学）
传真：（023）88617186　88617166
网址：http://www.cqup.com.cn
邮箱：fxk@cqup.com.cn（营销中心）
全国新华书店经销
重庆华林天美印务有限公司印刷

\*

开本：787mm×1092mm　1/16　印张：15　字数：271千
2023年9月第1版　2023年9月第1次印刷
ISBN 978-7-5689-4105-1　定价：88.00元

## 作者名单（按姓氏拼音排序）

陈　静，岭南师范学院

胡永清，湛江市特殊教育学校

雷园园，河北师范大学

刘玉倩，岭南师范学院

任建厂，岭南师范学院

王海涛，岭南师范学院

肖海莉，岭南师范学院

张明耀，岭南师范学院

郑选梅，岭南师范学院

序　言　　　近年随着"健康中国行动"和《青少年体育活动促进计划》等的实施，运动康复的方法因其便于操作、实用性强等特点，在孤独症谱系障碍（Autism Spectrum Disorder，ASD）儿童的康复中日益引起关注。

本书是在"健康中国"和"体医融合"的社会背景以及"主动健康"理念下，围绕目前孤独症儿童康复中存在的突出问题：康复方法需要专业康复师介入，家庭成员参与度较低；家庭康复缺少及时指导；普适性康复方案多，个性化精准康复方案少等特点，设计了相对简单、家庭成员易于掌握的运动康复指导视频和教材，能针对每个儿童设计个性化的运动康复方案，提高康复效果。

近年国内外也越来越多侧重于将家庭作为 ASD 康复中的重要组成部分，通过家庭、学校、康复机构和社区，四位一体的康复模式，进行有效干预。家庭成员通过一定的康复课程和技能培训，可以在治疗师的支持下进行父母介入的早期干预。远程视频和互联网的支持，可以帮助父母简便迅速地掌握一些可在家庭进行的康复技能。开展健康教育，增强家长的积极情绪、健康认知，这些对 ASD 儿童共同注意、社会交往等的康复均有积极影响。在借助运动处方进行康复训练中，要根据 ASD 儿童的年龄、性别、障碍评价结果，设计不同组合的运动处方、不同难度进阶，实现循序渐进式康复。

本书在教育部人文社会科学研究规划基金、岭南师范学院 2022 年赋能基础教育高质量发展筑峰计划专项基金、广东省特殊儿童发展与教育重点实验室项目、广东省哲学社会科学规划 2023 年度学科共建项目等多项课题资助下，由广东省特殊儿童发展与教育重点实验室、岭南师范学院体育科学学院刘玉倩教授、王海涛教授担任主编，与河北师范大学雷园园博士、湛江市特殊教育学校胡永清老师共同完成。主要分工如下：任建厂（第一章、第二章），雷园园（第三章、第七章），张明耀（第四章、第六章），肖海莉（第五章），刘玉倩（第六章、第八章），陈静（第八章），王海涛（第九章），郑选梅（第十章），胡永清（第十一章）。全书最后由刘玉倩、王海涛统稿。

本书即将付梓之际，感谢广东省特殊儿童发展与教育重点实验室的郑剑虹教授、郑荣双教授、杨溢博士、邱俊杰博士等多位老师和湛江市特殊教育学校、牵牛花之家等康复机构的老师给予悉心的指导和中肯的建议。感谢岭南师范学院附属幼儿园的付皓宇、伍容和两位小朋友认真协助拍摄视频和图片。感谢运动与健康促进科研团队的邱梓涛、覃思伟、李思渊、许伊达、黄锈文、谢立等同学参与视频设计和拍摄。

由于编者水平有限，本书内容还有不足之处，还望各位专家同仁多提宝贵意见！也希望各位康复机构老师、ASD 儿童家长在使用中有任何建议都可以与我们沟通！祝愿 ASD 儿童及其他特殊儿童通过运动干预早日康复！

刘玉倩

2023 年 3 月 1 日

# 目　录

# 第一章／
# 绪论

本章主要讲述了特殊儿童运动康复的相关概念以及相关理论，孤独症谱系障碍的特点以及体育锻炼对 ASD 儿童生理和心理的影响。

## 第一节　儿童运动康复概述

儿童康复医学是康复医学的分支，从特殊儿童功能障碍预防、评定和处理的角度，具有基础理论、评定方法和治疗技术的学科。儿童康复医学的疾病种类、临床特点、康复理论与技术、预后及家长的期待等与成人康复医学有很大差别。其主要的研究对象是各种特殊需求儿童（功能障碍儿童），包括发育障碍、先天性疾病、后天性疾病、急性疾病、慢性疾病、各类损伤以及个人或环境因素导致的功能障碍者。儿童康复医学是通过来自不同专业的人员联合开展工作的方式，即以小组工作的方式，采取综合性康复的方法，改善功能障碍，促进全面发展，积极参与活动，使其发挥最佳身体、心理、社会和教育等潜力的康复医学学科。生长发育是儿童不同于成人的重要特征，要遵循其不同年龄阶段的生长发育特点，以及生理、心理、社会发展的特征和规律开展康复治疗。

### 一、儿童运动康复的定义

《世界残疾报告》中将康复定义为："帮助经历着或可能经历残疾的个体，在与环境的相互作用中取得并维持最佳功能状态的一系列措施。"世界卫生组织（WHO）对康复的描述是："采取一切有效措施，预防残疾的发生和减轻残疾的影响，以使残疾者重返社会。"康复是综合协调地应用医学、教育、社会、职业以及工程等综合措施，消除或减轻病、伤、残对个体身、心、社会功能的影响，使个体在生理、心理、社会功能方面达到和保持最佳状态，从而改变病、伤、残者的生活，增强其自立能力，使其重返社会，提高生存质量。康复不仅是指通过训练使病、伤、残者适应周围的环境，而且也指调整病、伤、残者的环境和社会条件以利于他们重返社会。在拟定有关康复服务计划时，应有病、伤、残者本人，以及他们的家属和所在社区的参加。康复应为综合性康复或全面康复，包括采用医学康复、教育康复、职业康复、社会康复、康复工程等方面的措施。

儿童运动康复是指以运动生理学、解剖学、神经生理学、教育学和康复医学等学科为基础，针对不同需要的特殊儿童，在康复训练过程中运用科学合理的动作技术和身体练习方法，徒手或借助器械，以减轻和消除特殊儿童运动功能障碍和缺陷为目的，使特殊儿童的身体功能、精神状态和社会适应能力得到最大限度康复的过程。

## 二、儿童运动康复的基础理论

儿童运动康复的基础理论包括人体运动功能发展的一般规律，运动功能发展的敏感期和关键期理论、动作技能形成规律理论以及缺陷补偿理论。

### （一）人体运动功能发展的一般规律

人体运动功能发展的一般规律包括头尾规律、从近端到远端、由低级到高级、由简单到复杂等。头尾规律是指小儿的姿势和运动发育是沿着抬头、翻身、坐、站和行走的方向发育，脊柱支持的稳定性从颈椎开始逐渐发育至胸、腰、骶椎，即运动发育顺序首先是头部的运动，其次是躯干的运动，最后是下肢和脚的运动。从近端到远端是指离躯干近的姿势运动先发育，离躯干远的四肢运动后发育。由简单到复杂是指涉及大肌肉群参与的简单的、粗大的运动功能发展较早，涉及复杂的、小肌肉群参与的运动功能发展较晚。儿童以掌握基本动作为基础，开始学习日常生活中较为简单的运动技能，当儿童可以自由控制自己的粗大动作之后，精细的动作才开始慢慢发展起来。

### （二）运动功能发展的敏感期和关键期

某些运动功能在儿童自然生长发育的基础上，会在特定的年龄阶段发展较快，呈现出发展的最佳时期，称为运动功能发展的敏感期和关键期。在敏感期和关键期给予儿童针对性的训练，可以使儿童更好地掌握运动功能。运动功能水平可体现力量素质、速度素质、耐力素质、柔韧素质及灵敏性与协调性，而各方面发展的关键期也有所区别。

力量素质是人体肌肉收缩或者舒张时克服外界阻力的能力，是其他身体素质发展的重要基础。力量素质发展的敏感期一般男孩在 12~16 岁，女孩在 11~15 岁。这是因为儿童在自然生长过程中，从 12 岁起肌肉总量急剧增加，到 14~15 岁时肌肉的特性与成年人的差异已经开始缩小。

速度素质是人体快速运动的能力，包括反应速度、动作速度和移动速度。从整体上讲，速度素质发展的敏感期在 8~13 岁，但是不同类型速度素质的发展期也会有所区别。反应速度是指人体对外界信号刺激做出反应的能力。随着儿童年龄的增长，在 9~13 岁时进行系统的强化训练可使反应速度增长最快，其他年龄段则不易提高。动作速度是指人体快速完成动作的能力。儿童在 13~14 岁时，一些动作速度已经接近成年人的指标，在 9~13 岁时发展动作速度可以取得较好的成效。移动速度是身体完成快速位移的能力，在 7~13 岁时增长最快，其中女孩在 9~12 岁，男孩在 8~13 岁。

耐力素质是人体坚持长时间运动的能力，其发展取决于有氧供能系统和无氧供能系统的机能状况，分别称为有氧耐力和无氧耐力。有氧耐力是在氧气供应较充足的情况下完成运动的能力。女孩在 9~12 岁时有氧耐力大幅度提高；男孩在 10~13 岁时出现有氧耐力的第一个增长高峰，在 16~17 岁时有更大幅度提高，特别是在 16 岁时，有氧耐力增长幅度超过 40%。无氧耐力是在无氧代谢下完成运动的能力。男孩在 10~20 岁时无氧耐力出现三次增长高峰，分别是 10 岁、13 岁和 17 岁；女孩在 9~13 岁时无氧耐力逐年递增，之后开始减少。

柔韧素质是人体各个关节在不同方向上的运动能力以及肌肉、韧带等软组织的伸展能力，可以通过关节的运动幅度表现出来，其发展的敏感期为 5~12 岁。

灵敏性与协调性是人体改变体位、转换动作、变换身体姿势和方向的能力，与空间定位和时间知觉能力有密切关系，是一种综合素质。其发展的最佳时期是 6~13 岁。对于 ASD 儿童，可以将灵敏性与协调性的训练与感觉统合训练结合起来，以提高儿童身体素质。

身体素质虽然是通过人体各种基本活动和动作表现出的力量、耐力、速度、柔韧、灵敏性等方面的能力，但也是人体内在机能的综合反映，因此单一的训练会造成整体发展的不均衡，应该采用全面发展的身体练习提高儿童各种运动功能和身体素质。

（三）动作技能形成规律

动作技能的形成大致可分为四个阶段，即动作技能获得阶段、动作技能改进阶段、动作技能稳定阶段以及动作技能熟练阶段。

### 1. 动作技能获得阶段——泛化过程

从运动生理学角度来看，由于人体内外界的刺激通过感受器（特别是本体感觉）传到大脑皮质，引起大脑皮质细胞的强烈兴奋，另外因为皮质内抑制机制尚未建立，所以大脑皮质中的兴奋与抑制都呈现扩散状态，条件反射暂时连接不稳定，出现泛化现象。从动作活动的外部表现来看，往往出现动作僵硬、不协调、不该收缩的肌肉收缩，出现多余的动作，动作活动费力。在此过程中，训练者应针对动作的主要环节进行示范和简练的讲解，不应过多地强调动作细节。

### 2. 动作技能改进阶段——分化过程

通过不断练习，学习者的动作技能有了提高，一些不协调的、多余的动作逐渐消除。与此相应的生理变化是：大脑皮质运动中枢兴奋和抑制过程逐渐集中。由于抑制过程加强，特别是分化抑制得到发展，大脑皮质的活动由泛化过程进入了分化过程。因此，大部分错误动作得以纠正，能比较顺利、连贯地完成动作，初步建立了动力定型。但此时动力定型尚不稳定，遇到新异刺激时，多余和错误动作可能会重新出现。在此过程中，训练者应特别注意错误动作的纠正，让学习者体会动作的细节，促进分化抑制进一步发展，使动作更趋稳定、准确。

### 3. 动作技能稳定阶段——巩固过程

通过进一步反复练习，动作技能的条件反射系统已经巩固，建立了完整的动力定型，大脑皮质的兴奋和抑制在时间和空间上更加集中和精确。此时动作准确，而且某些环节的动作还可出现自动化，即不必有意识地去控制就能顺利完成动作。在环境条件变化时，动作技能也不易受到破坏。在此过程中，应在继续练习巩固的情况下，精益求精，不断提高动作质量，使动作技能更加完善和巩固。

### 4. 动作技能熟练阶段——动作自动化

随着动作技能的巩固和发展，动力定型达到巩固的程度以后，动作技能可出现自动化现象。所谓自动化，就是在无意识控制的条件下完成系列动作。动作自动化的生理机理是以巴甫洛夫所揭示的高级神经活动的基本规律为基础的。对ASD儿童进行运动康复训练的最高目标就是促使其对动作技能的掌握达到自动化水平。

### （四）缺陷补偿理论

教育康复学中的缺陷补偿是指在教育活动与康复训练中，根据 ASD 儿童的身心特点，综合地利用一切有利因素，通过各种途径替代、补偿、改善、促进或恢复因障碍造成的各种功能性损伤，进而促进儿童全面发展的过程。该理论综合地运用了生理学、心理学、医学、体育学、工程学、社会学理论中的补偿原理。其核心是"生物现象和社会现象的综合"，"是在代偿的基础上进行的补偿，包括人的主观努力和社会的帮助"。随着社会进步与技术发展，在代偿的基础上可以利用工具或现代科学技术并借助社会政策的保护对障碍进行积极的补偿，使障碍带来的不利因素的影响降到最低。生理代偿是缺陷补偿的生理基础，心理补偿是缺陷补偿的重要教育内容，医学补偿是缺陷补偿的重要手段，运动功能补偿是缺陷补偿的重要功能康复方法，而社会补偿是缺陷补偿的重要政策支持。

## 三、国际功能、残疾和健康分类与儿童运动康复

WHO 继 2001 年发布《国际功能、残疾和健康分类》（*International Classification of Functioning，Disability and Health*，ICF）后，于 2007 年颁布了《国际功能、残疾和健康分类（儿童和青少年版）》（*International Classification of Functioning，Disability and Health Children and Youth Version*，ICF-CY），以更广泛的类目编码用于描述儿童和青少年的功能和健康状况。ICF-CY 的基本理论及基本框架与 ICF 主卷一致，分为 4 个部分：第一维度是身体功能与身体结构；第二维度是活动，ICF 中每个身体系统与功能都对应着各种活动的功能，采用"活动"取代"障碍"的负面描述；第三维度是参与，取代残障概念；第四维度是背景性因素，指个体生活和生存的全部背景，包括环境因素和个人因素。ICF-CY 分类系统将残损作为结果，将其看作残疾现象的一部分，注重评价健康状况的结果，更加符合生物—心理—社会学模式。虽然 ICF-CY 和 ICF 采用了相同的模式，但 ICF-CY 更关注儿童面临的问题，这些问题主要涉及家庭环境、发展迟滞、环境对儿童发育和发展的影响。ICF-CY 的框架及基本理念使各类儿童康复从单一的生物学领域，到生物—心理—社会学模式；从线性因果关系引申到四个维度的相互作用、相互影响的关系。这一转变，使人们更为重视特殊需求儿童的活动和参与，以及环境因素与身体结构和功能的相互作用，从而使儿童康复医学视野更为宽阔，儿童康复的策略更为合理，儿童康复的效果更为理想。

ICF-CY 用来记录儿童和青少年健康和功能的特点，方便临床医生、教育工作者、公共政策制定者、家庭成员、消费者和研究人员使用。ICF-CY 主要应用于四个方面：①儿童特殊需求与康复政策开发、实施与监测；②儿童功能和残疾流行病学调查；③儿童特殊需求与康复计划、康复干预与结局、经济效益评估；④儿童康复医疗信息管理与数据库建设。

ICF-CY 同样分为以共性为纲的通用组合及以疾病为纲的核心组合两种类型。

①核心组合：是指在特定疾病和特定环境下，选出尽可能少的与功能、残疾和健康相关的 ICF-CY 类目。目前关于脑性瘫痪核心分类组合的开发与应用已经形成 5 个版本：综合版核心分类组合类目、简明通用版核心分类组合类目以及 3 个年龄段（<6 岁组、6~14 岁组、14~18 岁组）的简明版核心分类组合类目。已经对唇腭裂、天使综合征、ASD、注意缺陷多重障碍、儿童肥胖症、儿童脑卒中、低体重儿、特发性脊柱侧凸等疾病的 ICF-CY 核心组合类目，进行了不同程度的探索和开发。ICF-CY 不仅可应用于儿童康复评估，还可将其贯穿于整个康复程序中，包括监测功能及其进步情况，评价康复结局，制订康复目标、措施等。②通用组合：是涵盖较少编码的以共性为纲的 ICF-CY 类目，适用于所有疾病和不同环境，目前正在开发中。

## 第二节　孤独症谱系障碍概述

孤独症谱系障碍是一组以社会交往障碍、言语和非言语交流障碍、狭隘兴趣、刻板行为为主要特征的神经发育障碍性疾病，以往称广泛性发育障碍。

### 一、流行病学特征

早期流行病学研究表明，ASD 的发病率为 2/ 万 ~3/ 万。近年来，ASD 概念的提出，发病率显著上升，WHO 报告目前全球 ASD 发病率为 1/150，男女比例为 4 ∶ 1。2014 年，美国疾病预防控制中心公布的最新 ASD 发病率为 1/68，男女比例为 4.5 ∶ 1。2019 年《中国自闭症教育康复行业发展状况报告Ⅲ》统计显示，0~14 岁 ASD 儿童超过 200 万，并以每年近 20 万的速度增长。海南省 2016 年 ASD 流行病学调查结果显示，ASD 患病率为 6.2%，男女比例为 5.8 ∶ 1。WHO 根据我国现有总人口数量估计 ASD 儿童总数在 100 万 ~150 万，已占各类精神残疾的首位。

（1）遗传与环境因素共同作用：目前 ASD 的病因不明，研究多集中在遗传基因、神经发育、神经生化、免疫及病毒感染等方面。在过去的十年中，遗传学研究发现了多种 ASD 易感基因，揭示了数百种基因变异与 ASD 的关系。环境因素，特别是在胎儿大脑发育关键期接触的环境因素也会导致发病可能性增加。表观遗传学异常的观点近年来引起人们的重视，表观遗传是指机体的性状在 DNA 序列没有产生变异的情况下发生了可遗传的改变。表观遗传说明机体的性状表达变异可发生在基因的复制、转录之外，包括外界环境因素。例如，从转录组学系统水平分析发现 ASD 患者大脑区域性的基因表达存在异常转录和剪接失调，并存在神经突触功能异常。

（2）免疫系统异常：免疫功能异常包括孕母免疫功能异常、ASD 患儿自身免疫功能异常。ASD 儿童自身免疫性疾病发生率较高，T 淋巴细胞亚群也与正常人群有差别，提示 ASD 存在免疫系统异常。上述结果的意义仍有待更多的研究证实。综合各种研究，推测存在 ASD 遗传易感性的儿童，在诸如围产期感染、免疫、致病因子等未知环境有害因素影响下（第二次打击学说），神经系统发育异常，从而导致自婴儿时期开始，在感觉、知觉以及认知加工等神经系统高级功能有异于发育正常儿童，表现为 ASD。

（3）机体发育序列受损：ASD 的发病机制可能与机体发育序列受损有关，人体发育序列主要包括自我意识、交互感知觉、形象构建、自我—非自我鉴认。出生后第二年是幼儿理解他人情绪、意愿、目的相关能力及对同伴产生兴趣的快速发育时段，幼儿会逐渐形成与同伴相对高级复杂的交流形式，参与例如假扮及互动游戏、形成共同解决问题的能力，这种能力在良好的外界环境引导下可得到良性发展。幼儿已具备参考同伴情绪的能力，通过同伴的情绪反应调节自己参与活动的行为，且有兄弟姐妹的儿童完成标准化的社会理解任务，比没有兄弟姐妹的儿童完成得更好。

## 二、临床特点

儿童 ASD 起病于 3 岁前，其中约 2/3 的儿童出生后逐渐起病，约 1/4 的儿童经历了 1~2 年正常发育后退行性起病。临床表现在儿童发育的不同时期有所不同。

### 1. 社会交往障碍

ASD 儿童在社会交往方面存在质的缺陷，他们不同程度地缺乏与人交往的兴趣，也缺乏正常的交往方式和技巧。其具体表现随年龄和疾病严重程度的不同而有差异，以与同龄儿童的交往障碍最为突出。

（1）婴儿期：患儿回避目光接触，对他人的呼唤及逗弄缺少兴趣和反应，没有期待被抱起的姿势或抱起时身体僵硬、不愿与人贴近，缺少社交性微笑，不观察和模仿他人的简单动作。

（2）幼儿期：患儿仍然回避目光接触，呼之常常不理，对主要抚养者常不产生依恋，对陌生人缺少应有的恐惧，缺乏与同龄儿童交往和玩耍的兴趣，交往方式和技巧也存在问题。患儿不会通过目光和声音引起他人对其所指事物的注意，不会与他人分享快乐，不会寻求安慰，不会对他人的身体不适或不愉快表示安慰和关心，常常不会玩想象性和角色扮演性游戏。

（3）学龄期：随着年龄增长和病情的改善，患儿对父母、同胞可能变得友好而有感情，但仍然不同程度地缺乏与他人主动交往的兴趣和行为。虽然部分患儿愿意与人交往，但交往方式和技巧依然存在问题。他们常常自娱自乐，独来独往，我行我素，不理解也很难学会和遵循一般的社会规则。

（4）成年期：患者仍然缺乏社会交往的兴趣和技能，虽然部分患者渴望结交朋友，对异性也可能产生兴趣，但是因为对社交情景缺乏应有的理解，对他人的兴趣、情感等缺乏适当的反应，难以理解幽默和隐喻等，较难建立友谊、恋爱和婚姻关系。

### 2. 交流障碍

在言语交流和非言语交流方面均存在障碍，其中以言语交流障碍最为突出，通常是儿童就诊的最主要原因。

（1）言语交流障碍：言语发育迟缓或不发育，常常表现为语言发育较同龄儿晚，有些甚至不发育，有些儿童可有相对正常的言语发育阶段，后又逐渐减少甚至完全消失；言语理解能力不同程度受损；言语形式及内容异常，最大问题是"语用"障碍，即不会适当地用语言沟通，存在答非所问，人称代词分辨不清，即刻模仿言语、延迟模仿言语、刻板重复言语等表现；语调、语速、节律、重音等异常。

（2）非言语交流障碍：常拉着别人的手伸向他想要的物品，多不会用点头、摇头以及手势、动作、表情、眼神表达想法，也不能理解他人的姿势、面部表情等的意义。

### 3. 兴趣狭窄和刻板重复的行为方式

ASD 儿童倾向于使用僵化刻板、墨守成规的方式应付日常生活。兴趣范围狭窄和不寻常的依恋行为：迷恋于看电视广告、动画片、天气预报，旋转物品，排列物品或听某段音乐、某种单调重复的声音等，对非生命物品可能产生强烈依恋，如瓶、盒、绳、棍等都有可能让儿童爱不释手，随时携带；行为方式刻板重复：儿童常坚持用同一种方式做事，拒绝日常生活规律或环境的变化，如坚持走一条固定路线，坚持把物品放在固定位置，拒绝换其他衣服或只吃少数几种食物等；仪式性或强迫性行为：常出现刻板重复、怪异的动作，如重复蹦跳、拍手、将手放在眼前扑动和凝视、用脚尖走路、反复闻物品或摸光滑的表面等。

### 4.其他表现

常伴有精神发育迟滞、睡眠障碍、注意障碍、自笑、情绪不稳定、多动、冲动、攻击、自伤等行为；认知发展多不平衡，音乐、机械记忆、计算能力相对较好甚至超常；还有一部分儿童伴有抽动秽语综合征、癫痫、脑瘫、感觉系统损害、巨头症等。

## 第三节　体育锻炼对孤独症儿童生理和心理功能的影响

体育锻炼对 ASD 儿童的生理和心理可产生积极的影响，可增强 ASD 儿童的运动能力，通过体育锻炼改善体质健康。通过体育游戏引导 ASD 儿童进行社会交往，改善 ASD 儿童的心理健康，促进 ASD 儿童融入社会。

### 一、体育锻炼对 ASD 儿童生理的影响

临床实践发现，ASD 儿童存在运动量不足、惰性强、耐力差、协调能力和平衡能力弱、运动技能低下、大肌肉力量较差等特点。基于这些特点，重要的是要科学合理地增加体育运动来改善患者的生理健康。系统的且设计良好的希腊传统舞蹈训练可以提高 ASD 儿童的神经肌肉协调性。8 周希腊传统舞蹈训练项目（单人或成对），每周 3 次，每次持续 35~45 分钟，ASD 儿童在治疗期间神经肌肉协调性测试的基线成绩有所提高。3 个月韵律操练习干预对 ASD 儿童姿势控制能力具有良好的改善作用，尤其是对前庭功能、本体感觉的改善效果明显。然而，近年研究发现，ASD 儿童的肥胖症比例越来越高，其原因可能是 ASD 的特定障碍和一般环境因素导致能量摄入和消耗不平衡。一项 9 个月跑台步行计划以 ASD 病情严重的青少年患者为对象，研究其运动能力和体质指数（Body Mass Index, BMI）的改善效果，结果显示：月平均跑台步行频率、速度、坡度增加，热量消耗增加，BMI 显著降低。但还需要进一步的系统研究以制订能适应 ASD 群体社会交往、交流、运动和行为障碍的全面多因素的肥胖干预方法。为 ASD 儿童设计的集体游泳和水上运动项目是切实可行的，有助于提高 ASD 儿童的游泳技巧。由于个体差异的存在，我们要评估是集体项目还是个人项目对 ASD 儿童的干预改善作用更大。且考虑到对于一些受试者来说，运动强度过低可能是导致运动效果不显著的原因。

个性化定制且高强度的运动处方是否会对 ASD 儿童和青少年的身体健康和行为产生积极的影响，通过体能测定和正、负面行为的评估发现，参与此运动处方后，患者体能和行为表现均有所改善。这些结果表明个性化的高强度运动处方能够有效改善 ASD 儿童症状并促进其健康。

对 ASD 儿童的干预效果存在较大个体差异，提示对 ASD 儿童进行体育运动干预时应当注重个体差异。经常锻炼身体显然是有益的，但是许多患有 ASD 的青少年和成人并不经常运动。对于提高体育运动干预的策略研究，采用多基线设计验证治疗方案效果，包括目标设置和稳定增加 ASD 儿童在学校的步数。在初始基线水平，参与者佩戴计步器，设置每日要完成的最少步数，参与者要设法增加活动以达到目标。在第一阶段治疗后，5 名被试都成功达到其目标，每天走 10000 步或更多。社会有效性评估表明，参与者及教师都高度认可这种干预方式。这表明目标设置可作为提高运动干预的简单策略且值得进一步研究。水上游戏技巧实验（每周 3 次，每次 1 小时，共计 12 周，在教导部分使用视频提示程序），结果发现该干预对 ASD 儿童是有利的，且视频提示策略对教导 ASD 儿童水上游戏技巧有效。建议将水上游戏技巧训练作为 ASD 儿童发展运动能力和扩展休闲技能的一种方式。总之，依据现有的研究结果，对 ASD 儿童和青少年进行体育运动干预时建议采取以下方案：运动频率每周 4~6 次；每次运动持续时间 40~60 分钟；运动强度从中等到剧烈水平；运动持续 10~14 周。但是，还需要更多的研究来确定适宜的且能产生最大化效益的运动项目。

运动干预能够提高 ASD 儿童的睡眠质量，睡眠对大脑成熟和正常的神经突触生长非常重要，而睡眠不足会对儿童的注意力、记忆、情绪调节和行为产生不利影响。一些研究报告称，ASD 儿童睡眠障碍的患病率远高于正常发育儿童，时常表现为难以入睡、睡眠表浅、夜间易醒等，且与白天的行为问题有很大关联，睡眠障碍会加重 ASD 儿童的各种症状，如刻板行为、认知功能障碍、情绪问题、社交问题等，这些问题会严重影响他们的日常生活行为表现。ASD 儿童容易患有睡眠障碍，其假说包括：脑电波异常与脑组织成熟差异、褪黑激素分泌差异、觉醒和感觉调节障碍等。而适当的运动干预可显著提高 ASD 患者的睡眠质量。研究表明，剧烈和有规律的运动可增加总睡眠时间，缩短睡眠潜伏期，减少快速眼动期，促进慢波睡眠。对这一结果的最可能解释是体育运动能增加褪黑激素的分泌。褪黑激素是一种天然激素，通常在天黑后分泌迅速增加，午夜达到高峰，清晨缓慢下降。它作为昼夜节律的关键调节器，可促进和维护睡眠。与正常儿童相比，一些 ASD 儿童的褪黑激素水平较低，为了弥补褪黑激素的缺乏，可通过运动干预来促进其分泌，从而改善睡眠问题。睡眠质量提高，其行为、认知及情绪问题都会得到大幅度的改善。

运动干预可以降低 ASD 儿童肥胖的风险，提高生活质量。已有大量证据表明，ASD 儿童会比正常发育的同龄人更有可能超重和肥胖。超重和肥胖与多种临床疾病共病（如糖尿病、抑郁等），会极大地影响生活质量，给监护人造成很大的负担。通过对 ASD 儿童开展 9 个月的跑步训练，证明了跑步训练可有效降低 BMI 和提高运动能力。系统、适当的运动锻炼可有效增强 ASD 儿童各系统功能，提高身体素质，降低共病率和死亡率。

## 二、体育锻炼对 ASD 儿童心理的影响

采用体育舞蹈对 ASD 儿童辅助治疗后发现，体育舞蹈不仅可以影响患病儿童的形态、身体素质，还可以积极地干预 ASD 儿童的心理应激。多数 ASD 儿童和成年人都经受着高强度的压力和焦虑。为了探究体育运动和放松恢复能否缓解患者的压力和焦虑，在 8 周运动干预期间，测定每周 3 次干预前后受试者唾液中皮质醇水平。结果表明，最后一次运动后的皮质醇与初测相比显著减少，且与自我报告的焦虑测试一致。尽管在这些压力测试中皮质醇的减少不是持续不变的，研究结果依然强调了运动和放松对改善压力症状的可能性。未来的研究可以进一步检验体育运动干预后压力减轻的持续效应。ASD 儿童自制力出现问题，往往表现为脾气暴躁以及刻板重复、冲动的行为，导致学习障碍和看护障碍。4 周的研究表明，内养功（实验组）对自制力提高程度高于传统渐进式肌肉放松法（对照组），实验组前扣带皮质（调节自制力的区域）的脑电活动增强，而对照组未见此现象。同时，家长报告指出，孩子的 ASD 症状减轻，对脾气和行为的控制力提高。此结论支持中国传统养生身心运动有望作为神经心理康复手段应用于有自制力问题的患者。基于以上研究，结合中医药理论，可进一步研究我国传统体育项目的干预作用。ASD 儿童的注意力也存在问题，现有研究表明，可利用体感游戏进行改善。体感游戏是一种以循证实践为指导原则的个体干预方法，其内容丰富，涉及球类运动、跳舞、探险等多个方面。在分析体感游戏干预前测、中测和后测的数据变化后发现，受试者在选择性注意和持续性注意方面都有提高，且其社交障碍和焦虑减轻。进一步分析实验组和对照组在实验前后的数据变化，指出体感游戏有可能促进 ASD 儿童注意力和视觉动作的协调发展。

运动干预有助于 ASD 儿童社交技能的发展。儿童发展理论认为儿童的能力表现是依靠不同发展领域的相互作用。例如，儿童的运动技能会影响认知、社交等

领域的发展，发育正常、运动技能较高的儿童会更多地参与社交游戏，能更好地融入集体。与发育正常的儿童相比，ASD 儿童的总体运动技能得分明显较低，有严重运动障碍的 ASD 儿童的社交技能得分相比于轻度的儿童而言，也明显降低。社交技能和大肌肉运动技能都是由镜像神经元系统推动的。镜像神经元系统是一组位于前额回和下顶叶的神经元，是人们观察、模仿他人动作、学习知识、理解他人意图和体验他人情感的基础，具有视觉思维和直观本质的特性。通过对 ASD 患者镜像神经元的研究发现，ASD 的症状（包括社会交往障碍、言语沟通障碍和运动障碍）都可能由镜像神经元系统功能紊乱引起，并且大肌肉运动能力的缺陷会减少儿童的游戏参与度，进而减少社交机会，加重社会交往障碍。其他研究也表明，ASD 儿童姿势控制能力可以预测社交技能，当 ASD 儿童在维持身体稳定方面有困难时，他们就必须耗费更多的精力来保持直立的姿势，只有很少精力来参与社会活动。在对 ASD 儿童进行骑马干预治疗后，其姿势控制能力得到了增强，社会互动能力也得到了改善。改善运动能力，有益于 ASD 儿童参加与其年龄相适应的社交活动，提高社交技能，逐步改善他们适应现实生活的能力。

运动干预有助于提高执行功能。执行功能指的是有机体对思想和行动有意识控制的心理过程，其构成了认知过程，包括认知灵活性、抑制、控制和工作记忆，与 ASD 患者的社会认知，限制性和重复性行为模式及生活质量等领域存在紧密关联。运动干预提高执行功能的机制已经相继被提出，有理论认为体育锻炼可增加大脑的平均血流量，促进脑血管的生成，增强氧气输送、营养物质的代谢，有助于提高认知、执行功能；运动后，体内的多种神经营养因子（脑源性神经营养因子、神经生长因子、血管内皮生长因子、胰岛素样生长因子等）明显提高，神经营养因子有利于神经生长，从而改善学习和记忆。运动干预对执行功能的积极影响，有利于 ASD 儿童减少限制性和重复性的行为，提高抽象推理、决策制定等能力，并缓解日常生活压力，极大地提高生活质量。

运动干预能改善 ASD 儿童的情绪调节能力。ASD 儿童往往在童年早期就会呈现出潜在的情绪调节问题，并且随着年龄的增长，会经历高程度的负面情绪，负面情绪的积累，会导致适应性情绪反应失调。情绪反应的不协调，会使 ASD 儿童在与他人建立稳定的社交关系方面表现出缺陷，加剧社会交往障碍，导致高比例的社会排斥或社会忽视。对 ASD 儿童进行体育类电子游戏干预训练，结果表明，体育电子游戏干预能够有效提升儿童积极情绪的表达。情绪表达的提高，会改善 ASD 儿童的社交能力和行为，使他们更顺利地融入正常同龄人集体中。

# 第二章／
# 孤独症儿童动作评估

本章主要概述了 ASD 儿童的粗大运动发育评估和精细运动发育评估。粗大运动发育评估主要是针对儿童粗大运动发育状况进行评估，包括标准化的粗大运动功能评估量表等。精细运动发育评估包括精细运动功能筛查表、标准化的精细运动功能评估量表等。

## 第一节　孤独症儿童粗大动作评估

粗大运动发育评估主要是针对儿童粗大运动发育状况进行评估，包括标准化的粗大运动功能评估量表等。

### 一、粗大运动功能分级系统（GMFCS）

#### （一）概述

加拿大麦克马斯特大学 Can Child 儿童残疾研究中心在研究脑瘫儿童粗大运动（全身）发育模式的基础上，创建了一套分级系统。与以往的方法相比，这套分级系统对家长和脑瘫康复相关服务人员具有更好的价值和意义。粗大运动功能分级系统（Gross Motor Function Classification System，GMFCS）描述不同层次级别儿童在不同年龄阶段的能力，使用什么辅助工具，实际状况如何，区别运动模式的形式，更多地关注儿童的功能，即儿童能够做什么，而不是儿童不能做什么，也不是儿童身体某个部位的障碍。

#### （二）粗大运动功能分级系统分类及意义

粗大运动功能分级系统是根据脑瘫儿童运动功能随年龄变化的规律所设计的一套五级分级系统，根据儿童的粗大运动能力，对儿童的粗大运动功能进行分级。粗大运动功能受限的脑瘫儿童，需要辅助技术和轮式移动。根据儿童粗大运动功能水平分级后，有利于儿童转介康复服务，设立针对性的康复目标，进行适当的干预规划。粗大运动功能分级系统将脑性瘫痪儿童分为4个年龄组，分别是<2岁、2~4岁（4周岁生日以前，下同）、4~6岁、6~12岁。粗大运动功能分级系统扩展版（GM FCS-Expanded and Revsed,GM FCS-E&R）增加了12~18岁年龄段，并修订了6~12岁的内容。

（三）粗大运动功能分级系统临床应用

粗大运动功能分级系统焦点在于判断哪个级别能够最好地描述儿童目前的活动能力及其运动功能受到的限制。重点要放在儿童在家庭、学校及社区设施中的日常表现，因此重要的是对日常的表现（不是最好能力）进行分类，不包括对预后的判断。粗大运动功能分级系统的目的是对儿童当前的粗大运动功能进行分级，而不是评判活动的质量或者进步的潜力。

1.粗大运动功能分级系统（GMFCS）

（1）小于2岁

Ⅰ级：孩子可以坐位转换，还能坐在地板上用双手玩东西。孩子能用手和膝盖爬行，能拉着物体站起来并且扶着家具走几步。18个月到2岁的孩子可以不用任何辅助设施独立行走。

Ⅱ级：孩子可以坐在地板上，但是需要用手支撑来维持身体的平衡。孩子能贴着地面匍匐爬行或者用双手和膝盖爬行。他们有可能拉着物体站起来并且扶着家具走几步。

Ⅲ级：孩子需要在下背部有支撑的情况下维持坐姿，还能够翻身及用腹部贴着地面爬行。

Ⅳ级：孩子可以控制头部，但坐在地板上的时候躯干需要支撑。他们可以从俯卧翻成仰卧，也可能从仰卧翻成俯卧。

Ⅴ级：生理上的损伤限制了孩子对自主运动的控制能力。孩子在俯卧位和坐位时不能维持头部和躯干的抗重力姿势，只能在大人的帮助下翻身。

（2）2~4岁

Ⅰ级：孩子可以坐在地板上双手玩东西。他们可以在没有大人帮助下完成地板上坐位和站立位的姿势转换，孩子把行走作为首选移动方式，并不需要任何助步器械的帮助。

Ⅱ级：孩子可以坐在地板上，但当双手拿物体的时候可能控制不了平衡。他们可以在没有大人帮助的情况下自如地进行坐位转换，可以拉着物体站在稳定的地方，可以用手和膝交替爬行，可以扶着家具慢慢移动。他们首选的移动方式是使用助步器行走。

Ⅲ级：孩子可以用"W"状的姿势独自维持坐姿（坐在屈曲内旋的臀部和膝之间），并可能需要在大人的帮助下维持其他坐姿。腹爬或者手膝并用爬行是他们首选的自身移动的方式（但是常常不会双腿协调交替运动）。他们能拉着物体爬起来站在稳定的地方并作短距离的移动。如果有助步器或者大人帮助掌握方向和转弯，他们可以在房间里短距离行走。

Ⅳ级：这一级的孩子能坐在椅子上，但他们需要依靠特制的椅子来控制躯干，从而解放双手。他们可以在大人的帮助下或者在有稳定的平面供他们用手推或拉的时候坐进椅子或离开椅子。他们至多能在大人的监督下用助步器走一段很短的距离，但很难转身，也很难在不平的平面上维持身体平衡。这些孩子在公共场所不能独自行走，能在动力轮椅的帮助下自己活动。

Ⅴ级：生理上的损伤限制了这些孩子对随意运动的控制以及维持身体和头部抗重力姿势的能力。他们各方面的运动功能都受到限制。特殊器械和辅助技术并不能完全补偿孩子在坐和站能力上的功能限制。这一级的孩子没有办法独立行动，需要转运。部分孩子能使用进一步改造后的电动轮椅进行活动。

（3）4~6岁

Ⅰ级：孩子可以在没有双手帮助的情况下坐上、离开或者坐在椅子上。他们可以在没有任何物体支撑的情况下从地板上或者从椅子上站起来，可以在室内室外走动，还能爬楼梯，发展跑和跳的能力。

Ⅱ级：孩子可以在双手玩东西的时候在椅子上坐稳，可以从地板上或者椅子上站起来，但是经常需要一个稳定的平面供他们的双手拉着或者推着。可以在室内没有任何助行器的帮助下行走，在室外的水平地面上也可以走上较短距离。他们可以扶着扶手爬楼梯，但是不能跑和跳。

Ⅲ级：孩子可以坐在椅子上，但是需要骨盆或躯干部位的支撑才能解放双手，孩子坐上和离开椅子的时候需要一个稳定的平面供他们双手拉着或者推着，他们能够在助行器的帮助下在水平地面上行走，在成人的帮助下可以上楼梯。但是长距离旅行时或者在室外不平的地面上无法独自行走。

Ⅳ级：孩子可以坐在椅子上，但是需要特别的椅子来控制躯干平衡从而尽量地解放双手。他们坐上或者离开椅子的时候，必须有大人的帮助，或在双手拉着或推着一个稳定平面的情况下才能完成。孩子至多能够在助行器的帮助和成人的监视下走上一小段距离，但是他们很难转身，也很难在不平的地面上维持平衡。

他们不能在公共场合自己行走，使用电动轮椅能自己活动。

Ⅴ级：生理上的损伤限制了孩子对自主运动的控制，也限制了他们维持头部和躯干抗重力姿势的能力。这些孩子各方面的运动功能都受到了限制。即便使用了特殊器械和辅助技术，也不能完全补偿他们在坐和站的功能上受到的限制。这一级的孩子完全不能独立活动，部分孩子通过使用进一步改造过的电动轮椅可以进行自主活动。

（4）6~12岁

Ⅰ级：孩子可以没有任何限制地在室内和室外行走并且可以爬楼梯。他们能表现出跑和跳等粗大运动能力，但是他们的速度、平衡和协调能力都有所下降。

Ⅱ级：孩子可以在室内和户外行走，能够抓着扶手爬楼梯，但是在不平的地面或者斜坡上行走会受到限制，在人群中或者狭窄的地方行走也受到限制。他们最多能勉强达到跑和跳的水平。

Ⅲ级：孩子可以使用助行器在室内和室外的水平地面上行走，可以扶着扶手爬楼梯。根据上肢功能的不同，在较长距离的旅行或者户外不平的地面上时，有的孩子可以自己推着轮椅走，有的则需要被运送。

Ⅳ级：这些孩子可能继续维持他们在6岁以前获得的运动能力，也有的孩子在家、学校和公共场合可能更加依赖轮椅。这些孩子使用电动轮椅能自己活动。

Ⅴ级：生理上的损伤限制了孩子对自主运动的控制，也限制了他们维持头部和躯干的抗重力姿势能力，这些孩子各方面的运动功能都受到了限制。即使使用了特殊器械和辅助技术，也不能完全补偿他们坐和站功能上受到的限制。这一级的孩子完全不能独立活动，部分孩子通过使用进一步改造过的电动轮椅能进行自主活动。

**2. 粗大运动功能分级系统各级之间的区别**

（1）**Ⅰ级和Ⅱ级之间的区别**

与Ⅰ级的孩子相比，Ⅱ级的孩子在自如完成以下动作的时候会受到限制：动作转换、在户外和社区行走；在开始行走的时候需要使用辅助设备；活动的质量以及完成粗大运动技能的能力，如跑和跳等。

（2）**Ⅱ级和Ⅲ级之间的区别**

其区别主要表现在达到某些运动功能的程度不同，Ⅲ级的孩子需要辅助运动器械来行走，而且常常需要使用矫形器，而Ⅱ级的孩子在4岁以后就不需要使用辅助运动器械了。

（3）Ⅲ级和Ⅳ级之间的区别

即使允许他们广泛使用辅助技术，在坐位能力和活动能力方面还是存在着区别。Ⅲ级的孩子可以独坐，能够在地上独立移动，并且可以使用辅助运动器械行走；而Ⅳ级的孩子虽然可以坐（通常需要支撑），但是独立活动能力是非常有限的，他们更有可能被转运或者使用动力轮椅。

（4）Ⅳ级和Ⅴ级之间的区别

Ⅴ级的孩子缺乏独立活动的能力，连最基本的抗重力姿势也不能控制。只有在孩子学会如何使用电动轮椅的情况下他们才能够进行自身的移动。

（四）粗大运动功能分级系统的运用与原则

1. 分级运用

粗大运动功能的表现依赖于年龄，尤其在婴幼儿时期。因此，在各个级别中都对不同年龄段的儿童分别进行了描述。2岁以下的早产儿应该使用矫正年龄。在6~12岁以及12~18岁组，每个级别的描述还反映了影响儿童运动功能的其他潜在因素，包括环境因素（在学校和社区移动距离的远近）和个人因素（如精力和社交喜好）。本分级系统更多地强调能力，而非受限程度。

2. 基本原则

如果某个儿童能够完成某个特定级别中的功能，他的粗大运动功能就应该归到这一级或者上一级中去。相反，如果不能完成某个特定级别中的功能，那么他的粗大运动功能就要被归到下一级中去。

## 二、粗大运动功能评估量表（GMFM）

粗大运动功能评估量表（Gross Motor Function Measure,GMFM）用于测量脑瘫儿童的粗大运动状况、随时间出现或由于干预而出现的运动功能改变，是目前脑瘫儿童粗大运动评估中使用最广泛的量表。同时，它也被证实可以在患有唐氏综合征及精神与运动发育迟缓的儿童中使用。GMFM是目前公认的粗大运动测试量表，可和其他量表进行平行效度分析。

GMFM-88共88个项目，分为5个能区：A区，卧位与翻身（17项）；B区，坐位（20项）；C区，爬和跪（14项）；D区，站立位（13项）；E区，行走与跑、跳（24项）。每项内容均按0分、1分、2分、3分4级评分。2000年，Russell等使用Rasch分析法对GMFM表进行了信度和效度分析，确立了新的版本GMFM-66。GMFM-66属于等距量表，提高了总分和变化分数的可理解性，能够更加合理、客观地反映脑瘫儿童的粗大运动发育变化。

（一）量表的意义与作用

GMFM 所测试的是儿童完成某个项目的程度，用不同的分数对儿童某一项运动功能进行量化，而不是评估完成动作的质量。其主要作用是跟踪观察儿童粗大运动功能的发育状况，分析和预测不同类型、不同程度儿童粗大运动发育轨迹和结局，并和其他评估指标相结合，全面分析影响运动功能的因素，有效促进儿童运动发育的研究和运动控制的研究。

（二）量表的组成

**1.GMFM-88 结构**

GMFM-88 共有 88 项，将全部内容分为 5 个能区，每项原始分为 3 分，总原始分为 264 分。其中，A 区，卧位与翻身，计 17 项，总原始分为 51 分；B 区，坐位，计 20 项，总原始分为 60 分；C 区，爬和跪，计 14 项，总原始分为 42 分；D 区，站立位，计 13 项，总原始分为 39 分；E 区，行走与跑、跳，计 24 项，总原始分为 72 分。

**2.GMFM-88 评分标准与结果**

GMFM-88 每一项都为 4 级评分，具体标准如下：0 分，完全不能进行要求的动作（动作没有出现的迹象）；1 分，可完成动作的一部分（动作开始出现），完成动作 <10%；2 分，部分完成动作，10%< 完成 <100%；3 分，可全部完成动作。

GMFM-88 评分结果计算方法如下：

①各能区百分比的计算方法：能区原始分与各自总分相除，乘以 100%。

②总百分比：5 个能区原始分与各自总分相除，乘以 100%，相加再除以 5。

③目标区分值：选定目标能区原始分与各自总分相除，乘以 100%，相加再除以所选定能区数。

（三）评估的原则

评估的原则包括以下几个方面：一是强调身心全面评估。二是重视儿童异常发育特点和儿童的功能及潜在能力。三是正确判断原发损伤和继发障碍。四是进行运动功能评估的同时，判断是否合并其他功能障碍。五是遵循循证医学的原则，重视量化指标及客观依据。六是以评估为开始，将评估贯穿于康复治疗全程的不同阶段。

（四）评估的要求

**1. 时间要求**

完成一次评估要花 45~60 分钟，如果一次完成测试有困难，可以分成多个部分进行，前面部分完成的动作在后面部分中不应重复，全部测试必须在一周内完成。

**2. 场地要求**

测试的房间应该要足够大，温度适宜。所有需要用的设施都应提前准备好，对设施进行的任何改动都应做记录，保持前后一致。卧位与翻身、坐位、爬和跪的项目应该在垫子上进行，站立位和行走与跑、跳的项目应该在地板上进行（部分可在垫子上）。儿童应尽量少穿衣服，不可以穿鞋。

**3. 测试过程的要求**

（1）逐项测试：一定要按项目顺序进行逐一测试，即使下一个项目能够完成也不能认为上一个项目就一定也能完成，因为每个能区最后的项目要比下一个能区开始的项目难度大。

（2）测试时的尝试与指导：每个项目最多可以做三次尝试，儿童自发表现出的动作也计为一次。对任何项目都可以用语言指示和示范，必要时也可以先帮助儿童完成一次后再进行测试。

（3）降低情绪等的影响：儿童的依从性和情绪会影响测试结果，对于儿童能完成而又拒绝做的动作可以留到测试最后进行。

（4）给分要求：儿童没有尝试去完成的动作均计为 0 分，多做测试前期的观察，确保测试结果尽可能地反映儿童的真正水平，任何跳过的项目均应计 0 分。

**4. 常规测试过程**

在测试前，儿童、家长和测试者一起在测试场所交谈或玩 3~5 分钟游戏，目的是安抚儿童的情绪，同时观察儿童的表现，在测试用纸上记录所观察到的儿童的自发运动情况。然后，安排儿童从容易的项目开始测试，目的是增强儿童的自信心。如果儿童的情绪不稳定，可以暂时中断片刻，保持儿童持续的运动兴趣是测试成功的关键点。在完成 88 项测试后，将每项测试结果输入粗大运动功能评估量表软件制成的数据库并打印测试结果，也可手工计算。然后，向家长解释结果，包括儿童发育状况分析、潜在运动能力分析和疗效分析等。

**5. 测试间隔时间**

小于 1 岁的儿童，至少 3 个月一次，最好每个月一次；1~3 岁的儿童，3 个月一次；3~6 岁的儿童，接受康复治疗者 3 个月一次，观察者 6 个月一次；6 岁以上的儿童，可以一年一次。

（五）具体评估项目

粗大运动功能评估量表的具体评估项目见附表 1。

## 三、大肌肉动作发展测试（TGMD）

大肌肉动作发展测试（Test of Gross Motor Development,TGMD）是美国密歇根州立大学的 Dale A. Ulrich 教授编制的，是专门用于评估 3~10 岁儿童大肌肉动作发展状况的测评工具。设计测验样本是由美国 10 个州的 1028 名儿童组成，并根据性别、年龄、种族、居住地区进行了分类，经研究证明具有很高的信度和效度。1985 年编制的第一版，经过几年的时间并结合有关专家们的建议，Ulrich 博士于 2000 年又进行了修订（TGMD-2），在 30 多年应用中已成为一项标准严格、具有高度有效性和可靠性的测验项目，目前已更新到第三版，即 TGMD-3。

（一）量表的意义与作用

儿童时期的粗大动作发展是基本运动技能（Fundamental Movement/Motor Skill, FMS）的重要基础，儿童的粗大动作发育测评是评估、诊断和监控个体动作发展的重要指标，也是评估 ASD 儿童运动康复效果的重要评价内容。TGMD-3 采用过程评价与结果评价相结合的方法，通过对儿童 13 个粗大动作的完成质量进行评分，进而评估测试儿童的 FMS 发展情况，在儿童体育教学和研究中经常被用到。对我国儿童的研究表明，TGMD-3 儿童基本运动技能测试具有良好的项目难度、区分度，可靠的内部一致性信度、重测信度和结构效度，对我国 3~12 岁儿童具有良好的适用性，可以作为我国儿童基本运动技能发展评价的有效工具。

TGMD-3 可应用于儿童发育学领域，用于识别和筛查动作发育迟缓或障碍的儿童。在体育教学中可用于评估运动技能干预或教学效果。对儿童运动技能的评估可用于评价个体的动作发展速度。此外，TGMD-3 还可用于评估干预项目效果或政策评估。

（二）量表的组成

### 1. TGMD-3 结构

该测验由两部分构成，分别测验了儿童移动式运动技能和球类运动技能。每个分测验由不同的测试动作组成，每个测试动作测量的是儿童大肌肉动作发展的不同方面。TGMD-3 的测试内容包括移动式运动技能部分和球类运动技能（也有称为物体控制部分）。移动式运动技能部分包括跑步（Run）、马步跳（Gallop）、单脚连续跳（Hop）、跨步跳（Skip）、立定跳（Horizontal Jump）、侧滑步（Slide）6 个动作。球类运动技能部分包括双手持棒击定位球（Two-hand Strike of a Stationary Ball）、单手持拍击反弹球（One-hand Forehand Strike of Self Bounced Stationary Strike Ball）、单手原地拍球（One-hand Stationary Dribble）、双手接球（Two-hand Catch）、踢定位球（Kick a Stationary Ball）、上手投球（Overhand Throw）、下手抛球（Underhand Roll）7 个动作，总共 13 个测试动作，每个动作重复测试。

### 2. TGMD-3 评分标准与结果

每个测试动作有 3~5 条不同的、具体的动作标准。这些动作标准可以评定儿童在完成动作时躯干和四肢的配合是否协调，大肌肉动作技能的形成是否准确，能否达到自然、顺畅的动作技能模式。测试人员组织儿童完成每个测试动作，根据动作的完成情况也就是是否达到每条动作标准的情况记录得分。

1 分 = 动作符合标准

0 分 = 动作不符合标准

每个测试动作的标准不同，得分也就有所差异。如跨步跳动作和双手接球动作的标准有 3 条，一次测试的最高分就为 3 分；双手持棒击定位球动作的标准有 5 条，一次测试的最高分就为 5 分；其他动作的标准有 4 条，一次测试的最高分就为 4 分。如果测试者无法给某个动作记分，可再测一次，根据评分标准记分。把每个动作的得分加起来就可得到原始分数，然后根据年龄和性别把原始分转换成标准分，在标准常模的对照下得出儿童大肌肉动作的发展状况，就可以辨别出大肌肉动作的发展水平了。在 ASD 儿童康复中最好使用自身前后对比的方法，可以每项测试两次，计算每一小项平均分。这样可以更直观地看到运动康复方案对儿童各种动作能力的影响。如在康复的中期评价中，发现某些动作得分有较大改善，可以继续该方案，如发现某些动作无明显改变，则要进一步调整运动康复方案，重新设计针对性更强的运动处方。

### （三）评估的要求

#### 1. 时间要求

尽可能在 30 分钟内完成测试，尤其是 ASD 儿童的注意力持久性和耐力会差一些。

#### 2. 场地要求

每一项测试有具体的实验场地要求。如长度为 3~20 米的平坦干净场地、标志物、墙等。

**3.测试过程的要求**

（1）测试前，测试者需向儿童示范所有技能，儿童先练习一次，再测试两次，测试者计分。

（2）如果被试有身体缺陷、年龄太小，注意力不集中，建议被试站在垫子或其他标志物上观看动作示范。

（3）ASD儿童要进行详细的动作示范，并在测试中注意安全保护。另外，要有熟悉的人随时陪伴和指导ASD儿童完成测试。

（四）具体评估项目

详细的动作标准内容见大肌肉动作发展测验记录表，即附表2。

## 四、布尼氏动作熟练度测试第二版（BOT-2）

布尼氏动作熟练度测试第二版（Bruininks-Oseretsky Test of Motor Proficiency 2nd edition,BOT-2），主要用于评估正常4~21岁正常发育及中等运动能力缺陷的个体。该套动作测评系统是加拿大的R. H. Bruininks教授及B.D. Bruininks教授于1978年研制并推广应用的。2005年改良为BOT-2。BOT-2是一个标准化的运动能力测评工具，常模是基于美国本土38个州的1520名4~21岁学生构建的。BOT-2适用年龄层从BOTMP的4~14岁扩展到4~21岁。

（一）量表的意义与作用

BOT-2涵盖了广泛的精细和粗大运动技能，提供了四个运动领域的综合得分和一个全面衡量整体运动能力的指标,包括手部精细运动操作能力、手的协调性、身体协调性、力量和敏捷性、总的运动能力，有助于确定受试者的运动技能优势和劣势。在实际研究中，可将大肌肉运动功能量表（GMFM）-88、BOT-2和儿童残疾评估量表（PEDI）等组合使用，以判断某种康复方案的具体效果，及制订后续康复的计划。

（二）量表的组成

测评内容细分为4个维度，分别为精细动作控制、四肢协调、全身协调、力量和灵敏；按项目性质又可分为8个分测试子项目：

（1）精细动作精确性——7项（切圆、点连接）；

（2）精细动作整合性——8项（复制星状物、复制方形物）；

（3）手的灵巧度——5项（转移硬币、分类卡片、用线串起小方块）；

（4）协调性——7项（轻拍手脚、跳跃运动）；

（5）平衡性——9项（沿一条直线行走、在平衡木上单脚站立）；

（6）奔跑速度和敏捷性——5项（穿梭跑、单腿侧跳）；

（7）上肢协调性——7项（向目标投掷球、接住投掷球）；

（8）力量——5项（立定跳远、仰卧起坐）。

（三）评估的要求

根据个体情况，普通个体完成测试约需要30分钟，特殊儿童完成整个测评需要45~60分钟。评估个体的运动能力，从正常发育个体到有中等运动能力缺陷的个体，还可以用于制定和评估运动训练方案，设计了具有挑战性的类似游戏的测试任务。这些测试项目多样化、趣味性强、对儿童具有较强吸引力，可以测试粗大运动能力、精细运动能力和整体运动能力，可以用一些图片辅助，对于有语言、认知或注意力问题的儿童更有帮助。具体内容见附表3。在ASD儿童应用中，可根据儿童实际情况，选择部分子项目进行评估。

# 第二节　孤独症儿童精细动作评估

精细运动能力着重于上肢的功能，上肢精细运动是在人体获得了基本的姿势和移动能力发育的基础上发展起来的。视觉功能的发育同样受到姿势和移动能力发育的影响，同时又反过来促进上肢精细动作的发育。因此，姿势和移动、上肢功能与视觉功能三者之间相互作用、相互促进。精细运动发育评估包括精细运动功能筛查表、标准化的精细运动功能评估量表等。

## 一、精细运动功能分级系统（MACS）

瑞典学者Eliasson等人于2006年发表了针对脑瘫儿童手功能的精细运动功能分级系统（Manual Ability Classifcation System，MACS），对脑瘫儿童在日常生活中操作物品的能力进行分级，旨在描述哪一个级别能够最佳地反映儿童在家庭、学校和社区中的日常表现，评定日常活动中的双手参与能力（并非单独评定每一只手）。中文版精细运动功能分级系统具有很好的信度和效度。

1. 精细运动功能分级系统（MACS）具体评价标准

I级：能轻易成功地操作物品，最多只在手的操作速度和准确性上表现出能力受限，然而这些受限不会影响日常活动的独立性。

II级：能操作大多数物品，但在完成质量和／或速度方面受到一定影响，在避免某些活动或完成某些活动时可能有一定难度；会采用另外的操作方式，但是手部能力通常不会限制日常生活的独立性。

III级：操作物品困难，需要帮助准备和／或调整活动，操作速度慢，在质量或数量上能有限程度地成功完成；如果对活动进行准备或调整，仍能进行独立操作。

IV级：在调整的情况下，可以操作有限的简单物品，通过努力可以完成部分活动，但是完成的成功度有限，部分活动需要持续的支持与帮助和／或调整设备。

V级：不能操作物品，进行简单活动的能力严重受限，完全需要辅助。

2. 精细运动功能分级系统各级之间的区别

（1）I级和II级之间的区别

I级脑瘫儿童在操作非常小、非常重或易碎物品时可能受限，这些操作需要仔细的精细运动控制或双手间的有效协调。在新的不熟悉的情况下也可能出现操作受限。II级脑瘫儿童能完成的操作几乎与I级脑瘫儿童一样，但是在操作时质量下降或速度较慢。双手之间的功能差异会影响操作的有效性。II级脑瘫儿童通常会尽量简单地操作物品，比如采用平面支持手部的操作方法取代通过双手进行物品操作。

（2）II级和III级之间的区别

II级脑瘫儿童虽然在操作时质量和速度上有所下降，但能操作大多数物品。III级脑瘫儿童由于伸手或操作物品能力受限，通常需要获得帮助以做好活动准备和／或调整环境，其独立性程度与周围环境的支持程度相关。

（3）III级和IV级之间的区别

当预先做好环境安排，得到监护和充足的时间，III级脑瘫儿童能完成一些选择性的活动。IV级脑瘫儿童在活动中需要持续帮助，最多能够有意义地参与某些活动的部分内容。

（4）IV级和V级之间的区别

IV级脑瘫儿童能完成某些活动的一部分，但是需要持续的帮助。V级脑瘫儿童最多能在特殊的情况下参与某些简单动作，例如只能按简单的按钮。

## 二、精细运动功能评估量表（FMFM）

精细运动功能评估量表对肩、肘、腕关节的活动范围制订了较多的评估项目。感觉系统发育状况对精细运动起着决定性作用，其中视觉感知占主导地位，感觉系统存在障碍的儿童或不能处于很好的觉醒状态，或运动动机形成不良，这些均会导致精细运动发育障碍，为此精细运动功能评估量表设立了较多的视觉感知方面的项目。而且在其他项目中，儿童一旦表现出运动动机时，就会适当给分，这样既能区分出儿童之间能力的差别，同时也希望由此来促进训练人员在训练过程中更多地关注儿童的动机形成。

（一）量表的组成及工具

精细运动功能评估量表分为五个方面，共计61项，包括视觉追踪（5项）、上肢关节活动能力（9项）、抓握能力（10项）、操作能力（13项）、手眼协调（24项）。

儿童精细运动评估操作箱内有红球1个、水杯与勺子1副、书本1册、正方体积木12粒、量角器与直尺各1把、串珠与细绳若干、白纸与笔若干、穿衣纽扣1组、立方体积木1组、玩具1件、含盖塑料瓶与小珠子若干、摇铃1个、安全剪刀1把、木钉板1套、网球1个。

（二）评分标准与要求

精细运动功能评估量表采用0、1、2、3四级评分法，原始分满分为183分，通过查表可以得出具有等距特性的精细运动能力分值，得分范围在0~100分。评估由指定康复治疗师或医师进行，环境设定为安静、独立、采光较好的房间，室温控制在20~30℃，儿童衣服为1~2层，时间约为30分钟。

（三）具体评估项目

精细运动功能评估量表和得分情况统计见附表4、附表5。

# 第三章 /
# 孤独症儿童运动中的医务监督

运动医务监督指的是运用医学知识与方法，对运动参与者的身体机能和健康进行监督，避免运动中的各种身体损伤风险，监督和协助科学地运动和训练，使其符合人体生理与机能的发展规律，是运动康复学的重要组成内容。简言之，就是在医学观察下，为达到身体健康、预防损伤、提高运动技能水平等目的，合理地、科学地参与体育运动。

随着人们对 ASD 儿童参与运动的认识不断深入，指导 ASD 儿童开展合理科学的康复性体育运动变得尤为重要。根据 ASD 儿童的生长发育特点和身体运动功能障碍，对其参加运动进行医务监督，内容主要包括健康情况、主观监督和客观监督。通常 ASD 儿童对陌生的环境、人和事物等难以适应，语言理解能力不足，对陌生人说的话不予理睬，因此检查者要有足够的耐心，逐渐让其配合。

## 第一节　健康情况评估

健康情况是 ASD 儿童参加运动前排查异常的一项必要检查。健康情况检查主要有：既往病史、家族史和运动史。

## 一、既往病史

既往病史包括：ASD儿童所患过的重大疾病（例如肝炎、肺结核、心脏病、肾炎等）、发病时间和疾病愈后情况，以及有无药物过敏史等。

## 二、家族史

家族史包括：ASD儿童直系亲属中有无高血压、肺结核、心肌炎以及与遗传有关的疾病病史等。

## 三、运动史

主要询问ASD儿童参加运动的情况，了解其是否经常参加运动锻炼、运动的项目有哪些、目前运动能力如何、有无过度运动以及运动性伤病史。

# 第二节　运动中的主观医务监督

ASD儿童的主观医务监督，指的是在运动过程中能够运用某些简单的手段及方法，对其生理机能和健康状况，进行观察和评定的一种方法。这可以帮助监护人员及时了解ASD儿童在运动过程中的生理机能变化，对检测伤病、确定疲劳程度以及运动强度和运动量的安排提供科学的依据。

ASD儿童主观医务监督的一个重要方法就是依据其主观感觉进行判断。主观感觉主要包括一般感觉、运动心情、不良感觉、睡眠、食欲、排汗量等六个方面，以此评定ASD儿童的机能状态。ASD儿童参加适宜运动量的体育活动，运动后有轻微出汗和轻度的肌肉酸疼，休息之后便可恢复体力；次日体力充沛，有较强运动的欲望，食欲和睡眠质量良好。ASD儿童的运动量过大，运动后出汗量较大，气喘、胸闷、不想饮食、容易激动；运动后15分钟脉搏不能恢复正常状态；次日全身无力且酸疼，应及时减少运动量。ASD儿童的运动量不足，运动后无发热感，无汗。不良的主观感觉可能是发生运动损伤和过度疲劳的信号，自我保护能力差则是发生运动损伤的重要因素。因此，可通过观察与询问ASD儿童参加运动过程中和运动后的主观感觉，评定体育锻炼运动量的合理性。

## 一、一般感觉

一般感觉指的是 ASD 儿童经常参加运动且体力充沛、心情愉快，但过度运动后会感到身体酸软无力，精神萎靡不振，容易疲劳和激动。根据 ASD 儿童的自主感觉情况，一般感觉可分为良好、一般、不好三个等级。

## 二、运动心情

经常运动的 ASD 儿童，通常有参加体育锻炼的意愿。如果训练方法不合理或过度疲劳，ASD 儿童就可能对体育锻炼不感兴趣或产生厌烦情绪。根据 ASD 儿童锻炼意愿，运动心情可分为非常想锻炼、愿意锻炼、不想锻炼、厌烦锻炼四个等级。

## 三、食欲情况

机体在进行运动时会消耗大量的能量，需要补充营养物质，因此经常运动的 ASD 儿童，食欲较好，饭量也较大，而过度运动后，则食欲减退，饭量随之减少，但应与运动完即刻不想吃饭区分开。根据 ASD 儿童进食情况，食欲可分为食欲良好、食欲一般、食欲减退和厌食四个等级。

## 四、睡眠情况

经常运动的 ASD 儿童，神经系统的功能较为稳定，睡眠较好，躺下后很快便可入睡，熟睡且不易醒，早晨起床后精神焕发，周身有力。如果夜里出现失眠、多醒、多梦，早晨起床后头晕、没精神，可能是体育锻炼的运动量过大。

## 五、不良感觉

ASD 儿童运动量过大后，身体会过度疲劳，往往会全身乏力、肌肉酸疼、不想活动，这是正常的生理现象，调整并休息几天便可恢复。如果运动后还伴有头晕、气喘、恶心、心慌、心前区疼痛等现象，那么说明体育锻炼方法不当或运动量过大，应如实记录 ASD 儿童的不良感觉。

## 六、出汗情况

ASD 儿童运动时的出汗量与环境温度、穿着、饮水量、运动负荷、运动能力以及身体素质有密切的关系。若出现大量出汗的情况，很有可能是运动量过大，应及时减少运动量。根据 ASD 儿童运动时出汗量，出汗情况可分为出汗正常、出汗减少、出汗增多、大量出汗四个等级。

## 第三节　运动中的客观医务监督

ASD 儿童的客观医务监督，是指运用医学的知识和方法中的客观指标，对其参加运动过程中的健康状况、运动能力及其影响因素进行监督，预防运动中各种有害因素可能对儿童身体造成危害，督导和协助科学的康复性锻炼，使之符合人体生理和机能发展规律。ASD 儿童的客观医务监督包括体表检查、形态检查、运动系统功能检查、心肺功能检查、神经系统功能检查、健康检查、化验检查、特殊检查等。

### 一、体表检查

ASD 通常与某些先天畸形并存。比如结节性硬化，这类儿童脸上通常会有红色的皮脂腺瘤，伴有癫痫、智力低下；苯丙酮尿症，这种儿童的皮肤很白，出生后头发从黑色逐渐变为黄色；脆性 X 染色体、嘌呤病等也可能并存。所以，不论是先发现 ASD 还是先发现先天畸形，在进行运动康复训练时要对 ASD 儿童进行全面的体表检查。

（一）皮肤和黏膜检查

ASD 儿童常见的体表检查有：皮肤和黏膜是否苍白，是否有静脉曲张、出血点、黄染和皮肤病。

1. 皮肤颜色的变化

（1）苍白：常见于出血、贫血、虚脱、休克、惊恐不安及主动脉瓣关闭不全等。

（2）发红：常见于运动、发热性疾病等，一般为毛细血管扩张充血等导致。

（3）发绀：皮肤黏膜出现青紫色，是由于血液中还原血红蛋白过多（超过 50g/L）而引起，常见于心、肺部疾病等。

（4）黄染：是血液中胆红素过高导致的。常见于溶血性疾病、胆道阻塞以及肝细胞损害等。

（5）色素沉着：多出现在身体外露部分及乳头、腋窝、生殖器等处，常见于慢性肾上腺功能减退、肝硬化等。

2. 皮疹

皮疹种类很多，包括丘疹、斑疹、斑丘疹、玫瑰疹等。常见于皮肤病、传染病和重症感染等。

### 3. 紫癜

紫癜指的是皮肤或黏膜下出血，直径若不超过 2 mm 称为出血点，直径若在 3~5mm 称为紫癜，直径若在 5 mm 以上称为瘀斑。片状出血且伴有局部的皮肤隆起被称为血肿。皮肤黏膜出血一般出现在血液系统疾病、重症感染等。

### 4. 蜘蛛痣

蜘蛛痣指的是皮肤小动脉末端分支性扩张而形成的血管痣，形状如蜘蛛，多在面、颈部等上腔静脉处。蜘蛛痣的产生与体内雌激素增高有关，常见于慢性肝病患者。

### 5. 皮肤弹性

皮肤弹性减退时皱折恢复缓慢，常见于严重脱水。

### 6. 湿度与温度病理情况

（1）皮肤非常干燥，常见于维生素 A 缺乏症、脱水等。

（2）多汗常见于甲亢、风湿热、结核病等。

（3）皮肤又冷又湿，常见于虚脱、休克等。

### 7. 水肿

水肿是皮下组织的细胞内及组织间隙中液体潴留过多而导致，可根据凹陷程度分为轻、中、重三类。

### （二）皮下脂肪检查

皮下脂肪厚度能够反映皮下脂肪情况，也可评价 ASD 儿童是否存在营养不良现象。

### 1. 腹部皮下脂肪

（1）检查部位：右侧乳线上平脐处；

（2）检查方法：检查者用拇指、食指在 ASD 儿童皮肤上相距 3 cm 处捏起皮肤和皮下脂肪，用测量卡尺读取数值。

### 2. 背部皮下脂肪

（1）检查部位：肩胛下角下方稍偏外侧边，皮褶自下至上方向，与脊柱约为 45 度角。

（2）检查方法同腹部皮下脂肪。

### （三）甲状腺和淋巴结检查

### 1. 甲状腺检查

检查 ASD 儿童甲状腺的大小及对称性，以及吞咽动作。可让儿童双手放于头后，头向后仰（抬头观察），注意检查双侧甲状腺；触诊儿童甲状软骨，有无增厚与肿块；触诊甲状腺峡部，拇指从儿童胸骨上窝向上滑行，配合吞咽动作，检查有无增厚与肿块；前面触诊甲状腺侧叶，一手拇指按在儿童一侧的甲状软骨上，将气管向对侧推挤，另一手食指和中指在其对侧胸锁乳突肌后缘向前推挤甲状腺侧叶，拇指触诊其胸锁乳突肌前缘，并配合吞咽动作，注意进行双侧触诊；背面触诊甲状腺侧叶，一手食指和中指按压儿童一侧甲状软骨，将气管向对侧推挤，另一手拇指在其对侧胸锁乳突肌后缘推挤甲状腺，食指和中指在其前缘触诊甲状腺，并配合吞咽动作，重复检查大小、轮廓、分度和表面情况，注意进行双侧触诊。

2. **浅表淋巴结检查**

（1）头颈部淋巴结：滑动触诊 ASD 儿童耳前、耳后、颌下、颏下、颈前、颈后、锁骨上淋巴结，记录结果。

（2）腋窝淋巴结：检查者用右手检查 ASD 儿童左腋窝，左手检查儿童右腋窝；腋窝淋巴结检查顺序：顶、前、内、后、外。

（3）双侧滑车上淋巴结：检查者对侧手检查 ASD 儿童肱二头肌与肱三头肌间沟，纵行、横行滑动触诊。

（4）腹股沟淋巴结横组：ASD 儿童双腿屈曲，滑动触诊腹股沟淋巴结纵组。

（5）腘窝淋巴结：ASD 儿童双腿屈曲，检查者滑动触诊其腘窝淋巴结。

**（四）脊柱、胸廓、腿形及足形检查**

身体姿势可以反映人体的健康状况，当身体姿势异常时会对机体功能产生一定的影响。对于 ASD 儿童来说，合理的身体姿势检查和评定，能够避免或降低对机体功能的不良影响。身体姿势检查主要包括脊柱、胸廓、腿形及足形的检查，且需要在标准直立姿势下进行。

1. **标准直立姿势**

标准直立姿势是进行胸廓形态、脊柱检查等的基本形态，具体要求如下：

（1）从侧方观察时：ASD 儿童的头顶、耳屏、肩峰、大转子、腓骨小头及外踝尖的连线在一条垂直线上。

（2）从后面观察时：ASD 儿童的头顶、脊柱和两足跟之间应在一条垂直线上，两肩峰的高度，两髂嵴上缘的高度应处在一个水平面上。ASD 儿童若无法保持这个姿势，说明有缺陷。

2. **脊柱形态检查**

脊柱相当于人体活动时的一个枢纽，脊柱形态异常会造成人体姿态改变、腰腿疼痛等情况。ASD 儿童的脊柱检查，主要是从身体侧方和后方进行观察，从而评定脊柱侧弯情况及生理弯曲改变的程度。

（1）脊柱弯曲异常的分类

脊柱弯曲有多种情况，ASD 儿童脊柱弯曲异常常见于脊柱侧弯、驼背、直背及鞍背。

①脊柱侧弯的 ASD 儿童：部分脊柱棘突偏离身体的中线，有左侧凸、右侧凸和 S 形弯，可出现在胸段、腰段和胸腰段。

②驼背的 ASD 儿童：胸段脊柱后凸超过正常生理曲线。

③直背与鞍背的 ASD 儿童：若生理弯曲消失称为直背，腰部过于前凸称为鞍背。这两种情况较为少见。

根据脊柱弯曲发生的性质不同，ASD 儿童的脊柱弯曲常见结构性脊柱弯曲异常、继发性脊柱弯曲异常。

①姿势性脊柱弯曲通常是生活、学习等姿势不正确或体育锻炼不足造成的。如果儿童肌肉、骨骼和韧带没有变形，那么矫正后生理弯曲可完全消失。若儿童肌肉、骨骼和韧带已变形固定，则难以矫正，称之为结构性脊柱弯曲异常。

②病理性脊柱弯曲异常通常是一些疾病导致，如佝偻病、小儿麻痹及外伤等，也称为继发性脊柱弯曲异常。

脊柱侧弯分度可根据弯曲与中轴线的最大距离分为 3 度。侧弯距离小于 1.0 厘米为正常；侧弯距离在 1.1~2.0 cm 为轻度或 I 度侧弯；在 2.1~5.0 cm 为中度或 II 度侧弯；5.0 cm 以上为重度或 III 度侧弯。脊柱侧弯会使两侧背肌的受力情况发生变化，易造成肌肉慢性疲劳和腰痛。所以，一旦发现 ASD 儿童脊柱侧弯应及时矫正和治疗。

（2）检查方法

可根据体表或 X 线检查结果诊断 ASD 儿童脊柱是否弯曲异常，其中 X 线检查诊断比较可靠。但是目前在康复体育锻炼实践中广泛使用 X 线检查是不现实的，主要还是根据体表检查结果做出诊断。

望诊：儿童呈立正姿势，上身裸露，背对检查者。检查双肩是否等高，脊柱两侧肩胛骨是否对称，其下角是否等高。

悬垂法：检查者将锤子在第七颈椎处向下垂，垂线基本与人体正中线重合属于正常，如果有棘突偏离垂线则为侧弯。

3.胸廓形状检查

儿童的胸廓形状与生长发育密切相关，在一定程度上反映出 ASD 儿童机体心肺系统的发育情况。

（1）分类

胸廓形状会随着年龄不同而有所差异，可按胸廓的前后径与横径的比值及形态进行胸廓形状的分类。ASD 儿童胸廓形状按前后径与横径的比值可分为：

正常胸：ASD 儿童婴幼儿时期，前后径与横径长度几乎相同，成年后前后径相对变小，前后径与横径比值约为 3:4。

①扁平胸：多见于外胚型体形的 ASD 儿童，前后径与横径比值约为 1:2。

②桶状胸：多见于儿童或有肺气肿者，前后径与横径基本相等。

③鸡胸和漏斗胸：儿童时期缺钙或患佝偻病而导致的，特征为胸骨向前突出和胸骨向后塌陷。

④不对称胸：儿童两侧胸廓发育不对称，主要是先天发育的问题。

（2）测量方法

可以采用测径规或类似的卡尺测量。

前后径：指的是第四胸肋关节连线和人体前正中线的交点，到同一水平棘突之间的直线距离。

横径：指的是胸廓两侧最宽处在同一水平上的距离。

**4. 腿的形态检查**

可根据 ASD 儿童标准姿势下两膝关节或足跟之间的距离来评定，测量可使用游标卡尺或直尺。儿童异常腿型一般为"O"形腿、"D"形腿、"X"形腿和"K"形腿。

（1）正常腿

ASD 儿童自然直立，两足并拢后，双膝之间距离小于 1.5 cm，或双膝并拢后，两足跟之间距离小于 1.5 cm 均为正常。

（2）"O"形腿或"D"形腿

"O"形腿为 ASD 儿童两小腿均有内翻弯曲；"D"形腿为 ASD 儿童一条腿正常，另一条腿小腿内翻，两足并拢后，双膝之间距离大于 1.5 cm。

（3）"X"形腿或"K"形腿

"X"形腿为 ASD 儿童两小腿均有外翻弯曲；"K"形腿为 ASD 儿童一条腿正常，另一条腿小腿外翻，双膝并拢后，两足之间距离大于 1.5 cm。

**5. 足形检查**

足弓的形态是天生的，但在 ASD 儿童生长发育过程中，若不注意保护，可能出现足弓塌陷，变得平坦，甚至消失，这就是"扁平足"。扁平足的 ASD 儿童不宜进行耐力性运动或野外负重等训练，如竞走、中长跑等。

常用印迹划线法进行 ASD 儿童足形检查，在足印迹内侧作第一线，从足跟中心点到第三趾中心点作第二线，两线相交成角，再作角平分线为第三线。正常情况下足弓内缘应超过第二线，且位于其外侧；轻度扁平足的足弓内缘超过第三线，且位于其外侧；中度扁平足的足弓内缘在第一线外侧；而重度扁平足的足弓内缘则在第一线的内侧。

## 二、形态检查

ASD 儿童形态检查包括身高、体重、头围、胸围等，了解身体发育状况，不但可以发现存在的问题，制定有效的改善措施，还可以检验康复体育锻炼的效果。将测量结果对照正常儿童的平均值，在平均值上下两个标准差之间为正常，超过为不正常。有的 ASD 儿童身高和体重明显低于同龄儿童，所以身体形态要比同龄儿童瘦小。

（一）身高

1. 定义

身高是指头部、脊柱与下肢长度的总和。

2. 测量方法

儿童自然站立，背对带有刻度尺的墙壁或立柱，头枕部、臀部、足跟与墙壁或立柱接触。头正直，目视前方，双手自然下垂，记录刻度尺数值。

3. 儿童身高估计公式

身高 = 年龄（岁）×7+75 cm（2~12 岁）

（二）指距

1. 定义

指距是指上肢水平伸展时两中指指尖的距离，代表着上肢长骨的生长发育情况。

2. 测量方法

儿童垂直站立，双手向两侧水平伸展，测量两中指指尖之间的距离。

（三）体重

1. 定义

体重是指身体各器官、系统、体液等部分的总重量。

## 2. 测量方法

儿童站在体重计上，测量前空腹及排去大小便，测量后减去衣服的重量即为净体重。

## 3. 儿童体重估计公式

体重 = 年龄（岁）×2+8 kg（1~12 岁）

## 4. 运动后的变化

ASD 儿童进行系统的运动训练后，体重变化情况分为三个阶段。在第一阶段，儿童体重有下降的趋势，这是机体流失较多的水分和脂肪的原因。这个阶段一般持续 3 ~ 4 周，体重一般下降自身总体重的 3% ~ 4%，对于较胖或进行系统训练较少的 ASD 儿童，体重下降的幅度可能要大一些。在第二阶段，ASD 儿童体重趋于稳定。在此阶段内，运动后下降的体重可在 1 ~ 2 天内得到完全恢复。在第三阶段，ASD 儿童肌肉等组织逐渐发达，体重会有所增长，并维持在一定的水平上。

## （四）头围

### 1. 定义

头围是指从眉弓上缘经枕骨突隆绕头一周的长度，头围增长与脑和颅骨的生长发育有关。

### 2. 测量方法

将皮尺置于儿童一侧眉弓上缘，绕枕骨突隆一周，测量其长度。

### 3. 正常值

婴儿出生时平均头围为 33 ~ 34 cm，1 岁时头围约为 46 cm，2 岁时头围约为 48 cm，2 ~ 15 岁时头围增加仅有 6 ~ 7 cm。头围＜ X-2SD 通常说明 ASD 儿童有脑发育不良的可能，头围＜ X-3SD 以上通常说明 ASD 儿童脑发育不良；而头围增长过快则说明可能存在脑积水。

## （五）胸围

### 1. 定义

胸围代表着肺与胸廓的生长。

### 2. 测量方法

将皮尺置于 ASD 儿童平脐胸骨处，绕胸一周，测量其长度。

### 3. 正常值

儿童的正常胸围应大于头围（约为头围 + 年龄 -1cm）。

### 三、运动系统功能检查

ASD 儿童功能检查包括运动系统功能检查，如肌力、肌张力、关节活动度及柔韧性的检查。运动系统的主要功能有保护内部器官和活动身体，其中最明显的是活动功能。运动系统功能与神经系统及体内水电解质平衡等均有密切关系，同时保证运动系统的健康完整。因此，运动系统的功能异常还能反映出运动系统器官、神经系统以及体液等的情况。运动系统功能检查包括以下几个方面：

（一）肌力

ASD 儿童肌力评定是在主动运动时测定肌肉或肌群的力量，以评价肌肉的功能状态。

1. *握力*

握力、背力是我国国民体质监测中重要肌力评定指标，研究表明握力是机体整体力量的代表性指标和危险因素预测指标，并具备操作性较强的特点。因此，对于不易交流的 ASD 儿童，采用测量方式快捷有效的握力作为其肌力主要评定指标。

测量方法：

儿童自然站立，手掌握住握力器，并使其指针向外，食指第二关节接近直角后，开始最大用力，保持握力器的位置不摆动、不碰自己身体或衣服。记录每侧 2 次握力的最好成绩。

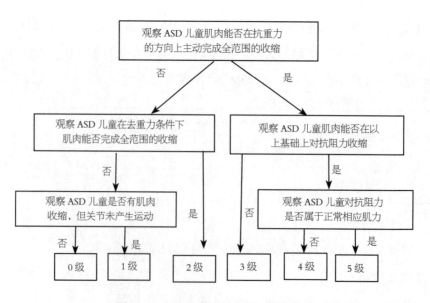

图 3-1　ASD 儿童 MMT 的测试程序

## 2. 徒手肌力评定（Manual Muscle Testing, MMT）

ASD 儿童根据指令在特定体位下完成标准动作，评定者施加阻力，通过触摸肌腹、观察儿童完成动作情况以及肌肉对抗肢体自身重力，评定所测肌肉或肌群最大自主收缩能力。（图 3-1）

ASD 儿童进行 MMT 肌力检查时应注意：

（1）向儿童仔细讲解并示范检查动作，可通过被动活动引导他们完成一次检查动作；

（2）向儿童发出指令，完成收缩肌肉和全关节范围活动，观察他们的动作，需要时可触诊被检查的肌肉；

（3）若儿童能够完成抗重力位全关节范围活动，那么可以进行抗阻运动，将阻力施加在肢体远端，鼓励他们用最大力量完成抗阻运动；

（4）若儿童不能完成抗重力位活动，那么可以将被检查部位摆放于非抗重力位，并减少接触面的摩擦，鼓励他们用最大力量完成收缩肌肉和全关节范围活动。

根据徒手肌力测试 13 级手法肌力分级标准，等级越高肌力水平越好。（表 3-1）

表 3-1　徒手肌力评定分级标准

| 级别 | 标准 |
| --- | --- |
| 5 | 能抗最大阻力，完成全关节范围的运动 |
| 5− | 能对抗与 5 级相同的阻力，但活动范围在 50%~100% |
| 4+ | 在活动的初、中期对抗的阻力与 4 级相同，但在末期能对抗 5 级阻力 |
| 4 | 能对抗阻力，且能完成全范围活动，但阻力达不到 5 级水平 |
| 4− | 对抗与 4 级相同的阻力，但活动范围在 50%~100% |
| 3+ | 情况与 3 级相仿，但在运动末期能对抗一定的阻力 |
| 3 | 能对抗重力，且能完成全范围活动，但不能抗任何阻力 |
| 3− | 能对抗重力，但活动范围在 50%~100% |
| 2+ | 能对抗重力，但活动范围在 50% 以下 |
| 2 | 消除重力的影响，能完成全关节活动范围的运动 |
| 2− | 消除重力的影响，关节能活动，但活动范围在 50%~100% |
| 1 | 触诊发现有肌肉收缩，但不能引起关节活动 |
| 0 | 无肌肉收缩，无关节活动 |

### （二）肌耐力

肌耐力是某一部位肌肉或肌群做反复收缩动作时的一种持久能力，或是肌肉保持某一固定用力状态持续的时间。

1. 1 min 屈膝仰卧起坐

评估 ASD 儿童腹部肌肉耐力。

测试流程：

（1）儿童仰卧平躺在垫子或舒适的平面，收下颚并双手胸前交叉，手掌放在肩上，肘部离开胸部，双膝弯曲至 90 度，双脚平放在地面上。

（2）评定者双手按住儿童的脚背，协助动作的稳定。

（3）测试时利用腹肌收缩使上身起坐，双肘触及双膝后，随即放松腹肌仰卧还原预备姿势，此为一个完整的动作。

（4）起坐时以双肘触到双膝为标准，仰卧时则以背部肩胛骨触到地面。

（5）测试时间为一分钟。记录完成的次数。

2. 30 s 坐姿起立

评估 ASD 儿童下肢肌肉耐力。

测试流程：

（1）儿童坐在椅子上，背部挺直，双脚平放在地面上，双手胸前交叉。

（2）评定者发出口令，儿童起身站立，然后坐下还原至准备姿势，此为一个完整的动作。

（3）测试时间为 30 s。记录完成的次数。

3. 30 s 手臂弯举

评估 ASD 儿童上肢肌肉耐力。

测试流程：

（1）儿童坐在椅子上，坐的位置偏向于惯用手一侧，背部挺直，双脚平放在地面上，惯用手握紧哑铃，手臂下垂伸直在椅子侧面。

（2）评定者发出口令，儿童上臂夹紧保持稳定，最大程度弯曲肘关节，手掌朝上，然后还原手臂至伸直状态，此为一个完整的动作。

（3）测试时间为 30 s。记录完成的次数。

（三）肌张力

肌张力是指肌组织在静息状态下的一种不随意的、持续的、微小的收缩。简言之，就是肌细胞相互牵引而产生的力量。肌张力能够维持各种身体姿势，在身体活动过程中具有重要作用，一般通过被动活动 ASD 儿童的肢体或按压肌肉时受到的阻力来评定肌张力情况。通常情况下，肌张力正常的 ASD 儿童触摸测试肌肉手感柔软度适中，肌肉结实且富有弹性，移动肢体很轻松，评定者能够很好地改变运动方向和速度且未感到阻力；肌张力较低的 ASD 儿童触摸测试肌肉手感松软，按压抵抗较少，评定者能够感到肢体沉重，且无反应；肌张力较高的 ASD 儿童触摸测试肌肉手感紧张，按压有较大抵抗，评定者总体感觉较僵硬，运动时感到有阻力。主观评定法通常采用量表的形式对肌肉痉挛情况进行评定，ASD 儿童肌张力的评定方法可采用常用改良版 Ashworth 量表（Modified Ashworth Scale for Spasticity, MAS）。（表 3-2）

ASD 儿童在进行肌张力评定时，应注意以下事项：

（1）要求 ASD 儿童尽量放松，由评定者保持或移动肢体。

（2）所有的运动都需要评定，要特别注意在最初视诊时确定的有问题的部位。

（3）评定者保持固定形式和持续徒手接触，以恒定速度移动 ASD 儿童肢体。

表 3-2　改良 Ashworth 分级评定标准（MAS）

| 级别 | 评定标准 |
|---|---|
| 0 级 | 无肌张力的增加 |
| 1 级 | 肌张力略微比正常增加，在被动屈曲关节时，在其活动范围之内呈现出最小阻力，或者有突然卡住和突然释放感 |
| 1 级 | 肌张力轻度增加，被动屈伸时，在关节活动后 50% 范围内出现突然卡住，然后均呈现最小的阻力 |
| 2 级 | 肌张力明显增加，被动活动时一侧肢体在关节活动范围的大部分时，肌张力均较明显增加，但仍可较容易活动 |
| 3 级 | 肌张力严重增高，被动活动一侧肢体在整个关节活动范围内均有阻力，活动比较困难 |
| 4 级 | 僵直：受累部分被动屈伸时呈现僵直状态，不能活动 |

（四）平衡能力

平衡能力是指当人体重心偏离于人体稳定位置时，通过自发的、无意识的或反射性的活动来保持身体稳定、恢复重心稳定的一种能力。平衡使人体保持正常体位，独立完成日常活动，是各种转移动作、走、跑和跳等复杂运动的基本保证。

目前适用于 ASD 儿童平衡能力的测试方法有观察法和量表法。

1. 观察法

（1）跪位平衡反应：ASD 儿童呈跪位，评定者将其上肢向一侧牵拉，使其身体发生倾斜。

①阳性反应：头部和躯干上部出现向中线的调整，被牵拉的一侧出现了保护性反应，对侧上肢与下肢伸展并外展。

②阴性反应：头部和躯干上部未出现向中线的调整，被牵拉的一侧和对侧上肢与下肢未出现阳性反应或仅身体的某一部分出现了阳性反应。

（2）坐位平衡反应：ASD儿童呈坐位，评定者将他的上肢向一侧牵拉，使其身体发生倾斜。

①阳性反应：头部和躯干上部出现向中线的调整，被牵拉的一侧出现了保护性反应，对侧上肢与下肢伸展并外展。

②阴性反应：头部和躯干上部未出现向中线的调整，被牵拉的一侧和对侧上肢与下肢未出现阳性反应或仅身体的某一部分出现了阳性反应。

（3）跨步反应：ASD儿童呈站立位，评定者向前、后、左、右方向推动他的身体。

①阳性反应：脚快速向前方、后方、侧方跨出一步，头部和躯干出现了调整。

②阴性反应：脚不能快速跨出一步，头部和躯干未出现调整。

（4）活动：评定ASD儿童在活动状态下是否能保持平衡。

坐位或站立位移动身体时；在不同情况下行走，如足跟碰足趾、足跟或足尖行走、走直线、侧方走、倒退走、走曲线、绕过障碍物走等。

### 2. 量表法

利用Berg平衡量表评定ASD儿童的静态平衡和动态平衡。Berg平衡量表包括站起、坐下、独立站立、闭眼站立、上臂前伸、转身一周、双足交替踏台阶、单腿站立等14个项目，测试一般可在20 min内完成。

评定者按照评分指令向ASD儿童说明示范每个项目，并给予其指导。如果ASD儿童需要某个项目测试左右两侧或测试1次不成功需要再次测试，则记录其达到的最低评分标准对应的分值。具体评估见附表6。

Berg平衡量表共14个项目，每个项目最低分为0分，最高分为4分，总分56分。根据所代表的活动状态，将ASD儿童测试的总分的结果分为四种情况：

0～20分：ASD儿童平衡能力差，只能坐轮椅；

21～40分：ASD儿童平衡能力尚可，能辅助步行；

41～56分：ASD儿童平衡能力好，能独立行走；

<40分：预示ASD儿童有跌倒的危险。

### （五）协调能力

协调能力指的是与特定运动或动作相关的肌群，在中枢神经系统的控制下，以一定的时空关系共同作用，进而产生准确、平稳及可控的运动能力。在日常生活中完成各种动作，需要各个身体部位之间的运动协调，才能产生准确的运动模式。

**1. 协调能力常用的评定方法**

（1）手指指鼻：ASD 儿童肩外展约 90°，肘伸展，用食指尖指向鼻尖，可改变初始的体位评定不同运动维度的动作。

（2）指－指试验：ASD 儿童与评定者相对而坐，评定者将食指举在他的面前，让他用食指去指评定者的食指，评定者还可以通过移动手指的位置来评定 ASD 儿童对方向、距离和速度的改变而做出反应的能力。

（3）对指试验：ASD 儿童用拇指指尖依次碰触该手的其他指尖，熟练后可加快速度。

（4）轮替试验：ASD 儿童张开双手，一手掌向上，一手掌向下交替翻转。

（5）跟－膝－胫试验：ASD 儿童呈仰卧位，抬起一侧下肢，将足跟放在对侧下肢的膝关节上，沿胫骨向下滑动。

**2. 其他评定常用方法**

（1）手指对手指：两肩外展约 90°，两肘伸展开，ASD 儿童将两食指在中线碰触。

（2）交替指鼻和手指：ASD 儿童用食指交替指向鼻尖与评定者的指尖。评定者可改变位置来评定他们对变换距离的反应能力。

（3）握拳试验：由完全屈曲到完全伸直的握拳和松拳之间的变换，熟练后可加快速度。

（4）旋转试验：肘关节屈曲 90°，并紧紧固定好身体，ASD 儿童前臂交替旋前和旋后，可逐渐加快速度。

（5）拍膝试验：ASD 儿童一侧伸开手掌，对侧握拳拍膝。

（6）用足拍打：ASD 儿童足跟一直接触地板，足掌抬起在地板上拍打，膝关节不要抬起，可以双足同时或分别进行。

（7）反弹测验：ASD 儿童屈肘，评定者徒手施加足够的阻力使肱二头肌产生等长收缩，然后突然停止阻力，肱三头肌将收缩并阻止肢体的运动。

**（六）柔韧性**

柔韧性能够反映关节活动幅度大小，测试方法有线性测试和角度测试两种。线性测试以移动距离的大小为依据，常见的有坐位体前屈、立位体前屈、座椅体前屈、双手后勾等。角度测试则采用量角器测量各关节运动的角度、转体角度等。

**1. 坐位体前屈**

测试方法：ASD 儿童坐在软垫上，两腿伸直不能弯曲，足跟并拢，脚尖向外分开 10~15 cm，脚掌抵在与测量计垂直的挡板上。两臂和手伸直，渐渐使上体前屈，用两手中指尖匀速向前推动标尺上的游标，直到最大限度为止。根据游标的位置读取数值。

### 2. 双手后勾

测试方法：ASD 儿童两手握拳，两侧上臂分别从上下两方绕到背部，上方手掌心朝内，下方手掌心朝外，然后使两拳尽可能地接近，用直尺测量两拳之间的距离。

此测试还有疼痛排除动作，ASD 儿童将一侧手掌搭在异侧肩上，然后做此侧上臂抬起动作。

## 四、心肺功能检查

对 ASD 儿童心肺功能进行客观、准确的检查是为其制定可实施的运动康复计划的安全保障。肺通气功能检查，如肺活量、时间肺活量、最大通气量、肺泡通气量等；心肺功能检查，如哈佛氏台阶试验（Harvard Step Test）、PWC170 试验、屏息试验、最大吸氧量等。

### （一）安静脉搏

#### 1. 脉率

经常参加体育锻炼的 ASD 儿童，安静时的脉率会较慢。脉率与训练水平相关，一般情况下，训练半年后可降 3 ~ 4 次 /min，训练一年后可降 5 ~ 8 次 /min。通过系统的训练，支配心脏的交感神经张力有所下降，迷走神经张力相对占优，从而脉率变慢。如果脉率比平时增高 12 次 /min 或以上，这表身体明机能反应不良。如果是有节律异常，则需要进行心电图检查。

#### 2. 脉搏

脉搏次数与 ASD 儿童训练水平有着密切的关系。如果其他因素都相同，而脉搏减少，说明训练水平在提高。在自我监督中一般用晨起脉搏来评定训练水平和身体机能状况。如果早晨的脉搏逐渐下降或不变，表明身体反应良好，训练效果较好；如果每分钟增加十次以上脉搏次数，表明身体反应不良，应及时找出原因并处理。另外，每天记录一次每分钟的脉搏次数。

### （二）血压

#### 1. 测量方法

（1）ASD 儿童测量血压时应根据年龄选择不同宽度的袖带，袖带的宽度一般为上臂长度的 1/2~2/3。袖带过宽时测量的血压值较实际值偏低，过窄时则较实际值偏高。

（2）ASD 儿童仰卧位，将气带包裹在腕部（或踝部）以上，然后用加压绑带从肢体远端指（趾）尖向上，连续包裹至气带处，打气使压力达到 200 mmHg 或收缩压正常高限以上。去除压力绑带，可见手或足的皮肤泛白，然后以每秒钟降低 5 mmHg 的速度放气，当气带远端手（或足）的皮肤刚泛红时，即为平均压；若有严重贫血、水肿及明显低温，则可能影响观察结果。

2. 正常值

收缩压（mmHg）=80+（年龄 ×2）；舒张压应为收缩压的 2/3。

（三）肺活量

运动能够显著增强 ASD 儿童呼吸功能，肺活量可以在一定程度上反映呼吸功能的好坏。经常进行体育锻炼的 ASD 儿童，肺活量明显增加，但在过度疲劳时，肺活量则会减少。如果没有肺活量计，可用呼吸次数来大概评定。

（四）心肺耐力

心肺耐力是心血管系统和呼吸系统一起发挥效能，为工作中的肌肉持续提供充足的氧气及营养以制造能量的能力。氧气是维持人体正常新陈代谢的基础，如果机体器官组织缺乏氧气，那么将会发生异常。心肺耐力是青少年身心是否健康的一个重要指标。最大摄氧量是测量心肺耐力公认的"金标准"。

6 min 步行试验（6-MinuteWalkTest，6MWT）可以用来评定 ASD 儿童心肺耐力，是一种简单易实施、重复性好、可靠性高的亚极量运动试验。此试验要求测试场地平坦，且是硬质地面，长度为 30 m，每隔 3 m 要做有标记，在折返处放置标志筒；出发线为出发点和每个 60 m 的终点，要在地面上做出明显的标记。要求 ASD 儿童尽可能快地走 6 min，测试过程中可自行调整行走速度。

测试结束后，要求 ASD 儿童站立并用 Borg 评分量表评定儿童呼吸困难和疲劳程度。（表 3-3）

表 3-3　Borg 评分量表

| 0 分：一点儿也不觉得呼吸困难或疲劳 |
| --- |
| 0.5 分：非常非常轻微的呼吸困难或疲劳，几乎难以察觉 |
| 1 分：非常轻微的呼吸困难或疲劳 |
| 2 分：轻度的呼吸困难或疲劳 |
| 3 分：中度的呼吸困难或疲劳 |
| 4 分：略严重的呼吸困难或疲劳 |
| 5 分：严重的呼吸困难或疲劳 |
| 6~8 分：非常严重的呼吸困难或疲劳 |
| 9 分：非常非常严重的呼吸困难或疲劳 |
| 10 分：极度的呼吸困难或疲劳，达到极限 |

注：6MWT 开始前询问 ASD 儿童呼吸困难和疲劳程度，测试结束后重新评价呼吸困难和疲劳程度。

## 五、神经系统功能检查

ASD 儿童神经系统功能的发育情况是神经系统功能检查的重点。首先要检查 ASD 儿童的 12 对颅神经，眼球活动是否自如对称，哭或笑时两侧鼻唇沟是否对称，伸舌是否自如居中，视力与听力是否正常。然后检查 ASD 儿童四肢活动是否正常，正常的生理反射是否存在，有无病理反射，以及痛觉、触觉、温度觉等感觉功能是否正常。有的 ASD 儿童对打针没有反应，斜着眼看物体，或时常出现捂耳动作等，这些行为说明感觉出现了异常。

目前尚未发现 ASD 儿童有明显的病变部位，除一般的神经系统检查外，还要注意深入观察有无神经系统的软体征，例如手指指鼻尖、对指、对掌以及迅速翻掌等活动。一些学者发现 30%~75% 的 ASD 儿童有神经系统的异常表现，如肌张力增强或减弱、动作缓慢笨拙、姿势和步态异常、病理反射、斜视等。这些体征可能与 ASD 儿童的基底节、额叶中央部和颞叶功能失调有关。

## 六、健康检查

健康检查可以了解 ASD 儿童身体健康状况，医生主要通过望诊、听诊、叩诊、触诊等手段了解内脏器官有无病变，评定心率异常、心脏杂音、心电图异常的 ASD 儿童能否参加正常的康复体育锻炼。ASD 儿童参与康复体育锻炼期间，监护人员需要了解相关的知识，避免在锻炼中出现运动损伤。

## 七、化验检查

化验检查包括 ASD 儿童血液常规检查、尿液常规检查、血液生化检查和激素的同位素测定等。

## 八、特殊检查

特殊检查包括 ASD 儿童 X 线检查、心电图检查、超声心动图检查、脑电图检查等。

## 第四节　医务监督原则和注意事项

通过医务监督，可以更有效地帮助照护者运用康复性体育锻炼方法和手段，促进 ASD 儿童的身体发育，改善健康和运动能力，培养参与锻炼的正确习惯和锻炼意识。在 ASD 儿童进行运动医务监督过程中，不仅依据一般儿童参与运动的客观规律考虑运动过程中所要遵循的一般原则，而且要考虑 ASD 儿童特殊的身体、心理技能状况，制定符合其发育规律的特殊性原则。此外，ASD 儿童的医务监督过程需要注意全面监护和个别化地记录其主观与客观指标变化。

### 一、医务监督运动原则

（一）适宜的运动负荷原则

适宜的运动负荷可以加速 ASD 儿童身体各项能力的提高，运动负荷量就是每次参与运动时机体做功的多少，可分为上限、中限和下限。ASD 儿童一般取中限进行训练。

（二）循序渐进的原则

ASD 儿童康复体育锻炼是一个长久的计划，不是一朝一夕就能完成的，所以锻炼时要注意循序渐进，不要急于求成。

（三）整理活动的原则

ASD 儿童运动后不要立刻停下来休息，而是要继续进行整理活动。这是由于在运动后短时间内，身体机能的变化并不能随着运动的停止立即恢复正常。

（四）持之以恒的原则

引导 ASD 儿童坚持不懈、不间断地参加康复体育锻炼，使其养成运动习惯。

### 二、运动中医务监督注意事项

（1）照护者在 ASD 儿童康复体育锻炼前，准确地记录其身体各项指标，并与锻炼后的各项指标进行对比。

（2）制作康复体育锻炼监督册，有些项目需要每次锻炼前后都要记录；有些则可以锻炼一个阶段后记录，并且要记录锻炼感受。

（3）ASD 儿童在体育锻炼过程中，出现异常的感觉，应及时到医院检查。

（4）进行一段时间的锻炼后，可测量一次 ASD 儿童身体各项指标是否变化。

# 第四章 /
# 孤独症儿童体育锻炼的准备活动与整理放松

准备活动与整理放松是体育锻炼中必不可少的环节，本章主要从准备活动及整理放松的概念、意义、方法等方面进行介绍。ASD 儿童在体育锻炼过程中应当重视准备活动，科学合理的准备活动能够帮助儿童尽快进入运动状态，提高体育锻炼的兴趣，同时也能有效预防运动损伤。运动后的整理放松可以消除疲劳，促进机体恢复，提升运动技能。

## 第一节　准备活动

准备活动是人体进行大强度运动前的开始部分，其主要作用是为后续运动做好身体和心理上的准备。本节重点阐述准备活动的方法，包括肌肉激活、动态伸展、动作整合与神经系统激活等四个方面。

### 一、准备活动的概念与意义

准备活动是指在比赛、训练、体育课和体育锻炼的基本部分之前进行的身体练习，是人体由安静状态达到目标运动强度状态的过渡阶段，也称为热身运动。准备活动的主要目的是预先动员人体的生理机能，克服内脏器官的生理惰性，让运动系统和心肺系统为后续运动做准备，缩短人体进入工作状态的时间，为即将进行的正式体育活动做好机能上的准备。无论是专业运动员还是普通人群，准备活动都是运动前必不可少的环节。不同的运动项目准备活动方法也不同，体育运动参与者应选择与即将进行的目标运动相似的低强度准备活动，逐渐提高身体温度、心率和呼吸频率，再配合柔韧性练习，拉伸相关肌群等，让体内相关系统做好随时被调用和运作的准备，特别是运动系统、心血管系统和神经系统。充分的准备活动不仅能减少运动损伤的发生，也能提升运动能力，强化已掌握的运动技能，使人体以最佳状态开始运动。ASD 儿童在进行体育锻炼时也应该重视准备活动，避免运动损伤的发生。另外，通过趣味多样的准备活动也能增加 ASD 儿童对体育活动的兴趣，吸引儿童的注意力，提高其体育锻炼参与度。

## 二、准备活动的分类与方法

根据准备活动的目的不同，通常将准备活动分为一般性准备活动和专门性准备活动。一般性准备活动是指与正式比赛或训练动作结构及生理特点不相似的活动。如比赛、训练或体育课前进行的各种走、跑、跳、徒手操、压腿和游戏等身体练习。专门性准备活动是指与正式比赛或训练动作结构、节奏及强度相似的各种身体练习。例如，足球运动员在比赛前进行的射门、运球、传球等专门性动作。不管是一般性还是专门性准备活动，其目的在于提高神经系统兴奋性、增强机体代谢水平和各个器官系统的功能，为正式运动做好技能与机能的准备。准备活动一般包括肌肉激活、动态伸展、动作整合与神经系统激活等四个部分。准备活动的强度不宜过大、时间不宜过长，应以低到中等强度的短时间针对性身体练习来调动机体积极性，但不要过度耗费精力。可选择轻松的、强调力量或耐力的、可提高灵敏度的练习方式，动作由简单到复杂、由慢至快，幅度和负荷由小到大。

### （一）肌肉激活

肌肉激活不仅可以提高神经与肌肉系统的协调性和核心部位肌肉的温度，还可以加快血流速度，增强身体控制力，提高动作效率和减少运动损伤的发生。

#### 1. 下肢肌肉激活

（1）动作：半蹲

练习方法：两脚开立略宽于肩，脚尖朝前，挺胸收腹，目视前方，两臂向前平举。下蹲，膝盖不要超过脚尖，蹲到大腿与地面平行，之后还原到起始动作，重复练习 2 ~ 4 组，每组做 8 ~ 10 次，组间休息 40 ~ 60 s，如图 4-1 所示。

注意事项：膝盖不超过脚尖，不要弯腰弓背，避免膝关节外翻或内扣。

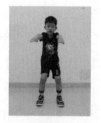
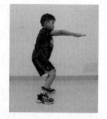
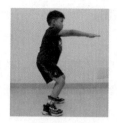

图 4-1（a）　　　　　图 4-1（b）　　　　　图 4-1（c）

（2）动作：箭步蹲起

练习方法：两脚前后站立，双脚内侧成一条直线，双手叉腰。下蹲，膝关节不要内扣，髋部保持稳定，蹲到大小腿成 90°，恢复到准备姿势，两脚交替进行。练习 2~4 组，每组做 8~10 次，组间休息 40~60 s，如图 4-2 所示。

注意事项：保持重心在两腿之间，躯干保持稳定，不可倾斜。

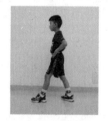
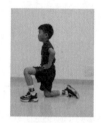
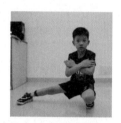

图 4-2（a）　　　　　图 4-2（b）　　　　　图 4-3

（3）动作：侧弓步蹲起

练习方法：两脚开立宽于两肩，脚尖朝前，两臂交叉抱于胸前。右腿侧弓步，左腿屈膝下蹲至大腿与地面平行；恢复到准备姿势，两脚交替进行。练习 2~4 组，每组做 8~10 次，组间休息 40~60 s，如图 4-3 所示。

注意事项：躯干保持稳定，下蹲时上身可略微前倾维持身体平衡。

（4）动作：屈腿蚌式开合

练习方法：侧卧于垫上，双手自然屈曲置于体前，屈髋屈膝 90°，两膝并拢。臀部保持固定，左侧膝关节缓慢外展至指定高度，停留片刻后还原，重复练习，每组做 8~10 次，练习 2~4 组，组间休息 40~60 s，两腿交替进行练习，如图 4-4 所示。

注意事项：保持躯干稳定，练习过程中身体不要晃动。

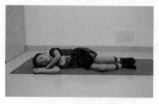
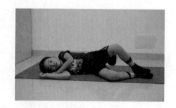

图 4-4（a）　　　　　　　　图 4-4（b）

（5）动作：仰卧挺髋

练习方法：仰卧于垫上，双手抱于胸前，膝关节弯曲约成90°，两脚掌着地。向上挺直髋，停留片刻后，恢复到准备姿势，重复进行。练习2~4组，每组做8~10次，组间休息40~60 s，如图4-5所示。

注意事项：膝关节弯曲角度不宜过大，保持肩背部贴紧地面。

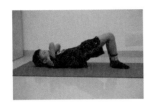 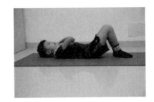

图4-5（a）　　　　　　　　　图4-5（b）

（6）动作：俯卧屈髋外展

练习方法：俯卧于垫子上，双手撑于肩关节下方，膝关节位于髋关节下方，屈膝屈髋呈90°，成四点支撑式。腰背挺直，髋部保持固定，左膝屈膝外展至髋部高度后，恢复到准备姿势，重复进行。每组做8~10次，练习2~4组，组间休息40~60 s，两腿交替进行练习，如图4-6所示。

注意事项：保持身体稳定，收紧核心，避免左右晃动。

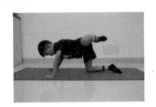 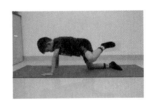

图4-6（a）　　　　　　　　　图4-6（b）

（7）动作：弹力带蹲起

练习方法：两脚开立与肩同宽，脚尖朝前，挺胸收腹，双臂自然下垂，将弹力带套在膝关节上方。下蹲时两臂向前平举，膝盖不要超过脚尖，蹲到大腿与地面平行或臀部低于大腿。每组做8~10次，练习2~4组，组间休息40~60 s，如图4-7所示。

注意事项：选择合适的弹力带磅数，膝关节不要内扣或外翻。

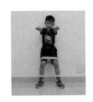 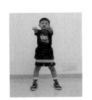 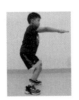

图4-7（a）　　　图4-7（b）　　　图4-7（c）

2. 躯干肌肉激活

（1）动作：平板支撑

练习方法：俯卧于垫子上，双肘双脚尖着地支撑，双腿伸直，抬起骨盆，使整个身体从头到脚呈现一条直线并保持稳定。每组做 30~90 s，练习 2~4 组，组间休息 30~60 s，如图 4-8 所示。

注意事项：收紧腰腹部核心，不要弓背塌腰。

（2）动作：屈腿侧桥

练习方法：侧卧于垫子上，单腿、单肘撑于地面，保持身体成一条直线，身体无明显旋转。每组做 30~90 s，练习 2~4 组，组间休息 30~60 s，两侧交替进行练习，如图 4-9 所示。

注意事项：保持身体稳定，臀部和膝关节夹紧。

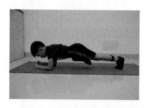 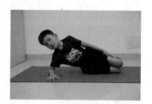

图 4-8　　　　　　　　　　　　　　图 4-9

（3）动作：仰卧臀桥

练习方法：仰卧于垫子上，双手交叉抱于胸前，两脚掌着地，屈膝屈髋约成 90°，收紧腰腹部，将臀部抬起至肩、髋、膝成一条直线，并保持稳定。每组做 30~90 s，练习 2~4 组，组间休息 40~60 s，如图 4-10 所示。

注意事项：保持身体稳定，避免过度挺髋。

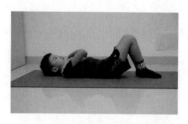 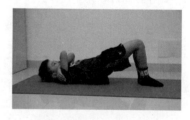

图 4-10（a）　　　　　　　　　　　图 4-10（b）

（4）动作：俯卧伸展

练习方法：俯卧于垫上，双腿伸直，双臂平行贴近耳朵，经由头部两侧向前伸展。将双手及双脚抬离地面，进一步绷紧躯干，使胸部离开地面，并保持稳定。每组做 20~60 s，练习 2~4 组，组间休息 40~60 s，如图 4-11 所示。

注意事项：保持身体稳定，头部随躯干一起离开地面。

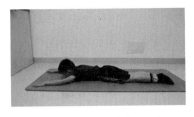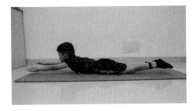

图 4-11（a）　　　　　　　　图 4-11（b）

（5）动作：仰卧转髋

练习方法：仰卧于垫子上，两臂放于体侧，掌心朝下，双腿并拢，屈膝屈髋，缓慢向左侧、右侧转髋。每组做 8~10 个，练习 2~4 组，组间休息 40~60 s，如图 4-12 所示。

注意事项：练习时保持上背部贴紧垫子，避免肩背翻转。

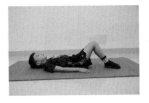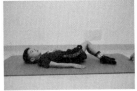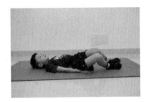

图 4-12（a）　　　　　　图 4-12（b）　　　　　　图 4-12（c）

（6）动作：跪姿对侧伸展

练习方法：俯撑于垫上，手掌位于肩关节下方，屈髋屈膝约成 90°。缓慢伸展左手和右腿，保持身体稳定，用左肘触碰右膝，回到起始姿势，换右侧手和左腿，重复进行。每组做 8~10 个，练习 2~4 组，组间休息 40~60 s。

注意事项：保持腰背挺直，避免塌腰。

（7）动作：侧身卷腹提膝

练习方法：站立位，身体挺直，双脚分开与肩同宽，躯干绷紧，双手放松置于耳后，肘关节指向外侧。侧屈身体，使肘关节与膝盖轻轻触碰，重复进行该动作。每组做 8~10 个，练习 2~4 组，组间休息 40~60 s。

注意事项：支撑腿保持稳定，避免过度弯腰。

**3. 上肢肌肉激活**

（1）动作：跪姿俯卧撑

练习方法：俯卧姿势，双膝并拢跪在垫上，双手分别撑于肩部下方，肘关节伸直，收紧核心部位，使耳、肩、髋、膝在同一条直线上。缓慢下降身体至某一点（肩关节低于肘关节），随后将身体向上撑起，回到起始姿势，重复进行到预定的次数。

每组做 6~12 个，练习 2~4 组，组间休息 40~60 s。

注意事项：避免肩部过度前伸及头部前倾姿势，保持身体呈一条直线，可根据需要调整两手掌间距离（如强化肱三头肌或三角肌刺激）。熟练掌握后可变成正常的直腿俯卧撑。

（2）动作：俯卧肩部外展（T）

练习方法：脸向地面俯卧，双脚并拢，双臂向外延伸，形成一个 T 字，手臂与身体成 90°，手掌向下。保持胸部贴紧地面，肩胛骨收缩和下压，从地面举起双臂形成 T 字，随后下落到起始姿势。每组做 8~10 个，练习 2~4 组，组间休息 40~60 s，如图 4-13 所示。

注意事项：在整个练习期间保持下颌内收，避免头下沉。

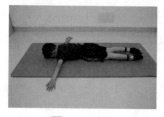 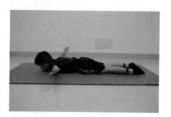

图 4-13（a）                    图 4-13（b）

（3）动作：俯卧肩部外展（A）

练习方法：脸向地面俯卧，双脚并拢，双臂伸直，位于身体两侧，形成一个 A 字。双臂从地面抬起，在上举过程中，从肩部外旋双臂，使大拇指向外竖起来，肘关节伸直，随后回到起始姿势。每组做 8~10 个，练习 2~4 组，组间休息 40~60 s，如图 4-14 所示。

注意事项：在整个练习期间保持下颌内收，保持胸部贴紧地面。

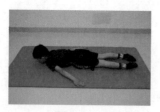 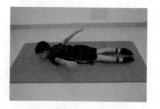

图 4-14（a）                    图 4-14（b）

（4）动作：肩关节旋外

练习方法：两脚开立略比肩宽，肘关节屈曲约成 90°，双上臂贴紧体侧。两手拇指朝外，同时外旋肩关节至最大幅度，停留 1~2 s，还原回到起始姿势，重复进行。每组做 10~12 个，练习 2~4 组，组间休息 40~60 s，如图 4-15 所示。

注意事项：在整个练习期间保持肩胛骨夹紧，上臂贴紧胸廓侧面。

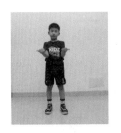 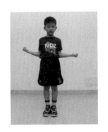

图 4-15（a）　　　　　图 4-15（b）

（5）动作：弹力带抗阻直臂前举

练习方法：两脚开立略宽于肩，脚踩住弹力带中部，两手分别抓住弹力带的一端，手臂向下伸直并贴于身体两侧。躯干、肘关节、腕关节固定，直臂缓慢经体侧将弹力带向前牵拉，直到双臂与地面平行，停留 1~2 s 后，缓慢还原。每组做 6~10 个，练习 2~4 组，组间休息 40~60 s，如图 4-16 所示。

注意事项：在整个练习期间保持身体稳定。

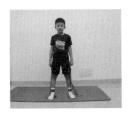 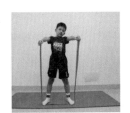

图 4-16（a）　　　　　图 4-16（b）

（6）动作：弹力带肱二头肌弯举

练习方法：两脚开立与肩同宽，脚踩住弹力带中部，膝关节微屈，两手分别抓住弹力带的一端，上臂贴紧身体保持固定，屈肘抬前臂，上臂和肩部固定，缓慢向上拉弹力带，两手靠近下颌骨时停留 1~2 s，随后缓慢还原至起始姿势，重复进行。每组做 6~12 个，练习 2~4 组，组间休息 60 s，如图 4-17 所示。

注意事项：保持身体挺直，避免含胸驼背。

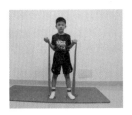 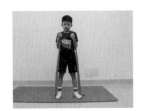

图 4-17（a）　　　　　图 4-17（b）

（7）动作：弹力带直臂侧平举

练习方法：两脚开立略宽于肩，双脚踩住弹力带中段，两臂置于体侧握住弹力带两端；肘关节微屈，拉紧弹力带，两臂缓慢向身体两侧抬起，直到与地面平行，停留 1~2 s 后，还原到起始姿势。每组做 8~12 个，练习 2~4 组，组间休息 60 s，如图 4-18 所示。

注意事项：身体始终保持正直，腰背挺直，身体成一条直线，避免含胸弓背。

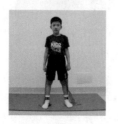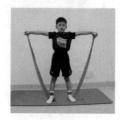

图 4-18（a）　　　　　　　图 4-18（b）

（8）动作：弹力带直臂斜上方牵拉

练习方法：两脚开立略宽于肩，右手握住弹力带，左臂自然下垂于体侧，右前臂紧贴腹部，将弹力带自然拉直。右臂向右侧斜上方牵拉弹力带，手臂始终保持伸直，继续外旋前臂直到感觉到适度拉力后，停留 1~2 s 后，缓慢还原。每组做 6~10 个，练习 2~4 组，组间休息 60 s，两臂交替进行，如图 4-19 所示。

注意事项：在整个练习期间保持身体稳定。

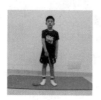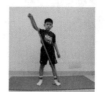

图 4-19（a）　　　　　　　图 4-19（b）

（二）动态伸展

动态伸展常用于准备活动，运动员把需要活动的关节逐渐由小幅度的慢速运动，过渡到大幅度的快速运动。动态伸展通常采用与专项运动相似的技术动作进行，有助于快速进入运动状态，预防运动损伤。

1. 动作：头颈部动态伸展

练习方法：准备姿势，两脚开立与肩同宽，肩关节外展，双手叉腰，身体挺直；头部做前屈后伸、左右侧屈、左右旋转活动，每个动作做 5~10 次。

注意事项：动作速度不宜过快，幅度由小到大。

2. 动作：手臂画圈

练习方法：准备姿势，两脚开立与肩同宽，双臂伸直，原地或在向前行走过程中做手臂向前和向后的画圈动作，动作幅度逐渐加大，两手可同向或反向画圈，如图 4-20 所示，每个动作做 5~10 次。

注意事项：练习过程中，上身始终保持挺直，动作速度不宜过快，幅度由小到大。

图 4-20（a）　　图 4-20（b）　　图 4-20（c）　　图 4-20（d）　　图 4-20（e）

3. 动作：扩胸运动

练习方法：准备姿势，两脚开立与肩同宽，双肘弯曲，双臂置于胸前与肩同高。向两侧伸展手臂，摆臂时上肢与地面平行，上身始终保持挺直，动作幅度逐渐加大，至末端时轻轻振臂，如图 4-21 所示，每个动作做 5~10 次。

注意事项：动作速度不宜过快，幅度由小到大。

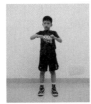 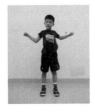 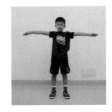

图 4-21（a）　　　　　图 4-21（b）　　　　　图 4-21（c）

4. 动作：胸椎旋转练习

练习方法：准备姿势，四肢着地，臀部坐在脚后跟上，左手放在头后面，右手屈肘前臂撑于地面。向左侧旋转躯干至肘与两肩同一条直线（或接近），回到起始动作，重复进行。每个动作做 5~10 次，左右交替。

注意事项：动作速度不宜过快，幅度由小到大。

5. 动作：左右转体

练习方法：准备姿势，两脚开立略宽于肩，双手交叉抱头，两臂肘关节外展；身体以脊柱为轴向左后方转动至最大幅度，两脚保持不动，充分拉伸脊柱周围肌肉，左右两侧交替进行，如图 4-22 所示。练习 1~2 组，每个动作做 5~10 次，组间休息 30 s。

注意事项：肘关节要充分外展，动作速度不宜过快，幅度由小到大。

6. 动作：抱膝提踵

练习方法：准备姿势，两脚并拢或前后脚站立，身体挺直，两臂自然垂于体侧。向前跨步时，双手抱住左侧腿膝盖，并将膝盖拉向胸部；伸直支撑的右腿，并踮起脚尖。此动作可拉伸臀部肌肉和对侧的屈髋肌，也能激活踝关节肌群，提高踝

图 4-22 (a)        图 4-22 (b)        图 4-22 (c)

关节平衡性和稳定性。练习 1~2 组，每组做 8~10 次，组间休息 30s。两腿交替进行练习。

注意事项：在整个练习期间躯干要保持稳定，避免身体左右摇晃。

7. 动作：后踢腿走，脚跟触碰臀部

练习方法：准备姿势，两脚并拢，身体直立，两臂自然垂于体侧。向前走的过程中，用同侧手抓住脚，使脚跟贴近臀部，一旦脚后跟到达臀部，试着让双膝轻轻触碰，左右交替进行。练习 1~2 组，每组做 8~12 次，组间休息 30 s。

注意事项：在整个练习期间躯干要保持稳定，避免身体左右摇晃。

8. 动作：手足爬行

练习方法：准备姿势，从站立姿势开始，两膝伸直成体前屈，两脚保持固定。两手交替向前爬行，当双手向前爬行至最大远度呈俯卧撑姿势时，停顿 3~6 s；随后两手保持固定，两脚小步交替往前走，并向两手靠拢，此动作可充分拉伸大腿后侧肌群，激活上肢和躯干肌群，如图 4-23 所示。练习 1~2 组，每组做 6~8 次，组间休息 45 s。

注意事项：在整个练习期间躯干要保持正直，双腿保持伸直。

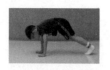 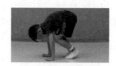 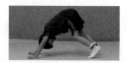

图 4-23 (a)        图 4-23 (b)        图 4-23 (c)

9. 动作：前后摆腿

练习方法：准备姿势，扶住固定物体，两脚开立与肩同宽，上身挺直躯干绷紧。右腿站立支撑，左腿用力向前后摆动，摆动幅度逐渐加大，左臂及右臂随左腿前后摆动以维持平衡，如图 4-24 所示。练习 1~2 组，每组做 8~12 次，组间休息 60 s，两腿交替进行练习。

注意事项：若不能维持身体平衡，则可扶着墙或其他固定物体进行练习。

10. 动作：侧摆腿

练习方法：准备姿势，身体挺直，双脚分开，与髋同宽。双手扶持固定物体，

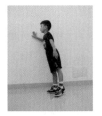
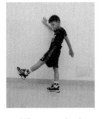
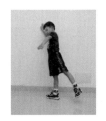

图 4-24（a） 　　　 图 4-24（b） 　　　 图 4-24（c）

绷紧上身，伸直右腿并向左右摆动，动作幅度逐渐加大，如图 4-25 所示。练习 1~2 组，每组做 8~12 次，组间休息 60 s，两腿交替进行练习。

注意事项：一开始动幅度不宜过大，熟练后可不用扶持固定物体单腿支撑站立练习。

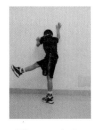
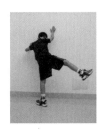

图 4-25（a） 　　　　　　　 图 4-25（b）

### 11. 动作：侧弓箭步转体

练习方法：准备姿势，双脚开立略宽于肩，成左右弓箭步姿势，脚尖朝前；重心落在左腿，右腿弯曲，左腿伸直；左手触及右脚尖，右手屈臂向上置于背后，背部挺直，收紧腹部。呼吸，重心转移至右腿，向右移动髋关节，换手触及对侧脚尖，吸气，缓慢回到起始姿势，重复该动作至预定次数，如图 4-26 所示。练习 1~2 组，每组做 8~10 次，组间休息 45 s，两腿交替进行练习。

注意事项：整个运动过程中保持脚尖朝前，腰背挺直。

图 4-26（a） 　　　 图 4-26（b） 　　　 图 4-26（c）

### 12. 动作：髋外旋抱腿提踵

练习方法：准备姿势，两脚并拢，身体直立，两手自然垂于体侧。原地或在行进中外旋左侧髋关节，同侧手抱住左膝，右手抓住左侧胫骨向上提拉，同时支

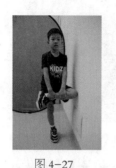
图 4-27

撑腿踮起脚尖，换右侧进行同样的动作，两腿交替进行，如图 4-27 所示。练习 1~2 组，每组做 8~12 次，组间休息 30 s。

注意事项：保持背部挺直，收紧腹部。

（三）动作整合

动作整合练习是指按照一定的时间、空间和顺序进行一系列协调组合的动作模式。动作整合能够快速把人体肌肉链、筋膜链和神经链动员起来，形成完整的运动链，提高动作效率和运动表现，为后续复杂多变的运动做好准备，预防运动损伤。

1. 动作：向前军步走

练习方法：准备姿势，起始位置站立，抬起左腿至大腿与地面平行，脚尖勾起，手臂自然弯曲摆动，呈垫步姿势。左右腿交换过程中，左脚落地要前脚掌用力蹬地，然后换右腿抬起，两腿交换，循环进行。如图 4-28 所示，练习 1~2 组，每组行进距离 10~20 m，组间休息 30 s。

注意事项：若行走难度大，可先进行原地军步走练习，抬起的腿脚掌触地时要积极用力蹬地。

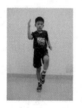
图 4-28（a）

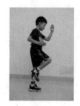
图 4-28（b）

2. 动作：横向军步走

练习方法：准备姿势，起始位置站立，抬起右腿，使大腿与地面平行，脚尖勾起；横向移动时，从左侧支撑腿的脚内侧向外侧蹬地发力，右腿抬起后向右侧展髋，右脚前脚掌落地，用力蹬地，借助反作用力换左腿，两腿交替进行。练习 1~2 组，每组行进距离 10~20 m，组间休息 30 s。

注意事项：若行走难度大，可先进行原地军步走练习，根据实际情况调整练习强度。

3. 动作：开合跳

练习方法：准备姿势，两脚并拢，脚尖朝前，双臂自然垂于体侧，目视前方，身体挺直。收紧腹部，手臂用力绷紧，挥动手臂在头顶击掌，手臂带动身体跳跃，双脚开合跳跃，小腿尽可能放松，不可低头或仰头，回到起始动作重复进行到预定的次数。练习 1~2 组，每组做 8~12 次，组间休息 60 s。

注意事项：手臂上抬时吸气，下落时呼气，脚踝膝盖放松，腹部始终紧绷。

**4. 动作：前后交叉跳**

练习方法：准备姿势，前后交叉站立；双脚前脚掌用力蹬地前后交替跳跃，双臂屈肘随之摆动，在空中完成两腿交换，重复进行练习到预定的次数。练习 1~2 组，每组做 12~16 个，组间休息 45 s。

注意事项：动作尽可能轻松流畅，全程保持均匀呼吸，四肢关节放松。

**5. 动作：踮脚蹲跳**

练习方法：准备姿势，双脚平行站立，与肩同宽，两臂自然垂于体侧；屈膝屈髋下蹲双手臂后摆，踮起脚尖，前脚掌着地；向前摆动双臂带动身体起跳，腰背挺直，腹部收紧，落地时绷紧全身稳定身体，同时屈膝下蹲缓冲。练习 2~3 组，每组做 6~8 次，组间休息 30 s。

注意事项：下落时身体不稳，起跳时吸气，保持平衡时呼气。

**6. 动作：原地高抬腿**

练习方法：准备姿势，身体挺直，双脚分开与肩同宽。躯干肌肉绷紧，重心左移，在左脚蹬地的同时，用力抬高右侧大腿，与此同时左臂向前摆动，右臂向后摆动；左脚后跟再次落地，右脚迅速放下后立即向上蹬起，抬高左膝，右臂前摆，左臂后摆，左右交替重复进行该动作。练习 1~2 组，每组做 8~12 次，组间休息 60 s。

注意事项：在整个练习过程中，上身始终挺直并前倾。

**7. 动作：单腿摆臂下蹲**

练习方法：准备姿势，身体直立，两脚分开与肩同宽，手臂上举过头顶，掌心相对。两臂向下快速摆动的同时屈髋屈膝，膝盖不超过脚尖，单腿稳定下蹲，腰背挺直，腹部收紧。如图 4-29 所示，练习 2~3 组，每组做 6~8 次，组间休息 30 s，两侧交替练习。

注意事项：身体保持稳定，腹部收紧，腰部不要弓起，身体协调一致快速下蹲。

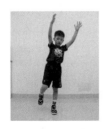　　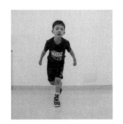

图 4-29（a）　　　　　　图 4-29（b）

8. 动作：纵向摆臂跳起

练习方法：准备姿势，两脚分开与肩同宽，手臂上举过头顶。两臂快速向下摆动同时髋部后移，随后纵向跳起，双腿落地下蹲成稳定姿势，髋关节和膝关节保持屈曲位，腰背挺直，腹部收紧，如图 4-30 所示。练习 2~3 组，每组做 6~8 次，组间休息 30 s。

注意事项：身体保持稳定，腹部收紧，腰部不要弓起，身体协调一致快速下蹲。

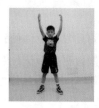 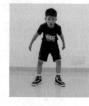 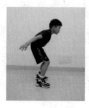 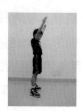

图 4-30（a）　　　图 4-30（b）　　　图 4-30（c）　　　图 4-30（d）

9. 动作：横向摆臂跳起

练习方法：准备姿势，两脚分开与肩同宽，手臂上举过头顶。双臂快速向下摆动同时髋部后移，接着横向跳起，双腿落地下蹲成稳定姿势，髋关节和膝关节保持屈曲位，腰背挺直，腹部收紧。练习 2~3 组，每组做 6~8 次，组间休息 30 s。

注意事项：身体保持稳定，腹部收紧，腰部不要弓起，身体协调一致快速下蹲。

（四）神经系统激活

准备活动不仅需要激活肌肉，提高身体温度，降低肌肉黏滞性，同时还需要提高神经系统兴奋性以适应正式运动的需要。激活神经系统可以使练习者在短时间内快速提高神经系统兴奋性和神经与肌肉之间的信号传导速度，从而在肌肉激活、动态伸展和动作整合基础上，全方位动员身体，为正式运动做好充分准备，有效预防运动损伤。

1. 动作：双脚快速交替踏步

练习方法：准备姿势，两脚分开略比肩宽，两臂屈曲前伸，上体微微前倾，膝关节弯曲约成 120°，双脚快速交替踏步，身体重心保持稳定。练习 2 ~ 3 组，每组做 5~10 s，组间休息 30 s。可原地、前后、左右或多方向移动进行练习，也可加上摆臂。

注意事项：避免重心上下起伏过大，踏步的频率尽可能快。

2. 动作：原地双脚快速同时踏步

练习方法：准备姿势，两脚开立略比肩宽，两臂屈曲前伸，上体微微前倾，膝关节弯曲约成 120°，膝盖与脚尖处于同一垂直面内。两脚快速同时踏步，躯干保持稳定。练习 2~3 组，每组做 5~10 s，组间休息 30 s。可根据实际情况做原地、前后、左右或多方向的移动，也可加上摆臂。

注意事项：避免重心上下起伏过大，踏步的频率尽可能快。

### 3. 动作：快速转髋

练习方法：准备姿势，两脚分开略比肩宽，两臂屈曲前伸，上体略前倾，膝关节弯曲约成 120°，两脚快速蹬地、转髋，保持一脚在前、一脚在后的姿势，双脚依次交替轮换，保持身体重心稳定。练习 2~3 组，每组做 5~10 s，组间休息 30 s。

注意事项：在转髋跳的过程中避免重心上下起伏过大，上体保持稳定。

# 第二节　整理活动与拉伸

在运动训练或比赛后，练习者通过整理活动来调节心率、血压及呼吸频率，让身体由运动状态逐渐恢复至平稳的安静状态。整理活动能有效帮助身体散热，消除神经和肌肉的疲劳，加快机体恢复。常用的整理活动方法有静态拉伸、PNF拉伸和筋膜放松术等。

## 一、整理活动与拉伸的作用

在运动结束后，大多数运动者会忽略运动后的整理活动。认识整理活动的重要性，对于增强锻炼效果，促进身体恢复、提高运动技能和防止运动损伤具有重要意义。整理活动能让身体由运动状态逐渐恢复至平稳的安静状态，调节心率、血压及呼吸频率，能有效帮助身体散热，促进血乳酸的消除，加快疲劳的恢复。一般整理活动包括低强度有氧运动（如慢跑）和静态拉伸两个部分。先进行低强度的有氧整理运动，让心率、血压和呼吸频率逐渐下降后，再对训练的目标肌群进行拉伸。拉伸是整理活动的重要环节，运动后的拉伸可以保持肌肉和其他软组织弹性，减小肌肉紧张度，提高关节活动度，保持对抗肌群之间的平衡，加快恢复和预防运动损伤。

## 二、拉伸的方法

拉伸的方法比较多，不同的拉伸方法各有其优缺点，动态拉伸已在前面准备活动部分内容有介绍，本节主要介绍静态拉伸、本体感觉神经肌肉促进法拉伸（Proprioceptive Neuromuscular Facilitation, PNF）和筋膜放松方法。静态拉伸是将肌肉延伸至有轻微不适感的位置停留 10 ～ 30 s 的拉伸方法。PNF 是以人体发育学与神经生理学原理为基础，利用肌肉反牵张反射，同时包含肌肉被动及主动活动的拉伸方式，特点是肌肉重复多次的离心收缩、等长收缩和向心收缩。泡沫轴和筋膜球按摩是近年比较流行的自我筋膜按摩放松方法，其特点是通过泡沫轴或筋膜球的持续滚压来促进淋巴回流，解除筋膜粘连，促进恢复、消除疼痛，使人体的筋膜链更好地发挥其功能。

### （一）头颈部肌群拉伸

#### 1. 颈部侧屈

开始姿势：双臂垂于身体两侧站立，双脚打开与肩同宽，放松肩胛带肌肉。

拉伸方法：目视前方，通过侧屈颈部使头倾向一侧，试图用耳朵去接触对侧肩部。保持此姿势不放松，感受斜方肌的拉伸及产生不适感，自然呼吸。如果想要更大一点强度，可以放低拉伸侧的肩部或者用对侧手轻轻拉牵伸侧额部。再在另一侧重复这个练习，如图 4-31（a）所示。

注意事项：拉伸时感觉应有不适感，而非疼痛，尤其是在移动颈椎时。

#### 2. 颈部旋转和伸展

开始姿势：站立或坐位，保持背部挺直，双手交叠放在胸部上方拉伸侧的锁骨内侧，手向下施加压力，靠近颈部的肌肉将被拉伸。

拉伸方法：伸展颈部，头后仰，将脸部移向与手相反的方向，同时保持手对胸部的压力。眼睛看向斜后上方，在最大拉伸点时停留 10~30 s，保持自然呼吸，如图 4-31（b）所示。

注意事项：拉伸时幅度应由小到大，避免快速旋转颈椎，减少颈部疼痛，手部要紧压锁骨。

#### 3. 颈部前屈

开始姿势：站立位或坐位，目视前方，保持背部挺直，双手交叉，十指相扣，置于脑后。

拉伸方法：将头前屈，仿佛在手的牵引下试图用下巴触及胸部。可能会感觉到后颈部的张力，保持该动作 15~30 s，感觉到稍有不舒服而非疼痛，如图 4-31（c）

所示。

注意事项：拉伸前下巴先微微回缩，避免手部过度用力，以防颈部过度牵拉。

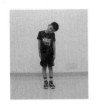
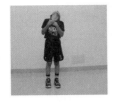
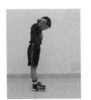

图 4-31（a）　　　　　图 4-31（b）　　　　　图 4-31（c）

（二）上肢、肩部及胸部拉伸

1. 胸大肌拉伸

开始姿势：站立在墙边，最好是拐角处或其他可扶住的地方，肩关节向外打开，屈肘，前臂紧贴并固定于墙或柱子上，稍微将脚置于被拉伸侧的前方。

拉伸方法：以拉伸侧肩关节为轴，旋转身体，仿佛想转过去背对着墙，手肘始终紧贴墙壁，在不减少张力的情况下，保持该姿势一定时间（15~30 s），自然呼吸，如图 4-32 所示。

注意事项：保持肘部弯曲，感觉到胸部轻度不适感，有任何疼痛时要及时减小幅度。

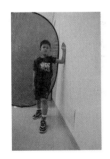
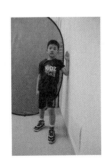
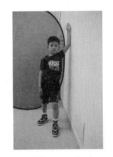

图 4-32（a）　　　　　图 4-32（b）　　　　　图 4-32（c）

2. 三角肌后束拉伸

开始姿势：站立姿势，左臂向前伸直，拇指朝下，右手握住左肘。

拉伸方法：将左上臂拉向右肩，保持躯干挺直，呼吸自然。

注意事项：左肘关节低于右肩关节，双肩保持水平。

3. 三角肌前束拉伸

开始姿势：双腿屈膝屈髋坐于垫子上，双手放于身后，掌心向下，拇指向外；背部挺直。上肢伸直，支撑体重。

拉伸方法：双手固定不动，逐步将臀部向前移动，使上肢尽可能后伸，到最大拉伸点停留片刻，保持自然呼吸，如图 4-33（a）所示。

注意事项：拉伸时要避免肘关节过伸。

**4. 肱三头肌拉伸**

开始姿势：站立位，保持上身挺直，左侧肩关节屈，肘关节屈，右手扶住左侧肘关节。

拉伸方法：拉伸时将左侧肘关节向后上方推，肘关节尽量屈曲，如图4-33（b）所示。

注意事项：拉伸时要避免肘关节过伸。

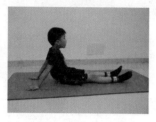 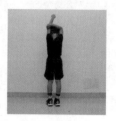

图 4-33（a）　　　　　　　　　图 4-33（b）

**5. 肱二头肌拉伸**

开始姿势：自然站立，身体挺直，上肢伸直放于体侧，掌心朝后。

拉伸方法：拉伸时上肢向斜后方伸展，同时前臂旋内，如图4-34所示。

注意事项：拉伸时肘关节保持伸直。

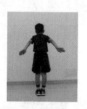 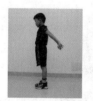

图 4-34（a）　　　　　　　　　图 4-34（b）

**6. 前臂旋前肌群及手腕（伸腕）拉伸**

开始姿势：站立时双臂放于身体前方，一手掌心向上抓住另一只掌心向下的手掌。

拉伸方法：向下牵拉第一只手，充分伸展手腕和肘部，然后稍转手腕（旋后），感觉到前臂张力增加，保持数秒，自然呼吸，如图4-35（a）所示。

注意事项：如果手腕感到不适，拉伸时要非常小心，肘关节保持伸直。

**7. 前臂旋后肌群及手腕（屈腕）拉伸**

开始姿势：站立并将手臂前置，将其中一只手的掌心朝下，用另一只手握住它。

拉伸方法：将第一只手向下朝外牵拉，使手腕弯曲并外旋。感觉到前臂背侧上方区域紧张，使前臂肌群充分拉伸，如图4-35（b）所示。

注意事项：腕关节可能会感觉到压力增大，若有疼痛可减少强度，保持肘关节伸直。

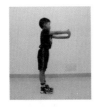 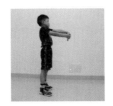

图 4-35（a）　　　　　　　图 4-35（b）

（三）躯干、背部区域肌群拉伸

1. 背阔肌伸展

开始姿势：双腿分开坐于垫上，左上肢伸直置于头颈侧，右手握住左肘。

拉伸方法：右手用力，将左上肢向右侧方牵拉，同时身体向右侧弯及向右旋转，如图 4-36 所示。

注意事项：保持骨盆稳定，自然呼吸。

2. 竖脊肌伸展

开始姿势：坐在垫子上。双腿并拢伸直，向前伸展手臂。目视前方，保持后背挺直。

拉伸方法：弯曲上身并试着用指尖触及双脚，尝试阻止臀部挪向前方，保持臀部的中后部与地面接触。如果感觉到腿后部张力过大，可以略微弯曲膝关节，如图 4-37 所示。

注意事项：防止臀部前移，确保张力产生在背部肌肉。

3. 腹部肌群拉伸

开始姿势：俯卧垫上，双腿伸直，双手靠近胸部抵住地面，肘关节屈曲，踝关节跖屈。

拉伸方法：逐渐缓慢伸直手肘，但保持上身轻松，腿部前方贴紧地面，感受腹壁中的张力，将该姿势维持合适的时间（10~30 s），如图 4-38 所示。

注意事项：保持背部伸展，不要一次性抬起。

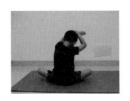 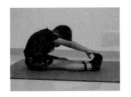 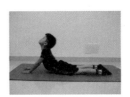

图 4-36　　　　　　图 4-37　　　　　　图 4-38

#### 4. 躯干旋转

开始姿势：侧卧在垫子上，左手左腿在下，右手右腿在上，双臂伸直与上身成 90°，屈膝屈髋 90°。

拉伸方法：左手压住右腿膝盖紧贴地面，右腿保持屈膝，左腿伸直，试着旋转右侧肩膀去触及地面，使右侧前臂及手掌背面接触地面，停留 10~30 s，换另一侧重复，如图 4-39 所示。

注意事项：为了最大化拉伸效果，将拉伸侧手臂弯曲并垂直于上身，手在拉伸时接触地面。

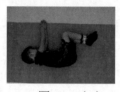 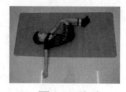 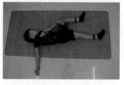

图 4-39（a） 　　　 图 4-39（b） 　　　 图 4-39（c）

#### 5. 上身侧屈

开始姿势：站立位，背部挺直，双臂悬垂于体侧。目视前方，保持双脚与肩同宽。

拉伸方法：倾斜并屈曲上身，仿佛想要将手掌放在膝关节的外侧。试着达到这个点并保持双腿伸直，仅用到上半身。此时感到被牵拉侧的张力，保持这一姿势 15~30 s，如图 4-40 所示。

注意事项：躯干倾斜只能朝向侧边，而不能前倾，否则会导致拉伸失效。

图 4-40（a） 　　　 图 4-40（b） 　　　 图 4-40（c）

### （四）臀部、大腿、小腿肌群拉伸

#### 1. 臀部肌群拉伸

开始姿势：躺在垫子上抬起一条腿并弯曲膝关节，用对侧的手扶住抬起的膝关节的外侧。另一条腿伸直，并与上身对齐。

拉伸方法：将膝盖向内牵拉，使其与另一条腿在上方交叉。这时感觉到臀部侧边的张力，保持这一姿势 15~30 s。

注意事项：保持头部接触垫子，避免颈部的张力。

#### 2. 髂腰肌拉伸

开始姿势：弓步站立，腰背挺直，双手叉腰。收紧腹部，骨盆保持中立位，左腿屈膝向前小于 90°。右腿向后，小腿贴于垫子。

拉伸方法：重心前移，但不要移动固定点，使前后腿幅度增加，保持自然呼吸，如图 4-41 所示。

注意事项：拉伸时上半身与地面垂直，保持骨盆中立位。

### 3. 股四头肌拉伸

开始姿势：单腿站立，上身挺直，左腿向后屈膝，左手握住左小腿远端。

拉伸方法：将左腿向后拉伸，脚跟贴近臀部，至最大幅度后停留 15~30s，换另一侧重复该动作，做 2~3 组，如图 4-42 所示。

注意事项：保持腰背挺直，避免骨盆前倾。

### 4. 内收肌群拉伸

开始姿势：上身挺直，腿屈坐于垫上，双手放于双膝上。

拉伸方法：手用力按腿，使腿靠近垫子，如图 4-43 所示。

注意事项：控制好力度，切勿用力过猛。

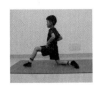  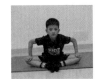

图 4-41　　　　　图 4-42　　　　　图 4-43

### 5. 腘绳肌拉伸

开始姿势：双脚站立，一脚向前，一脚在后，将手放在前脚的大腿上。

拉伸方法：屈髋和弯曲后侧腿膝关节，同时将上身朝前弯曲。用双手抵住前腿保持平衡，后背挺直，可以略微前倾骨盆以加大拉伸幅度，如图 4-44 所示。

注意事项：保持前腿膝关节伸直，缓慢而渐进地加大幅度，避免过度牵拉。

### 6. 小腿后侧肌群拉伸

开始姿势：站立位，一脚伸前脚跟着地，一脚在后脚掌着地。前脚拉伸侧小腿膝关节屈曲角度小于后脚并勾起脚尖。

拉伸方法：保持背部挺直，将上身前移，屈髋同时略微弯曲双膝，胸部向拉伸侧膝关节靠近，脚踝背屈以加大拉伸感，直到感觉到被拉伸侧小腿部后侧紧张，自然呼吸，如图 4-45 所示。

注意事项：可以将前脚的前端抵在稳定的物体上，在整个过程中尽量保持背部挺直以加大拉伸感。

**7. 小腿前侧肌群拉伸**

开始姿势：上身正直跪于垫上，臀部贴向脚跟。

拉伸方法：重心向后使膝关节离地，双手置于膝盖上或伸直放于身体后方支撑体重，保持自然呼吸，如图4-46所示。

注意事项：踝关节可以跖屈并内收，加大胫骨前屈肌牵拉感。

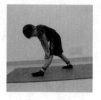 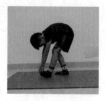 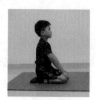

| 图4-44 | 图4-45 | 图4-46 |

## 三、PNF拉伸方法

PNF最初广泛应用于康复训练领域，目前已被推广到运动训练等领域。PNF与传统的静态拉伸的区别是同时包含有被动和主动的肌肉活动，以人体发育学和神经生理学原理为基础，利用反牵张反射，该技术对软组织的牵伸放松具有较好的效果。其练习的操作原则和方法是：需要在同伴的帮助下使肢体达到关节活动幅度的最大限度，保持10 s；然后同伴施加阻力，被拉伸者对目标肌群进行等长收缩，并维持6~8 s；随后放松，再被动拉伸30 s，可重复练习2~3次。研究表明，PNF的实际拉伸效果优于传统的静态拉伸，且不容易引起过度牵拉而导致肌肉损伤。下面以腘绳肌的拉伸为例进行说明。

（1）受试者仰卧，被拉伸腿膝关节伸直，被动屈髋至大腿后侧有轻度不适感时保持10 s。

（2）受试者大腿后侧肌群用力，对抗同伴施加的阻力，用力下压，保持腿的位置不变，并维持6~8 s。

（3）受试者放松，同伴再次被动拉伸其腘绳肌，使腿向上屈曲的幅度加大，如图4-50所示。

（4）重复以上步骤2~3次，如图4-47所示。

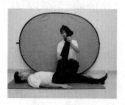 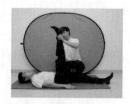 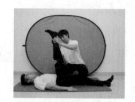

| 图4-47（a） | 图4-47（b） | 图4-47（c） |

### 四、泡沫轴或筋膜球放松术

（一）泡沫轴

泡沫轴筋膜放松是针对神经及筋膜系统的一种拉伸技术，利用自重施以压力于肌肉粘连或硬结位置。其原理是泡沫轴产生的压力会刺激高尔基腱器官，并对其产生抑制作用，降低肌肉肌梭的兴奋性及肌肉张力。在进行筋膜放松时需要寻找肌肉的"疼痛点"，并维持压力在"疼痛点"处约30 s，这样能增加高尔基腱器官的活跃性，同时抑制肌梭的运动，最终产生自我抑制反应。下面以大腿后侧肌群泡沫轴滚动为例进行说明。

目的：放松大腿后侧肌群。

方法：坐在垫子上，双手于臀部后方撑地；左脚踩在垫子上，将泡沫轴置于右腿腘窝下，右腿伸直并逐渐下压，来回滚动泡沫轴，可根据实际需要调整泡沫轴压力，如左腿搭在右腿上以增加压力，如图4-48所示。通过泡沫轴滚动可促进大腿后群筋膜放松和血液回流，起到放松大腿后侧肌群的作用。

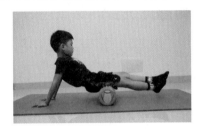

图 4-48

（二）筋膜球

筋膜球比泡沫轴更能深入刺激组织，它可以精准地解开肌肉、筋膜粘连处。筋膜球按摩能够促进结缔组织中的液体交换，促进淋巴回流，有利于消除疲劳和加快机体恢复。下面以肩胛部筋膜球滚压为例进行说明。

目的：放松肩胛骨部。

方法：仰卧在垫子上，右臂经过头顶向上伸展，且平行于地面。将小筋膜球放在右肩与垫子之间；将身体重心转移到右肩，通过肩部的小幅度动作推压筋膜球，按摩该部位。在持续按压时可以缓慢举起伸直的右臂来调整压力，如图4-49所示。

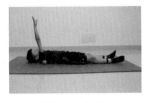 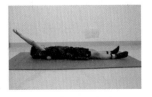

图 4-49（a）　　　　　　　　　图 4-49（b）

# 第五章／
# 孤独症儿童感觉统合训练

本章简要介绍了感觉统合训练的发展过程、生理心理机制，以及我国感觉统合训练工作发展的现状和面临的问题。本章主要讲述了 ASD 儿童感觉统合与发展、感觉统合失调的表现及原因，ASD 儿童感觉统合训练基本原则、总体方案、训练资源、训练的组织实施，ASD 儿童感觉统合训练的技术要领。

## 第一节　孤独症儿童感觉统合训练概述

人类的一切行为，包括学习、生活自理、人际互动、环境适应等，都离不开感觉统合的运作，感觉统合能力是生命的本能。感觉统合训练和一般的体能活动不同，它对足量的针对性刺激要求比较高，同时需要综合考虑心理状态、认知教育和教育引导技术。感觉统合理论与技术广泛应用于孤独症儿童不同发育阶段的教育和康复训练活动中。

### 一、感觉统合能力与儿童发展

儿童感觉统合能力的发展受个体内外因素的相互影响。个体的身心发展，特别是中枢神经系统的发展对感觉统合能力的发展起着至关重要的作用，同时，儿童接受环境刺激也必不可少。个体通过感官来认识世界、适应世界，因此感觉统合能力对儿童的健康成长极其重要。

（一）感觉统合理论

个体早在出生前就已经开始各种感觉功能的发展，出生后的新生儿具有一定的感觉能力，但是无法很好地组织这些感觉形成对个体和自身有意义的认识。在儿童的早期发育中，一方面是各种感觉功能的不断完善，另一方面是各感觉系统之间功能的协调和整合，以便多角度地、更全面地认识各种刺激。感觉统合理论以脑科学、心理学研究成果为基础，解释不同感觉系统与中枢之间的信息交流、协调以及统整的机制。

### 1. 感觉统合的概念

感觉统合（Sensory Integration, SI）是指脑对个体从视觉、听觉、触觉、本体觉、前庭觉等不同感觉通路输入的感觉信息进行选择、解释、联系和统整的神经心理过程，是个体进行日常生活、学习和工作的基础（简称"感统"）。

感觉统合能力是较任何单一感觉能力更为高级、更为复杂的能力，影响着个体学习、生活的各个方面。根据大脑皮层各高级加工区域在感觉统合中的参与程度，感觉统合分为低位统合和高位统合。

低位统合：指脑干、小脑对各种感觉信息（包括反馈信息）的初步分析与统整，涉及各个感觉系统间以及感觉系统与动作的协调与统合。

高位统合：指大脑皮质及皮层下神经结构进行的认知、言语、情绪及记忆等心理活动与低位感觉信息的沟通、组织和概括等。高位统合属于感知统合，是感觉统合训练的最终追求。

### 2. 感觉统合的神经心理机制

中枢神经系统是一座复杂的信息处理工厂，接受来自外周感官的各种信息，分析、整合、储存信息，产生并发出新的信息调控个体各组织、器官、系统的协调运行。个体的信息处理由三个环节组成，即信息获取、信息加工及反馈调节、信息表达及反馈，它们既相对独立又相互关系。

## （二）儿童感觉统合能力的发展

### 1. 感觉统合能力发展的要素

儿童感觉统合能力的发展受个体内在因素和外在因素的相互影响。个体自身的身心发展，特别是中枢神经系统的发展起了关键作用。同时丰富的环境刺激对儿童身心的发展有重要的影响，是感觉统合能力发展不可或缺的因素。

### 2. 儿童感觉统合能力发展阶段

人的感觉统合能力与生俱来，在成长的过程中不断完善。个体感觉统合能力的发展具有连续性，也可能呈现阶段性，且与中枢神经系统发展的阶段性相一致。初级感觉统合阶段（3岁前），自身解剖、生理的完善，具备与外界进行互动的动作、感知、认知、言语及社交的基本能力。中级感觉统合阶段（3~7岁），此阶段各感觉系统可以很好地承担本系统内的任务，并实现系统间的协同运作，感知－动作的协调性、注意力、记忆力、言语表达能力、意志力都有较好的发展，基本满足独立生活、学习和交友的需要。此阶段是感觉统合能力发展的关键时期。高级感觉统合阶段（7岁至青春期），感觉器官及中枢神经系统基本接近成年人，大脑的注意力、学习力等高级功能得到进一步发展。大脑信息加工达到自动化水平，个体可以完成复杂的动作技能以及认知、言语等活动。

（三）感觉统合能力对儿童发展的影响

个体通过综合各种感觉信息来认识世界，又借助感觉系统、中枢神经系统以及运动系统之间的协调来适应和改造环境。感觉统合对个体生存和发展有着广泛的影响，是儿童健康成长的重要方面。

**1. 影响自身的日常生活和生存质量**

人类的日常生活和学习活动中，各种感觉系统并不是孤立存在的，而是合作共赢的。当其中一个感觉系统发育不够好，或者相互配合不好，都会影响个体的日常生活和生存质量。

**2. 影响自身的学习活动**

学习是个复杂的过程，不仅要有良好的低位统合能力，还要有很好的高位统合能力，否则学习效率低下。比如朗读，需要在视、听、运动以及认知言语等共同协调参与下进行。在实践中，专业人员可以通过观察儿童的学习活动情况来判断儿童感觉统合发展状况。

**3. 影响自身的心理健康**

人的生理代谢、心理活动、行为表达三者之间是相互作用的。感觉统合作为个体的基本神经心理活动过程，对个体的行为表达和心理健康状态产生直接影响。良好感觉统合能力能确保儿童有效地获取各种信息，增加活动的成功概率，儿童迎接各种挑战会充满自信，产生自我满足，从而达到心理健康的状态。

**4. 影响自身的人际关系**

人际交往都是以各种活动为载体的，而这些活动又需要多个感觉系统间的配合，如果双方感觉统合良好，举止得当，与对方环境无阻隔或冲突，那么交往行为便可流畅、高效进行。感觉统合能力好，能够较好地完成各种活动，家人、老师负担轻，同伴矛盾少，讨人喜欢。

（四）感觉统合失调

感觉统合失调（Sensory Integration Dysfunction, SID）是指大脑不能有效组织处理个体所接收到的感觉信息，导致机体无法产生适应性行为，最终影响身心健康，出现一系列行为和功能障碍。

### 1. 感觉统合失调的主要表现

第一，视觉异常。儿童眼球运动困难，手眼协调性差，经常将文字、数字看错。第二，前庭功能及动作异常。儿童转圈很容易晕倒，身体平衡性差，不会走直线，运动时动作笨拙。第三，触觉异常。儿童触觉过于敏感或者过于迟钝，不能忍受洗发、换衣服的外源性接触。可能还存在嗅觉、味觉的异常。第四，胆小、害怕。讨厌摇晃，不敢走楼梯，对陌生环境适应慢。第五，其他心理活动异常，如注意力持久性、分配性差，做事效率低。

### 2. 感觉统合失调流行性

不同的生长环境及文化背景对感觉统合能力有较大的影响。感觉统合训练的创始人艾尔丝（Ayres）曾报道美国儿童感觉统合失调比例为 5%~10%。我国尚无全国性调查报告。孙惟、杨国强等人对昆山市区乡镇托幼机构 2515 例儿童进行感觉统合能力测定，并用自行设计编制调查表对感觉统合相关因素进行调查。结果显示，昆山市区儿童感觉统合失调率为 25.45%，男童感觉统合失调发生率高于女童。对沈阳市 414 名 3~6 岁儿童进行测量，调查结果发现，综合感觉统合失调患病率高达 53.6%，男孩为 59.1%，女孩为 47%，男孩高于女孩，重度患病率分别为22.5% 和 11.2%。综合大量区域性研究报告，我国 3~13 岁儿童感觉统合失调发生率在 10%~30%，男童高于女童。近年来，我国儿童感觉统合失调的研究越来越多，方向也从单的"失调比例"拓展到了成因分析以及对学业和生活的影响。ASD 儿童在视觉、听觉、触觉、前庭觉、本体感觉的多个方面存在不同程度的异常，他们容易忽视视觉、听觉刺激的基本内容，又对某些声音和细节格外关注。人际交往中的正常触摸会发出尖叫等异常反应。在前庭上表现不敏感，喜欢看旋转物体或旋转而无眩晕现象。ASD 儿童运动能力虽然强，但是本体觉不完善，运动过程中往往出现各种多余动作，运动企划能力不足等。

## 二、感觉统合训练发展简介

### （一）创立与传播

1906 年，谢灵顿（Sherrington）和拉什利（Lashley）最早提出"感觉统合"这一术语。1949 年，赫布（Hebb）研究人脑感觉和运动的交互作用，认为人的知觉、思维等心理活动是神经系统相互联结的结果。美国南加州大学心理学家艾尔丝博士于 20 世纪 50 年代初开始致力于感觉统合理论的研究工作。她于 20 世纪 60 年代末正式提出这一儿童干预理论，1972 年在美国加州成立"感觉统合失调研究中心"。

（二）现状与问题

我国于20世纪90年代中后期引入感觉统合训练和相关基础研究工作。北京大学精神卫生研究所的任桂英、王玉凤两位学者在该干预技术的介绍、评估量表的修订及相关基础研究方面做了重要工作。经过三十多年的发展，其理论成果系统和训练效果显著，受到了广大家长和教育者的热烈欢迎，并逐渐从学龄前教育延伸到小学教育当中。近些年相继开设了多家感觉统合训练机构，21世纪初北京就有将近20家专业感觉统合训练机构，其他一、二线城市也陆续有大量的感觉统合训练机构成立。

目前我国青少年感觉统合训练领域也存在一些问题，第一，城乡差距大。城市感觉统合设备和人才都相对充足，农村地区和不发达地区虽然也有感觉统合设备，但是缺乏专业的从业人员。第二，设备玩具化。将设备当作普通的儿童游乐场玩具，使用率低，训练强度低，训练形式单一。第三，宣传不力。没有做好宣传，导致感觉统合失调的儿童错过最佳的训练时机。另有机构夸大宣传，忽视儿童发展潜能。第四，相关研究水平有待提高。目前国内的感觉统合研究多停留在感觉统合失调率上面，对于失调原因及其机制研究较少。感觉统合训练是ASD干预的通用技术之一，近年来颇受争议，这需要研究者和训练人员着力解决儿童不配合问题，训练人员除了掌握训练方法，还需要掌握行为干预、饮食营养、健康管理等方面的知识。

## 三、感觉统合训练的生理心理基础

### （一）触觉训练的生理心理基础

#### 1. 概述

触觉（Tactile Sense）是体表受到压力、牵引力等机械作用时相应的感受器所引起的肤觉之一。触觉感受器是人体涉及面最广的感受器官，神经末梢和特殊感受器广泛地分布在表皮、真皮及皮下组织内，以感知体内外的各种刺激，做出相应的神经反射。触觉信息传导入脑的过程比较复杂。躯干、四肢与头面部的触觉传导通路有差别，精细触觉与粗略触觉的传导通路也不一样。触觉帮助个体感受外界刺激的性质，如水的冷热、地面的软硬、布料的粗细等，从而起到适应环境、防御伤害的作用。

#### 2. 触觉对儿童发展的影响

触觉是儿童最早发展的功能之一，丰富的触觉刺激对儿童的认知、情绪情感及社会交往的发展都有着重要的影响。

触觉是儿童认识世界并促进自我完善的基本途径：发育个体从胚胎到出生后的生长发育早期，触觉刺激总是伴随神经系统的发展，对神经系统特别是脑功能的完善起着重要且持久的作用。个体从胎儿期直到婴幼儿期，皮肤触觉的敏感性非常高。触觉信息的多种传输线路与中枢不同节段的其他神经中枢存在广泛联系，对促进大脑皮层下结构的发展起着重要作用。

触觉影响儿童的社会交往：肌肤接触是儿童早期与成人交往的一种主要方式。儿童成长过程中，触碰别人或被别人触碰都是很重要的人际交往。此外，触觉还同前庭觉、本体觉共同作用于人体，使儿童的行为举止更加得体。

触觉增加儿童安全感，促进儿童自我保护：触觉刺激可以增加迷走神经的活动，增加机体的体液和细胞的免疫功能，使婴儿对疾病有抵抗力。儿童成长过程中每天都需要大量接触外在事物，如果孩子从小缺乏这种接触，他们通常会寻找一些替代的解决办法，如吸手指或咬指甲等。触觉防御的孩子一般会表现出对外界的新刺激适应性弱，喜欢固着于熟悉的环境和动作中，喜欢保持原样和有重复语言、重复动作，对任何新的学习都会加以排斥。不喜欢他人触碰，人际关系冷漠，性格孤僻，不合群，容易与人发生冲突。

（二）前庭觉训练的生理心理基础

1. 概述

前庭觉（Vestibular Sense）是指在受地心引力作用及个体躯体移动（特别是头部运动）刺激形成的感觉。它除了承担调控躯体平衡功能之外，还广泛参与个体多种生理心理活动，是人体重要的感觉系统之一。前庭系统的发育始于胚胎早期，经历胎儿期及儿童发育早期的漫长过程。前庭感受器和听觉感受器同处于内耳，它们通过位听神经与中枢发生联系。

前庭系统的神经传导通路是已知神经通路中最为复杂的信息传导通路之一，尚有很多问题不太清楚，大致的传导路线为：前庭感受器的毛细胞将躯体动觉信息传递给前庭神经节，随后信息经前庭神经将大部分信息传入脑干的前庭神经核。前庭神经有两个分支，分支之间存在结构上的联系，两分支还与耳蜗神经、面神经之间有小分支相吻合，加强与其他感觉信息的沟通与整合。前庭系统结构复杂、功能强大，是感觉统合研究的重点。

前庭系统能够感知调节平衡，在大脑形成位置觉。前庭系统与自主神经及小脑存在广泛的联系，能够辅助调节心血管、呼吸以及情绪的变化，同时能够维持中枢处于觉醒状态。良好的前庭功能能够确保视觉、本体觉等其他有意义的信息传入中枢，屏蔽无关信息，对信息进行选择与整合，确保个体能够高效地进行学习和生活。

### 2. 前庭觉对儿童发展的影响

前庭觉奠定儿童健康发展的基础：维持正常的身体姿势，前庭器官不断将躯体动静态信息传入中枢，确保个体头部与躯体保持合理的、省力的姿势状态，实时应对失衡，维持身体平衡，为个体开展各种活动提供保障。这也是运动发展的基础，儿童运动发展的各个重要阶段都伴随前庭功能发展和完善，有赖于前庭器官对运动的感知和判断，同时通过前庭运动输出系统对肌肉运动加以调整，确保躯体运动的方向、幅度和稳定性等。对维持个体清醒和警觉状态起着关键的作用，确保大脑皮层维持适当的兴奋性，是个体有效、高效开展工作和学习的基础。

前庭觉影响儿童情绪行为及社会交往：前庭刺激会对儿童情绪行为产生影响，如婴儿喜欢摇篮的晃荡、哭闹的婴儿被抱起或晃动时变得安静。ASD儿童喜欢转圈、荡秋千等前庭觉刺激游戏和活动。即使是成年人，在摇摆的设施上接受前庭刺激也会觉得心里舒畅、身心放松。临床上发现存在前庭功能缺陷的儿童，在同伴交往中面临不少困难，如遭同伴排挤、不合群等。

### （三）本体感觉训练的生理心理基础

### 1. 概述

本体感觉（Proprioception）是感受个体身体所处的空间位置、运动状态及其变化的感觉。作为感受个体自身躯体位置变化及运动状态的感受器，它位于肌梭和腱梭内，因感受器分布的位置较深，所以本体感觉又称深感觉。在妊娠中后期，胎儿就开始出现活动，加上母亲的活动，胎儿的本体感觉得到发展。出生后一个多月的婴儿便可以自行调整姿势，但本体感觉的发展一直持续到学龄后期，1~3岁是婴儿本体感觉发展的一个重要时期，3~6岁时期的本体感觉则更加精细，儿童可以更好地完成精细动作。本体感觉的功能强大，能够感受运动状态的变化，促进大脑发育，促进运动发展，提高行为表现。

### 2. 本体感觉对儿童发展的影响

本体感觉对儿童运动企划的发展至关重要：运动企划也称运动计划，是指个体在形成运动的一系列动作前，中枢神经系统在整合视觉、听觉、触觉、本体感觉、前庭觉等基础上做出的运动设计，包括运动器官的调集，运动中肌肉参与的类型，运动的方向、速度、力量以及运动程序等。推动儿童运动企划能力由低级到高级的发展起着不可或缺的作用。运动企划的良好发展使儿童的运动动作流畅、高效、省力，姿态稳定或变化有度，行动与其他感觉器官配合更加协调，儿童对自己的行为表现更加有信心。

本体感觉直接影响儿童的学习能力：儿童良好的本体感觉功能发展确保儿童顺利完成与其发育水平相适应的日常活动和学习活动，否则会给儿童造成一定的困难。比如写字，本体感觉功能发育不良的儿童往往出现：写字动作僵硬、频繁折断铅笔尖、书写笔画不流畅或比例失调等。也可能造成躯体伤害，如动作过大导致自身身体受到伤害或伤及他人。

## 四、感觉统合失调的成因

### （一）生物学因素

#### 1. 遗传因素

一般而言，儿童的各种障碍多是遗传因素与环境因素相互作用的结果。个体遗传物质决定障碍发生的易感性和可能性，环境因素影响障碍的表现形式以及障碍的严重程度。一些个体有障碍是因为他们自身的遗传物质对某些环境因素表现出来易感性。个体感觉统合失调的遗传学研究较少，目前并未发现感觉统合失调的基因，但是从各种类型感觉统合失调儿童行为表现的一致性和集中性来看，感觉统合失调可能存在相同或相似的遗传学机制。

#### 2. 生理生化及代谢因素

妊娠期间母亲不良的生活习惯，如吸烟、酗酒等都会对胎儿的健康产生不良影响，如胎儿酒精综合征、胎儿烟草综合征等。孕期接触环境中的有毒物质，特别是前三个月，破坏胎儿大脑和神经系统的发育。儿童会出现体格发育异常，并伴有行为异常。胎儿本身的发育异常以及孕妇疾病都会对胎儿的健康发育造成影响。分娩时的不良产程，如胎位不正、早产、难产、脐带绕颈、助产工具使用不当等，对大脑的发育都有较大的影响。新生儿早期的疾病，如发烧、过敏、黄疸也会导致儿童大脑发育异常。幼儿时期学习站立、行走、跑步以及玩耍都极易伤害到大脑。随着婴儿的成长，营养物质代谢以及激素、神经递质代谢异常，都会影响儿童的成长。以上这些因素都有可能导致甚至加重儿童感觉统合失调。

### （二）教育因素

#### 1. 家庭教育因素

大量的研究证实感觉统合失调与家庭环境及家庭教育因素有关，感觉统合失调与母亲孕期不良因素、围产期不良因素、未经过爬、父母年龄及文化、性别、智商等因素有关。家庭教育中家庭环境也很重要，现在城区拥挤的住宅大大地限制了儿童的活动空间。家庭成员间的关系不和谐，经常吵闹，给儿童带来较差的示范作用，导致儿童产生不健康的心理。现代的独生子女家庭使孩子缺少同伴的陪同，成年人的互动往往没有站在孩子的角度思考，造成诸多不便。再者，有的父母的文化程度低，或者性格偏激，不重视孩子的教育，使孩子长期生活在这种缺乏运动感知、缺乏情感交流的环境中，大大增加了儿童出现感觉统合失调的概率。

### 2. 学校教育因素

儿童的大部分时间都在学校度过，因此学校教育尤为重要。过去很长一段时间，学校教育呈现语、数、外三大主科独大，音、体、美、劳、心理等科目被当作辅助科目，体育课被其他课占用的情况。这大大减少了孩子接触运动、感知运动的机会。现在这种现象虽有所好转，但仍然需要各方面相关部门继续努力，特别是偏远地区。另外，很多学校的硬件、软件资源都配备不充分，如田径场的大小，很多小学都没有标准体育场。体育器械缺乏，更多的体育课时间，学生是在排队中度过的。音、体、美、劳的教师缺乏，而且教师队伍中儿童教育能力普遍不足。诸多原因导致儿童的学校教育不尽如人意，学生的各种感觉的感受器得不到充分的刺激和锻炼，加大了学生感觉统合失调的比例。

### （三）环境因素

#### 1. 自然环境因素

儿童的生长发育有赖于自然环境，不良的环境因素对儿童的健康成长带来负面影响，是儿童感觉统合失调以及残障发生的重要因素。在社会的进步，城镇工业化的大环境下，各种工业的废水、废渣、废气进入自然环境，最终通过呼吸和食物链进入人体，影响人类的健康，导致儿童神经系统功能异常，孕妇胎儿畸形率增加。现代人对家居环境要求增加，装修过程中大量用到颗粒板、胶水、油漆，这些物质含有多种化学物质，如苯类、醛类、硫化物等等，大理石中还含有放射物质，它们可能影响儿童的健康。另外，不合理地使用食品添加剂，儿童学习用品用料把关不严都是毒害儿童神经、伤害儿童健康的重要因素。

#### 2. 社会环境因素

家庭、社区和社会是对儿童产生多方面影响的成长环境。家庭方面，现在年轻人的生活压力较大，很多人选择只要一个孩子，于是出现了大批独生子女家庭，独生子女在家里没有玩伴，容易娇惯。重组家庭以及单亲家庭的孩子因缺少爱，易造成抑郁、孤独、逆反、自卑、懒散等多种心理和行为问题。现代化的社区，人均公共资源少，社区流动人口多，宠物多等都导致环境安全因素突出。信息化社会的发展，致使儿童的玩具电子化，接触自然的机会减少。我国目前的城乡差距依然很大，导致教育资源分配不公，农村孩子易产生自卑、退缩行为，这些都影响着儿童的身心健康，增加感觉统合失调的概率。

## 第二节　孤独症儿童常用的感觉统合训练方法

ASD 儿童的感觉统合训练要遵循一定的原则和方法。本节主要介绍 ASD 儿童感觉统合训练需要遵循的主要原则、训练的组织形式、训练的方法等，其中主要介绍了触觉训练、前庭觉训练以及本体感觉训练。

### 一、训练的基本原则

（一）儿童为中心原则

在感觉统合训练中，立足以人为本的思想，尊重儿童发展规律，充分考虑儿童身心发展多方面的特点，结合儿童的发展需要和发展潜能设计训练方案，组织训练工作。在训练中理解、尊重儿童的发展差异，从儿童的角度看待训练中出现的问题。

（二）针对性原则

每个儿童都是独特的，ASD 儿童的表现形式是多样的，这就决定了我们评估训练方案以及训练方案的实施都应该针对特殊的个体。

（三）兴趣性原则

训练需要重复，并且有一定的周期。这个时候我们需要处理兴趣与重复的问题，兴趣是最好的老师，以兴趣为主导的训练能让儿童克服甚至忘记疲劳，即使是枯燥的训练，儿童也会积极地尝试并努力地完成。

（四）快乐性原则

获取快乐是个体的本能，儿童在训练中体会到快乐尤为重要。训练人员首先要创造快乐的训练环境，用心布置训练场地，设计快乐的训练项目，训练项目的名字、操作方式、难度都要符合儿童心理和生理发展。训练过程中让儿童体验快乐，多鼓励支持，但面对错误仍然需要指出，不能放任不管。

（五）渐进性原则

儿童机能的改善、技能的学习需要一个渐进的过程，不能一蹴而就。ASD 儿童感觉统合训练也需要遵循渐进性原则，包括训练的难度总体呈递增态势，由简单到复杂。训练内容由单一领域到多个领域的整合训练，训练方式由被动到助动再到主动训练，逐步提高儿童参训的积极性，增加训练的难度。

## 二、总体训练方案

（一）训练目标

训练目标指的是训练活动期望达到的状态，是训练人员与训练对象共同努力的方向，是对训练活动的推进起着牵引作用的训练要素。训练目标的分类标准有多个，首先按照时间分类，分为长期目标（总目标）、短期目标（阶段目标）、具体训练目标。根据具体训练活动的着力点以及主要想解决的问题，具体训练的目标又分为主目标和辅助目标。根据训练活动的收获，训练目标可分为知识与技能目标、过程与方法目标、情感与价值观目标。

训练目标的制订涉及多个环节，第一，解析评估信息，训练人员与家长沟通深入了解儿童各方面的信息，如评估信息、生长发育信息、前期教育信息、家庭生活环境信息等。第二，构想长期目标，家长和训练人员共同探讨儿童发展的最大限度、最理想目标然后进行整合。第三，分析实现目标的条件，如儿童自身的条件、专业人员的技能要求、家庭训练的参与度、资金、物质条件等是否都能达到预期。第四，制订长期目标。第五，细化短期目标，将长期目标细分为多个短期目标。第六，设计具体训练目标，单次训练目标由训练人员制订即可。

（二）训练计划

训练计划是根据训练目标（总体目标和具体目标）要求，以时间为线索，就开展训练工作的各种条件做出具体安排，即人力资源、物力资源和训练内容在时间上的排布，能够有效避免活动的随机性和盲目性。训练计划的内容包括具体训练主题、训练活动的负责人及参与人士、训练所需要的物质资源、训练时间及训练周期等，训练计划的内容一般简洁明了。训练计划的制订一般分三步，第一，草拟训练计划。第二，初步制订训练计划，专业训练人员向家长及相关人员解释训练计划。第三，更改确认训练计划，训练中发现有不适的地方需要进行更改。

训练机构可根据情况跟儿童家长签订训练计划协议。

（三）训练方案设计

训练方案是指训练人员直接组织训练对象开展训练活动的指南，包括十个方面，第一，训练主题：根据训练对象的需要而设计，可以是单主题训练，如前庭觉训练，也可以是整合性主题，如前庭觉和视觉训练。第二，训练对象分析：着重陈述分析训练对象在本次活动方案中的各项能力，如认知能力、沟通能力、动作技能等，言语简洁明了。第三，训练的目标：指每次具体训练目标（知识与技能、过程与方法、情感与价值）。第四，训练的资源准备：包括人员、场地、卫生与安全等。第五，训练项目及技术要素：指本次训练的主要项目以及各项目的技术要领，训练方法（主动训练、助动训练、被动训练）等。第六，训练难点及应对策略：分析难点并找到合适的化解对策。第七，训练项目的调整：训练中如果出现意外，如太难，强度太大，项目顺序不合理，都可以加以修改、补充。第八，训练中需要注意的问题和处理方式：这里主要指训练的安全问题，如训练对象的特异行为，器材的使用方法与禁忌。第九，训练的实时评估：训练成果是一个从量变到质量的过程，所以单次训练尽量保证有质有量，这就需要做到实时评估，不断地改善提高。第十，家庭训练：感觉统合训练需要一定的时间和强度，机构的训练时间有限，所以需要家庭训练加以巩固提高。

## 三、训练资源

人力资源是训练的关键和灵魂，ASD 儿童的特点决定了其训练需要多种人力资源，主要有专业训练人员、辅助训练人员、家长及志愿者。专业训练人员指经过专业学习和培训的，对整个训练起主导作用的人员。训练人员承担起评估、方案制定、家庭教育指导、训练的组织实施及转介服务等多方面的工作，专业人员不仅要求足够强的知识储备，还要求有良好的心理素质、个人品德，需要了解相关专业及行业，如作业治疗师、言语治疗师、物理治疗师等，学会与这些职业人员相配合与协助。辅助人员是在训练中对专业训练人员进行协助的人员，感觉统合训练通常需要比较多的器材，当训练对象的障碍比较高时，需要辅助人员参加，辅助人员的介入可以让训练更加高效轻松。辅助人员的身份比较灵活，专业训练人员、家长、志愿者都可以充当辅助人员。家长在训练中主要负责对训练对象提供照料以及物质支持，训练前参与方案的设计。志愿者是基于道义、良知、同情心、责任心，奉献个人时间、精力、资源等从事社会公益活动，不获取任何报酬的人群。志愿者的参与促进了特殊儿童的社会融合，给特殊教育工作者更大的鼓励和支持，为人类及社会的发展贡献力量。

物力资源是指感觉统合训练所需要的场地、器材管理等。感觉统合训练室的规划和建设，要遵循训练对象的身心发展；训练室的选址、室内的整体规划布局，在考虑总原则的基础上，根据公司、学校等主办方的资金情况可有所增减。常用设备的选购、摆放以及日常维护需要特别注意。另外，政策及制度保障，随着国家教育与医学的发展，相关政策和法律正在一步一步地完善，期待越来越好。

## 四、训练的组织实施

### （一）训练准备

训练准备是各方参训人员为了训练活动的顺利进行而提前完成的一系列准备工作。专业人员的准备工作包括熟悉训练对象、熟悉训练的方案、提前准备训练所需要的设施、做好个人的专业技能以及心理准备。训练对象的准备，首先是心理准备，通过家长或者训练人员了解训练的时间、地点、内容，以及训练机构的情况，表达自己的意愿和想法，做好接受训练的心理准备，同时训练的着装、饮食以及个人卫生也需要提前准备。家长的准备工作，当儿童家长身心健康时，他们就是儿童训练工作的重要人力资源，参与到儿童训练的全程中，为儿童的训练做大量的准备工作。

### （二）训练组织形式

训练的组织形式是指训练人员和受训对象以训练活动为载体的合作方式。任何训练活动都需要在一定的组织形式下完成。特殊儿童训练的组织形式主要有两种，即训练人员主导型和儿童主导型。

训练人员主导型组织形式，是指训练人员在儿童操作训练项目的全过程及各个方面起主导作用，儿童按照训练人员的示范、要求完成训练活动。训练人员主导型组织形式具体有个别训练、序列式、累加式。个别训练是指训练人员单独或者和其他辅助人员合作对一名儿童进行训练的一种组织形式。序列式是指训练人员对多个儿童进行先集中示范、讲解训练操作，儿童随后依次操练并接受指导的组织形式，儿童数量以3~8名为宜，儿童的排列顺序可以按照能力从高到低或者高低穿插的顺序进行排列。累加式指有多名儿童参与训练时，少数儿童随其他儿童就某一操作练习多次，强化累加，增加训练效果，提高操作水平。

儿童主导型组织形式，是指儿童在完成训练项目的全过程起主导作用，有较大的自决权，多凭借自己的兴趣、已获得的知识和技能来完成训练活动，训练人员起支持、指导、评价和监督的职责。儿童主导型有自助式、团体式、合作式、分组式。自助式指儿童能够自主地按照训练人员的要求进行训练，该形式要求儿童已经熟悉训练流程，并且掌握了一定的知识和技能，自觉性高。团体式指所有参训儿童按照训练人员的要求进行内容相同的训练，这种形式适用于维持训练强度、复习巩固新知识，或者训练人员比较缺乏的时候。合作式指多名儿童合作完成相同或相似的训练活动，这种形式促进儿童间的相互合作、协调以及互相学习的能力。分组式指将儿童按照一定的属性分小组进行，如能力分组、性别分组、年龄分组等。

（三）训练的基本方法

训练方法是指训练人员组织、指导训练对象完成训练的特征性活动方式。从训练的独立性来看，感觉统合训练的基本方法分为被动训练、助动训练、主动训练。

被动训练是指儿童被动接受训练的方法，训练人员主导训练活动，儿童在训练中受限制程度较高。被动训练适用于：第一，强度维持的被动训练，尤其是缺乏自觉性和毅力的儿童，需要通过被动训练的方式进行强度维持。第二，防偏纠错式被动训练，训练人员手把手教的被动训练能够确保训练的正确性，防止训练错误。第三，启蒙式的被动训练，对于初学者或者障碍程度高，理解能力低的儿童，可以采取启蒙式的被动训练。被动训练需要消耗大量的人力物力，且要求训练人员有足够的耐心，训练的效率低。但是被动训练对 ASD 儿童潜能的开发意义重大。

助动训练是指儿童在他人的帮助下进行训练的方法。助动训练适用于以下几种情况，第一，难点突破式助动训练：儿童在学习某些重难点时，需要训练人员的指导帮助。第二，适应性助动训练：有些儿童对一些器材感到恐惧，这时候需要训练人员进行动作和语言的协助来完成训练，帮助其适应器材和训练环境，如黑暗的隧道、晃动的跷跷板等。第三，纠偏式助动训练：对于儿童操作不规范、容易出错的动作技能需要在训练人员的帮助下完成。助动训练的前提是儿童有充分参与训练的意识，有一定操作训练项目的能力。在助动训练中，儿童和训练人员都表现出对活动掌控的主动性。

主动训练是指儿童根据训练人员的安排，独立自主地开展训练活动的方法。主动训练适用于儿童有较为强烈的实现训练的愿望，儿童掌握了训练活动的操作要领，且具备防止意外发生的意识和应对措施。根据儿童的能力，主动训练可以分为全自主训练和半自主训练。主动训练属于资源利用率高、训练活动易于组织、训练成效有较高保证的训练方法，训练人员可以同时对多个儿童进行训练。

在整个训练过程中，三种方法都会用，其中助动训练和被动训练属于辅助训练，一般在训练早期使用，后期多使用主动训练，主动训练也是训练的主要方法。

不管何种训练，训练人员都不可放松警惕。训练人员和家长都应该坚信，任何特殊儿童都具有独立训练的意愿。

## 五、孤独症儿童感觉统合训练技术

### （一）触觉功能训练

#### 1. 训练内容

局部刺激训练和全身刺激训练：局部刺激是对头面部、躯干、四肢等体肤特定部位的刺激，需要注意的是，头面部与其他部位区别对待，头面部与身体其他部位的信息传导系统不一样。训练人员在操作的时候需要明确刺激的属性，且操作的前后要一致，便于儿童感受和认知。引导儿童准确地感受施加的刺激属性，如"老师按了两次还是三次"，并带领儿童认知和表达所感受到的刺激属性。全身刺激的范围尽可能大。全身刺激训练是基础，多要求家长在日常生活中训练。

静态刺激训练和动态刺激训练：根据刺激属性在时空上的变化程度，大致将有效的刺激分为静态刺激和动态刺激。静态刺激的刺激属性相对稳定，而动态刺激的刺激属性多发生不同的变化，如刺激的方向和角度的变化、强度的变化、刺激节奏等。静态刺激是基础，动态刺激则是核心，也是训练的重难点。

粗略触觉训练和精细触觉训练：根据触觉感受器的类型及其传导通路的差异，触觉功能训练分为粗略触觉训练和精细触觉训练。粗略触觉大多处于感觉水平，知觉模糊，刺激信息大多在大脑的初级感觉区加以表征，属于低位感觉统合，而精细触觉大多处于知觉水平，属于高位感觉统合。在感觉统合训练中，两者都需要训练，交替进行。

#### 2. 训练技术与方法

粗略触觉训练技术与方法：触压为代表的刺激，徒手或者借助器械对儿童的体肤进行触摸、揉搓、挤压、拍击、拿捏等不同动作方式的刺激，是最常用的触觉功能训练方法。振动训练，当按压频率介于 5～40 Hz，个体形成振动觉，可以器械训练也可以徒手，徒手往往不能长时间坚持，所以多使用器械进行振动训练。翻滚，儿童绕身体的冠状轴或者垂直轴进行的连续躯体滚动，实现对体肤较大范围的触觉刺激，分为前后滚翻和侧滚。日常训练，家人在日常生活中有意识地让儿童接触多种属性的刺激，如不同质地的衣服、鞋袜等。穴位推拿，既是临床治疗方法，也是触觉刺激训练方法，对于触觉失调较为严重的儿童，可以使用穴位推拿。

精细触觉训练的基本技术与方法：

（1）单一刺激属性的感知训练：指儿童体肤接受特定刺激时，训练人员引导儿童明确刺激属性。具体训练方法如下：①多角度设计刺激的属性，感知类型（温、痛、触、压），感知部位、刺激的静态性和动态性。②恰当地引导儿童感知刺激属性，对于认知障碍重的儿童，可以直接告知刺激的属性，或者让其选择，不要使用反问句，对于无认知障碍的儿童，则采用引导式。整个训练以单一刺激属性的觉知为基础，逐步提高训练难度。

（2）整合训练：①系统内整合训练，如跨类型整合训练（温触觉整合）、类型内不同属性整合训练（冷热对比感知）、比较鉴别刺激属性（闭眼触摸猜球）。②系统间整合训练，如触视整合、触本体动作整合、触听言语整合。

（3）联系训练：儿童经训练从各种感觉通道获取的信息往往是孤立的、分散的或碎片化的，需要相互联系，实现结构化，以便更好地学习复杂的技术。①关联训练，如触视关联、触动关联。②规则顺应训练，如触视顺应训练、触动顺应训练等。③联想训练，属于高位感觉统合，对儿童的要求较高，需要有较好的认知能力且有感觉统合训练基础，如情景联想、心理及社会联想等。

### 3. 训练的强度控制

触觉刺激对神经系统产生影响大约发生在刺激后 30 s 内，具有一定的滞后性。在儿童可承受范围内，触觉刺激的效果与刺激时长及强度成正比。所以，儿童触觉功能的训练需要有一定的刺激强度且维持足够的时长。触觉过敏者，刺激强度由弱到强，逐步提高体肤的抗敏感性；触觉迟钝者，刺激强度需由强到弱，逐步提高体肤的敏感性。

### 4. 刺激的基本途径

儿童触觉功能训练的基本模式为家庭训练、机构训练、学校训练、日常活动训练四种。

### 5. 训练项目及技术要领举例

触觉功能训练的基本思路是加强皮肤与各种刺激物的接触，目的是提高大脑统整、处理触觉信息与活动中获取的其他信息的能力，增加儿童各种感觉间的协调训练的途径可以是专门的机构训练，也可以是日常生活的随意训练。

（1）球类系列训练

球类是感觉统合训练室非常重要的轻器械训练及教育工具，用途广泛。需要注意的问题：球的自然属性、球的基本操作方法、安全隐患、训练人员对球的熟悉度。训练方法有：

①被动训练：大笼球滚压，儿童俯卧或仰卧在垫子上，训练人员手持大笼球在儿童的背部、下肢上进行滚压。

②助动训练：俯卧大笼球，儿童俯趴在大笼球上，训练人员从后面抓住儿童的脚踝，进行前后左右滚动。

③主动训练：背滚大笼球，儿童双脚着地，躯干仰卧在大笼球上，进行前后左右滚动。

（2）滚筒类系列训练

在感觉统合训练中，滚筒类系列器械有转滚筒、阳光隧道和转笼等，这些是感觉统合训练室的基础设备，滚筒的自然属性包括弧面、内与外、材质等。训练方法有：

①被动训练：被动外滚，儿童俯趴于滚筒外，训练人员推动滚筒进行原地多方向滚动。

②助动训练：助动屈体内滚，儿童跪卧大滚筒内，双手侧撑发力推动滚筒移动，训练人员协助推动滚筒。

③主动训练：主动单筒外滚，儿童俯趴于筒外，上肢舒展地贴于筒上，下肢不同力度推动滚筒移动。

（3）球池训练

球池是儿童非常喜欢的训练设备，现在多与攀爬墙组合。儿童在球池完成行走、身体翻滚、手划拨球以及潜入等运动，接受触觉刺激、声/光变化刺激以及身体重心变化的平衡觉刺激，对强化触觉功能、前庭功能、身体协调均有帮助。训练方法有：

①被动训练：淋雨球，儿童坐于海洋球池中，训练人员将一定数量的海洋球从儿童头顶倒下，可不断改变球的数量以及球的落点。

②助动训练：助动跋涉，训练人员在球池中牵着儿童行走，适当给予帮助。

③主动训练：球池戏水，儿童站立或坐于球池中，将海洋球当作水，拨、抛球玩耍。

（4）徒手训练

徒手触觉刺激训练是通过儿童自身或他人（训练人员及训练同伴）的躯体间相互作用进行的训练方法，因训练不需要特别的器材，故称为徒手训练，该方法在感觉统合训练中仍然是不可忽视的途径，切忌只有设备才能进行训练。徒手训练方法简便易行，受时空、物理条件等的限制较小。训练方法有：

①被动训练：被动感受按揉，训练人员对儿童肢体进行按揉，可配合穴位按揉，儿童被动感受按揉部位、力度等刺激的性质。

②助动训练：我画你猜，训练人员在儿童的体肤（穿薄衣服）上画数字、字母、特殊符号等，儿童来猜。

③主动训练：韵律拍拍，训练人员放音乐，儿童根据音乐提示拍打身体的特定部位，如肩、膝、鼻等。

（5）日常生活训练

触觉功能训练在日常生活中很容易实施，较机构训练更加便捷灵活，训练的项目和资源也非常丰富，如翻滚、洗澡、感受吹风、草坪游戏、玩沙游戏等。

（二）前庭功能训练

1. 训练内容

前庭器官的适宜刺激是躯体运动产生的加速度，包括旋转加速度（角加速度）和直线加速度（水平、垂直）。如身体失衡、身体旋转、骤起急停等。所以前庭功能训练内容有三个维度，即参加训练的个体完成角加速度、直线加速度以及角加速度和直线加速度组合的运动。

2. 训练的技术与方法

（1）旋转：旋转指全身或者身体局部绕一相对固定轴的转动。

（2）滚动：滚动指身体在旋转的同时有水平位移的活动。绕三个轴分别滚动，其中矢状轴滚翻有较大危险性，一般不用于 ASD 儿童自主训练。

（3）荡摆：荡摆是指身体以一固定支撑点，绕矢状轴或冠状轴的摆动。①前后荡摆。②左右荡摆。③起落与震动：指身体的跃起和下落或身体的上下震动，如蹦床上下蹦跳等。④骤起急停：指身体在水平方向上产生加速度的活动，如折返跑、跳高、跳远等。⑤反射性调正：指儿童身体突然受到外力作用出现失衡后，身体会本能地对失衡做出调正反应。⑥组合式刺激：根据上面的六种训练方式进行组合。

3. 训练强度

前庭训练刺激强度取决于身体接受到的加速度大小以及在该加速度下训练持续的时间，加速度越大，持续时间越长，训练强度就越大。训练中，如果儿童出现眩晕、胃部不适等症状时，可让儿童静息 2~3 分钟，休息后进行其他项目，以免儿童对该项目产生恐惧或者厌烦。

### 4. 训练途径

在技能自动化前的较长时间内，前庭功能训练宜以机构训练为主，家庭训练及日常训练为辅。在技能自动化维持阶段，该领域的训练可以适当增加家庭训练的比例，但是需要家庭购置一些简单设备如大笼球、花生球等，且对家庭设施的布局进行调整。

### 5. 训练项目及技术要领

#### （1）独角凳系列训练

独脚凳训练需要重点掌握独脚凳的物理属性、地面的物理属性、操作方法。训练的基本技术是儿童坐独脚凳，一脚着地支撑，另一下肢悬空创造失衡刺激。主要训练方法有：

①被动训练：坐摆躯体，儿童臀部坐在独脚凳上，双脚着地，训练人员扶着儿童双肩晃动其身体，儿童保持平衡。

②助动训练和主动训练：双童背靠背坐，两名儿童背靠背坐在各自的独脚凳上，同时按照训练人员的指令完成上肢、躯干、下肢的各种动作。

#### （2）浪桥系列训练

浪桥系列训练的基本技术是：儿童置身于摆动台面，自主或在训练人员的协助下进行多种方向的摆动、晃动或者旋转等。训练人员需要特别注意训练中的安全问题。该系列不鼓励儿童间的互助训练，特殊儿童的安全意识与自我控制能力较差，因此容易发生安全事故。

训练方法主要有：

①被动训练：荡吊兜，儿童坐在吊兜内，训练人员手握吊兜边缘，进行前后左右晃荡。

②助动训练：荡吊桶，儿童双手双脚环抱吊筒，训练人员助推或者儿童自主起荡。初训儿童可先在有坐盘的吊筒训练，再过渡到无坐盘的吊筒训练，如图 5-1 所示。

③主动训练：坐荡，儿童臀部坐在荡桥平台上，双脚着地，儿童自主双脚向前、向后蹬地起荡，如图 5-2 所示。

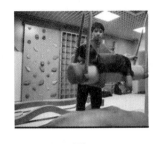 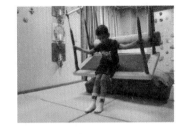

图 5-1                              图 5-2

（3）滚筒系列训练

滚筒类训练设备中用于前庭功能训练的主要是钻滚筒，训练分为桶内活动和桶外活动，桶内活动主要刺激半规管，桶外活动刺激的前庭感受器与儿童的位置体位姿势有关，训练时要明确身体姿势，确保训练的针对性。训练方法主要有：被动训练（桶内被动滚）、助动训练（桶内跪滚）、主动训练（桶外走滚）与触觉训练中的滚筒系列训练方法类似。

（4）滑梯系列训练

滑梯训练的基本方式有徒手滑行和滑板滑行。社区多采用徒手滑行，训练机构多采用滑板滑行，其训练强度较徒手大。滑板滑行形式非常多，训练主要考虑6个方面问题，即开合状态、体位、面向、滑行过程完成动作、滑行起点、助力方向。主要训练方法有：

①被动训练：背靠背坐滑，训练人员坐在滑板或滑梯上，儿童与训练人员背靠背坐着，儿童随训练人员滑行，如图 5-3 所示。

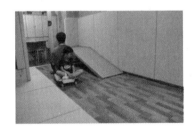

图 5-3

②助动训练和主动训练：坐滑，儿童坐于滑板和滑梯上，自主滑行或者训练人员后推助力滑行。

（5）平衡木系列训练

平衡木系列训练主要是前庭平衡功能的训练，属于躯体悬空位练习，参训儿童躯体重心提高，心理紧张度较大，对平衡控制的要求高。以主动训练和助动训练为主，被动训练的项目较难设计和实施。平衡木系列训练的基本步法有前行、侧行和倒行。脚步移动方式有拖步、正常步、交叉步。训练难度调整的方式：闭目/睁眼，行进速度变化，平衡木悬空高度调整，行走中完成其他肢体活动和认知活动以及互动训练。主要训练方法有：

①被动训练：站立躯体摆动，训练人员辅助儿童站立于平衡木上，手握儿童双手或双肩，进行前后左右小幅度的摆动，让儿童感受重心躯体姿势的调节。

②助动训练和主动训练：平衡木上行走，儿童自主或在训练人员助力的情况下在平衡木上行走，可正向行走、倒退走、侧向走，如图5-4所示。

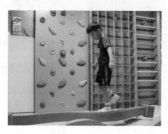

图 5-4

（6）蹦床系列训练

儿童在蹦床上训练的体位有卧位、坐位、跪位和站立位，以站立位为主，是实现垂直方形刺激前庭器官的重要感觉统合训练方法。主要训练方法有：

①被动训练：我跳你弹，训练人员和儿童一起站在蹦床上，训练人员助动蹦跳，儿童被动弹起。

②助动训练：扶手蹦跳，儿童站立/半蹲/全蹲于蹦床上，训练人员握着儿童的双手手腕，协助儿童蹦跳。

③主动训练：花样蹦跳，儿童站立于蹦床上，进行多种方式的蹦跳，如高频快速跳、转体跳、双脚交替跳、闭眼跳。

除此之外，还有球类系列训练，如仰卧大笼球。平衡台系列训练，如平衡台坐荡、多台走跳活动、闭眼蹲台。徒手系列训练，如原地转圈、不倒翁。日常生活系列训练，如家庭卧滚、社区旋转盘、滑雪等。

（三）本体感觉功能训练

1. 训练内容

本体感觉的训练根据其生理特点主要在两个维度：位置觉训练和动觉训练、意识性本体感觉训练和非意识性本体感觉训练。

（1）位置觉训练和动觉训练

本体感觉系统既可感受动作表达过程，也可感受动作表达的结果。前者为动觉，反应动作属性的形成过程，相应的训练称为动觉训练，后者为位置觉，反应肢体间的相互空间位置关系，相应的训练即为位置觉训练。位置觉指个体觉知身体各部分所处的空间位置及其相互关系，可谓静态的本体感觉。在儿童发育的早期，视觉参与位置觉的形成，并起着重要作用。一些感觉统合失调的儿童不能或不愿意闭眼，很可能是视觉与位置觉整合存在问题。动觉是个体对动作属性表达过程的感受和觉知，即动态本体感觉。动作由三个要素构成：动作部位（具体运动器官）、动作方式和动力。第一，动作部位的具体属性：具体包括动作部位的机能状况、动作部位有大小之分（大小区域交替进行）、同时训练的动作部位数量（逐步增加）、训练部位的主次（以动作机能差的为主）。第二，动作方式的具体属性：关节运动与非关节运动。前者包括屈与伸、展与收、旋内与旋外等，后者包括升降、收缩、平移等。第三，动力的具体属性：肌张力、肌力、耐力。

（2）意识性本体感觉和非意识性本体感觉

意识性本体感觉训练需要儿童在保持足够唤醒水平前提下，大脑有意识地感受并觉知躯体运动部位的位置关系以及动作表达的具体属性，这是有意识活动的重要信息反馈系统，对准确、流畅地完成生活、学习的各种活动有重要作用。该类训练明显受个体认知能力的影响。

非意识性本体感觉的信息传导通路短、信息转换的神经元少、信息传导速度快，属于反射性质的，训练肌张力的应急调节、运动计划的自动调节、躯体平衡控制及姿势维持等。该类训练还可同时刺激前庭感受器，属于两种感觉系统的整合训练。

2. 训练技术

（1）非意识性本体感觉训练技术

非意识性本体感觉训练的核心技术是引导儿童做非计划性的动作反应，包括应急反应训练、失衡再平衡训练、动作自适应训练。

①应急反应训练，儿童躯体接受突发刺激后随即做出肢体应急动作反应。方法一，牵张反射刺激法，训练人员以牵拉、推压、转动等方式刺激特定动作部位，引发刺激部位反射性动作，不可单独使用。方法二，反射性动作诱导法，在意外刺激的诱导下，儿童身体特定运动部位反射性地快速做出躲闪、迎击等应对的动作。

②失衡再平衡训练，儿童在无意识状态下受到失衡刺激后反射性地做出姿势调整，恢复躯体平衡，属于躯体的整体应急反应。失衡刺激的创设是难点，频繁有规律的刺激会引起儿童的警觉甚至抵触情绪，往往需要穿插在其他训练活动中，

或借助设备来实施。

③动作自适应训练，儿童在集中注意完成视觉、听觉、触觉为主的活动的同时，肢体自动化表达动作，个体不关注或间歇关注操作，如一边看书一边剥香蕉。

（2）位置觉训练技术

位置觉训练技术是在多种体态下引导儿童感知身体具体部位的空间位置。

①典型体位下的位置觉训练，常见的体位有上下、左右、前后等，在这些体位下引导儿童感知自己的位置。

②特定造型下的位置觉训练，包括塑造再现（训练人员先帮儿童摆成金鸡独立，随后还原体态，儿童再自己塑造出金鸡独立）、模仿塑造（儿童模仿训练人员）、塑造的高位统合训练（加入言语、认知等）、体操训练。

（3）动觉训练技术

动觉是动作属性表达的觉知及调节反馈，是本体感觉训练的重心。

①动作部位的觉知训练，如解析具体的动作部位、其他训练时植入训练部位等。

②动力的觉知训练，如动力具体属性的解析（力量的大小、持续时间、频率等）、具体属性觉知及概念认知训练（训练中准备告知儿童当下刺激的属性）、再现刺激属性（儿童将训练人员施加的刺激再次用在训练人员身上）。

③动作方式的觉知训练，如详细解析全身的动作部位及其可表达的动作方式，觉知、理解与识记训练，觉知再现训练，模仿训练。

（4）运动技能训练技术

本体感觉大多通过运动来实现，训练方法也很多，如在简单的运动技能中强化动作要素及其具体属性的训练，尝试更多的复杂运动技能，熟练掌握几项运动技能，力争融入生活中去。严重障碍的儿童可用推拿和被动运动进行训练。

3. 训练强度

单次训练，家长不仅要观察儿童的运动表现，还要观察第二天的恢复情况。总体原则是将训练强度逐步提高到一定水平，忌长时间低强度训练。初期，以不出现生理疲劳为宜。

4. 训练途径

本体感觉训练一般采用多种途径，最终以家庭训练为主。家长学习能力较强且儿童问题不严重的，先以机构和学校训练为主，家长跟着慢慢学习，最后过渡到以家庭训练为主。

5. 训练项目及技术要领

（1）球类训练

在本体感觉训练中，球类依然是很重要的训练项目，主要训练方法有：

①被动训练与助动训练。飞卧大笼球，儿童俯卧于大笼球上，训练人员双手握住儿童踝关节，进行前后左右不同方向的移动，儿童感受位置变化以及动作属性，早期以俯卧位为主，后期可以仰卧位以及侧卧位。

②主动训练。脚踢悬球，球悬挂于儿童前后左右各方向，距离为儿童下肢可触及范围内。儿童以各种体姿，按照训练人员的要求进行踢球，踢球的部位、力度、次数、频率等进行不断的变换，让儿童多维度感受身体姿态的变化。

（2）滚筒训练

滚筒的特殊结构可以为儿童身体活动提供支撑，辅助表达有关动作属性。训练方法中被动训练与触觉训练类似，重点在引导儿童感受其中的位置信息，助动训练及主动训练有筒外跪滚、筒外俯卧滚动等。

（3）平衡木系列训练

平衡木用于本体感觉训练的同时还可以刺激前庭觉，训练的重点是动作的方式及其相关属性，一般先做平衡木上的前庭训练，在儿童掌握基本的平衡控制之后再进行本体感觉训练，训练方法有花样走平衡木、双童互撞等。

除了以上系列训练，还有其他器械训练，如滑板训练、空中体操、踩踏车训练、袋鼠跳、独脚凳、走梅花桩等，以及徒手训练和日常生活训练。

（四）综合训练

1. 训练内容

感觉统合训练中的综合训练分为两大类：低位感觉统合训练和高位感觉统合训练。其中低位感觉统合指两个或两个以上感觉系统之间的统合训练，高位感觉统合训练是在低位感觉统合训练的内容上加上认知、言语、视觉、听觉等内容。高位感觉统合训练又分为两个水平。水平一：儿童在完成低位统合训练内容的同时，提取并呈现大脑已有的认知、言语内容，如蹦床上边跳边背诵儿歌。水平二：儿童在完成低位统合训练内容的同时，学习新的认知、言语内容。训练中，可供选择的认知、言语内容非常多，有的是常识性问题，有的是儿童学校的教学内容。

2. 训练基本方法

感觉统合训练中主被动训练、间隔间歇训练仍然是感觉统合训练的基础训练方法，综合训练主要是提高统合水平，有其自己的特殊训练方法。

（1）继时性综合训练，是指训练内容在完成时有前后顺序，相继连续进行，如儿童无法在完成钻滚筒训练的同时进行阅读，继时训练适用于以下两种情况，相邻两个训练无法同时进行以及为同时性训练做准备。

（2）同时性综合训练，指几项训练内容在时间上同时进行，如边走平衡木边回答问题等。

### 3. 训练的强度和难度控制

对于综合训练，一般可从四个方面来调控训练难度。其一，调控训练内容的数量；其二，调控训练内容的难易度（熟悉程度）；其三，调整内容的实施方式；其四，调控动作的节律。

### 4. 训练的实施途径

该领域的训练主要由专业机构的专业人员来承担。家长在接受充分培训并积累一定训练经验后，可配合机构训练开展内容相同或相近的家庭训练。

### 5. 训练的项目举例及技术要领

综合训练同样需要考虑感觉统合训练的设备、技术安全员、引导与反馈等训练要素，需要注意的是无论器械训练还是徒手训练都可以设计为综合训练。综合训练可以概括为单一器械综合训练和不同器械间的综合训练。如平衡木荡桥上回答问题（问题的难度不一）、计时攀岩（图5-5）、计时攀爬绳梯、定点扔沙包、定点投篮等综合性训练方法。

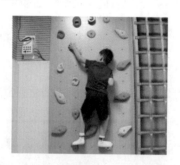

图5-5

（五）训练相关问题的应对

### 1. 训练疲劳的应对

训练疲劳在训练中普遍存在，ASD儿童尤为突出。运动疲劳分为生理疲劳和心理疲劳。当训练的时间太长、活动缺乏挑战性、训练成就感低就容易造成生理疲劳，而对训练缺乏兴趣、内驱力不足、心理状态不佳就容易造成心理疲劳。症状较轻的 ASD 儿童以生理疲劳为主，症状较重的 ASD 儿童以心理疲劳为主。

产生疲劳后，可调整训练的策略、方式、环境。训练人员自身的训练风格也可改变，如施训时的言语、动作等。多给儿童展示的机会，主动引导 ASD 儿童进行自我展示。训练中加入游戏、比赛等，增加训练的趣味。

### 2. 训练的安全防护

训练环境的安全设计。现代化的感觉统合训练中心基本都很注意安全问题，但是在家中进行自我训练的时候，监护人一定要清理好现场的不安全因素，做好防滑、防撞、缓冲的环境布置。

儿童及训练人员的安全防护技术。儿童要提前了解并学习失衡后的自我防护，器械滑落的自我保护，积极跟训练人员做好准备活动。训练人员要有安全防护意识、学习安全防护技术，如安防站位、安防距离、安防方式等。

### 3. 其他需注意问题

关注儿童的既往病史及现病史，对于 ASD 儿童来说尽量不要带病训练，遵医嘱。注意异性互动礼貌。饭后、晨起 30 分钟内、空腹、就寝前 1 小时不宜进行大强度训练。处理好儿童自理问题，注意意外事故的应急处理。

# 第六章／
# 孤独症儿童体能训练

体能是人体基本活动能力的综合表现，主要包括身体形态结构、生理机能和运动素质等方面。体能水平的高低与我们的健康密切相关，体能训练能够改善身体形态，发展身体素质，提高机能水平和运动能力，增进健康。体能训练方法较多，本章主要从 ASD 儿童力量训练、速度训练、柔韧性训练、平衡训练和灵敏训练的概念、原则、特点和方法等方面进行阐述。

## 第一节　力量训练

力量是其他身体素质的基础，任何身体活动都必须在力量的作用下才能实现。力量训练是体能训练的重要组成部分，本节重点介绍上肢力量、核心力量和下肢力量的训练方法。

### 一、力量的概念、分类及影响因素

力量是指人体或人体的某一部分肌肉工作时克服阻力的能力。力量素质是速度、耐力、灵敏和柔韧等身体能力的基础，是保证人体完成各种动作的首要素质。维持身体姿势、活动肢体关节和克服外来阻力等肢体动作都需要一定水平的肌肉力量。根据肌肉力量的特征可分为绝对力量、相对力量、肌肉爆发力和肌肉耐力等几种形式。绝对力量是指肌肉做最大随意收缩时所产生的张力，一般用肌肉收缩时所克服的最大阻力负荷来表示。相对力量是指人体单位体重所具有的最大力量。肌肉爆发力是指肌肉快速克服阻力的能力，通常用肌肉单位时间内所做的功来表示。肌肉耐力是指肌肉长时间的收缩能力，常以肌肉克服某一固定负荷的最多次数（动力性运动）或最长时间（静力性运动）来表示。影响肌肉力量的生物学因素很多，除了年龄、体重和性别外，主要受到肌肉生理横断面积、肌纤维类型、肌肉收缩初长度、中枢神经系统兴奋性、神经对肌肉的协调性和控制能力等因素的影响。ASD 儿童因运动缺乏，往往表现出大肌肉力量较差、身体姿势控制和肌张力异常等。力量训练能够改善 ASD 儿童四肢力量和协调，提高肌力和肌耐力。

## 二、力量训练的方法

### （一）上肢力量训练

**1. 动作：跪姿俯卧撑**

练习方法：练习者撑于平地或健身垫上，以双手掌和膝盖做支撑，保持躯干挺直，收紧腹部，肩、髋、膝成一条直线；双臂屈曲至上臂与躯干同一水平，随后伸直肘关节将身体推起。每组做 6 ~ 12 次，练习 3 ~ 6 组，组间休息 40 s。

注意事项：建立正确的动作模式，在整个过程中收紧核心，可通过改变手部或腿部支撑位置来增加难度。

目的：发展胸部及上肢力量。

**2. 动作：哑铃卧推**

练习方法：仰卧在健身凳或瑞士球上，双脚牢牢地踩在地上。绷紧躯干，夹紧肩胛骨，手持合适重量的哑铃屈臂至胸部上方后推起，如图 6-1 所示。每组做 6 ~ 12 次，练习 3 ~ 5 组，组间休息 40 s。

注意事项：整个过程中保持头、背、臀接触凳子或瑞士球，双脚接触地面。

目的：发展胸部及上肢力量。

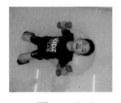 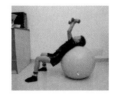

图 6-1（a）　　　　　　　　　图 6-1（b）

**3. 动作：哑铃肩上推举**

练习方法：练习者站立位或坐在健身椅上，两手各握一个哑铃。通过弯曲双臂将哑铃举至肩部前方，两侧小臂平行。绷紧躯干，挺直背部，肩胛在整个练习过程中都要沉向后下方。向上举起哑铃，同时向外打开肘关节，直至两手大拇指彼此相对，哑铃位于肩关节上方，手臂完全伸直。短暂保持该姿势，然后沿原路返回，如图 6-2 所示。每组做 6 ~ 12 次，练习 3 ~ 5 组，组间休息 40 s。

注意事项：哑铃在整个练习过程中要保持水平状态，选择适宜负荷。

目的：发展胸部及上肢力量。

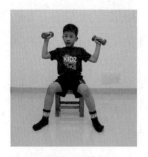
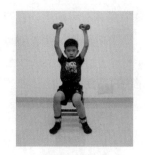

图 6-2（a）　　　　　　图 6-2（b）

4. 动作：哑铃侧平举

练习方法：自然站立，挺胸收腹，双手握紧哑铃放于体侧，双肘微曲。下沉肩部，侧平举举起哑铃至肘关节与肩同高，短暂停顿，缓慢返回，如图 6-3 所示。每组做 6~12 次，练习 3~5 组，组间休息 40 s。

注意事项：注意控制动作速度，整个动作过程中保持挺胸收腹，上举哑铃时呼气，返回时吸气。

目的：发展肩部及上肢力量。

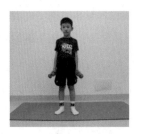
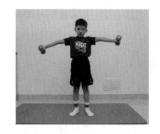

图 6-3（a）　　　　　　图 6-3（b）

5. 动作：哑铃正握前平举

练习方法：自然站立，挺胸收腹，双手握紧哑铃放于体侧，双肘微曲。下沉肩部，向前举起哑铃至手臂与地面平行，短暂停顿，缓慢返回，如图 6-4 所示。每组做 6~12 次，练习 3~5 组，组间休息 40 s。

注意事项：上举哑铃时呼气，返回时吸气，注意控制动作速度，拳心始终朝下。

目的：发展肩部及上肢力量。

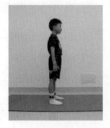
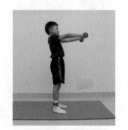

图 6-4（a）　　　　　　图 6-4（b）

6. 动作：哑铃弯举

练习方法：自然站立，挺胸收腹，臀部夹紧，身体保持稳定，肩膀后缩下沉。双手握住哑铃，拳心朝前，上臂贴紧身体，并保持固定。上臂前侧发力，弯曲手臂抬起哑铃，至哑铃靠近胸部，稍作停顿后缓慢返回，如图6-5所示。每组做6~12次，练习3~5组，两侧交替进行，组间休息40 s。

注意事项：整个动作过程中保持上臂贴紧身体并固定，弯曲时呼气，下落时吸气。

目的：发展肱二头肌力量。

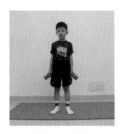 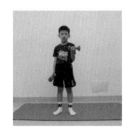

图6-5（a）　　　　　　　图6-5（b）

7. 动作：俯身单侧哑铃划船

练习方法：练习者双脚前后站立，左脚在前，右脚在后，附身左手放在左侧膝关节位置帮助维持身体平衡；右手持哑铃于肩关节下方，手肘微曲，右腿微屈膝。屈臂上拉哑铃至腹侧，在最高点稍微停顿，随后缓慢返回起始位置，如图6-6所示。每组做6~12次，练习3~5组，组间休息40 s。

注意事项：整个动作过程中保持背部平直，避免弓腰，稳定匀速。

目的：发展背部及上肢力量。

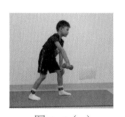 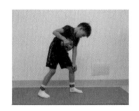

图6-6（a）　　　　　　　图6-6（b）

8. 动作：直臂转实心球（药球）

练习方法：身体挺直，双脚分开，与肩同宽。双手抱住一个实心球／药球，躯干绷紧，肩胛夹紧并沉向后下方。向前将实心球举至肩部高度后停留片刻，随后向左、右旋转实心球至手臂允许的极限位置，重复该动作，如图6-7所示。每组做6~12次，练习3~5组，组间休息40 s。

注意事项：尽可能大幅度地转动实心球，在此期间始终保持双手持球。

目的：发展肩部及前臂力量。

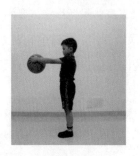 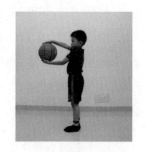

图 6-7（a）　　　　　　　　　　　　图 6-7（b）

（二）核心力量训练

1. 动作：肘膝支撑俯桥

练习方法：双膝和双肘撑于地面，收紧腹部，保持膝盖到头在同一平面，自然呼吸，臀部收紧，腰背挺直，保持这一姿势到预定时间。每组做 20~60 s，练习 2~3 组，组间休息 60 s。

注意事项：避免臀部翘起和弓腰塌背，不要憋气，保持自然呼吸。

目的：发展腹部核心力量。

2. 动作：肘部平板支撑 / 直臂平板支撑

练习方法：俯卧姿势趴在垫上，双脚靠拢，双手支撑在身体前方。然后小臂弯曲，脚尖撑地，双腿伸直，紧接着抬起骨盆，使整个身体从头到脚成一条直线。收紧臀部并收缩核心部位，与地面接触的只有脚掌、脚趾、肘部以及前臂，保持这一姿势到预定时间，也可采用直臂平板支撑，如图 6-8 所示。每组做 20~60 s，练习 2~3 组，组间休息 60 s。

进、退阶训练：在此动作基础上可增加或降低难度，如通过在不稳地平面上（波速球或平衡垫）支撑，也可以在训练中始终 / 反复抬起一条手臂或一条腿，或者同时抬起对侧手脚来增加难度。此外，若完成不了此动作，可以通过抬高躯干来降低练习难度。

注意事项：整个动作过程中，不移动身体，骨盆不能下沉，也不能向天花板弓起，头部始终位于脊椎延长线上，目视双手。

目的：发展核心力量，特别是前侧核心肌群抗伸展能力。

3. 动作：肘膝侧支撑

练习方法：侧躺于地面，双腿重叠自然弯曲，一只手紧贴身体侧面，掌心朝下，另一只手肘部和前臂支撑地面。缓慢将髋部抬起，直到从膝到头成一直线，臀部收紧，核心部位收缩，保持该姿势到预定时间，换另一侧，重复该动作，如图 6-9

所示。每组做 20~60 s，练习 2~~3 组，组间休息 60 s。

注意事项：保持自然呼吸，避免髋部抬得过高或过低，腹部收紧，躯干整体发力。

进阶建议：从屈腿变成直腿侧支撑 / 直臂侧支撑，或在不稳地平面上（波速球）进行该动作，也可以通过外展非支撑侧上肢或大腿来增加难度。

目的：发展腰腹侧面核心力量，强化核心抗侧屈能力。

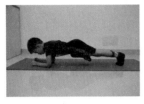 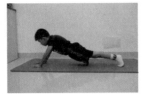 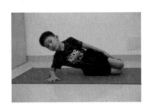

图 6-8（a）　　　　图 6-8（b）　　　　图 6-9

4. 动作：俯卧推球

练习方法：双膝跪地，收紧臀肌和腹肌，双手放在瑞士球上，缓慢将球向前滚动，球从手下移到手肘下的位置，随后回到起始姿势，重复该动作，如图 6-10 所示。每组做 6~12 次，练习 2~3 组，组间休息 60 s。

注意事项：整个动作过程中收紧臀肌和腹肌，向前滚球时呼气。

目的：发展核心力量，特别是前侧核心肌群抗伸展能力。

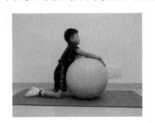 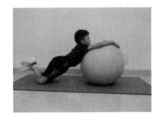

图 6-10（a）　　　　　　　　　图 6-10（b）

5. 动作：下肢引导翻滚

练习方法：仰卧于地面上（脸朝上），双腿伸直，双臂向头顶上方延伸。收紧核心部位，头朝向准备翻滚的一方。上肢保持完全放松，整个运动过程中的任一阶段，不要用躯干或手臂协助运动。抬起一条腿横穿过身体，在腿的带动下翻转身体至俯卧姿势（脸朝下），随后翻转身体，翻滚回到起始姿势。重复到预定的次数，换另一侧进行练习，如图 6-11 所示。每组做 6~12 次，练习 2~3 组，组间休息 60 s。

注意事项：整个运动过程中保持核心部位收紧，一直朝头部方向滚动。

目的：发展核心抗旋转能力。

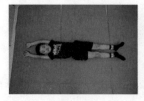 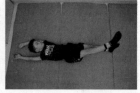 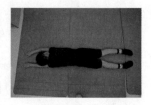

图 6-11（a）　　　　　　图 6-11（b）　　　　　　图 6-11（c）

6. 动作：上肢引导翻滚

练习方法：仰卧于地面上（脸朝上），双腿伸直，双臂向头顶上方延伸。收紧核心部位，头朝向准备翻滚的一方。下肢保持完全放松，整个运动过程中的任一阶段，不要用双腿协助运动。抬起一只手臂横穿过身体，整个身体跟随该手臂的带动，翻滚至俯卧姿势（脸朝下），随后翻转身体，翻滚，回到起始姿势。重复到预定的次数，换另一侧进行练习，如图 6-12 所示。每组做 6~12 次，练习 2~3 组，组间休息 60 s。

注意事项：整个运动过程中保持核心部位收紧，一直朝头部方向翻滚，只使用上肢作为驱动，避免使用双腿的重量来翻转身体，强调核心肌肉的协同作用。

目的：发展核心抗旋转能力。

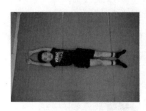 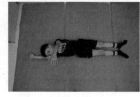 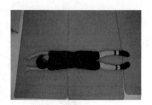

图 6-12（a）　　　　　　图 6-12（b）　　　　　　图 6-12（c）

（三）下肢力量训练

1. 动作：徒手深蹲

练习方法：两脚开立略宽于肩，腰背挺直，双手自然垂于体侧或向前平举，膝盖与脚尖方向一致，不要内扣。屈膝屈髋，臀部向后移动，两手伸直随着下蹲动作前伸维持身体平衡，下蹲至臀部低于大腿稍微停顿，然后起身还原，如图 6-13 所示。每组做 8~16 次，练习 3~6 组，组间休息 60 s。

注意事项：全程保持腰背挺直，臀大肌收紧、目视前方，膝盖不要超过脚尖。下蹲时吸气，起身时呼气。

目的：发展臀部及下肢力量。

2. 动作：箭步蹲

练习方法：左腿在前，右腿在后，右腿脚尖点地支撑；双手叉腰，腰背挺直，

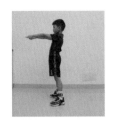
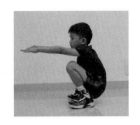

图 6-13（a） 图 6-13（b）

腹部收紧。屈膝屈髋下蹲，至两膝关节呈 90°；随后蹲起至站立姿势，重复该动作到预定次数，如图 6-14 所示。每组做 8~16 次，练习 3~6 组，组间休息 60 s，两腿交替练习。

注意事项：下蹲时吸气，起身时呼气。目视前方，保持腰背挺直，前支撑腿膝盖不要超过脚尖。

目的：发展腿部力量。

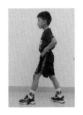
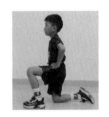
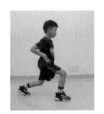

图 6-14（a） 图 6-14（b） 图 6-14（c）

3. 动作：哑铃深蹲 / 半蹲

练习方法：两脚开立略宽于肩，脚尖朝前，两手各持一个哑铃置于体侧。身体重心下降至半蹲或深蹲姿势；然后两腿蹬地伸直成站立姿势，随后还原，如图 6-15 所示。每组做 6~12 个，练习 3~6 组，组间休息 60~90 s。

注意事项：臀大肌收紧，目视前方，膝盖不要超过脚尖，躯干挺直，选择合适的重量，量力而行。

目的：发展臀部及下肢力量。

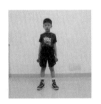
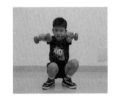

图 6-15（a） 图 6-15（b）

4. 动作：弹力带蚌式开合

练习方法：侧卧躺在垫子上，大腿与上半身约成 120°，大腿与小腿之间约成 90°，将弹力带套在膝关节上方。右臂枕于头下，左手撑地，两脚并拢。随后臀部发力使左腿外展至最大限度后稍微停留，然后放下还原到起始动作，如图 6-16 所示。每组做 6~12 个，练习 3~6 组，组间休息 60~90 s。

注意事项：内收吸气，外展呼气，保持骨盆稳定不旋转。

目的：发展臀部及大腿外展肌群力量。

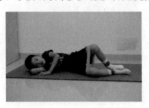 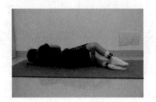

图 6-16（a）          图 6-16（b）

5. 动作：弹力带屈膝抗阻练习

练习方法：俯卧于垫子上，弹力带一端固定在稳定物体上，另一端扣在脚踝位置。大腿后侧肌群发力，屈曲膝关节至最大限度，稍微停顿，随后缓慢返回起始位置，重复该动作，如图 6-17 所示。每组做 6~12 个，练习 3~6 组，组间休息 60~90 s。

注意事项：选择合适磅数的弹力带，屈膝时呼气，还原时吸气。

目的：发展股后肌群力量。

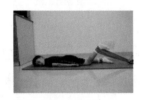 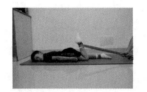

图 6-17（a）          图 6-17（b）

6. 动作：弹力带抗阻踝泵

练习方法：坐在垫子上，双腿伸直，弹力带一端固定于右脚掌位置，双手拉住弹力带另一端或将其固定于稳定物体上。随后将弹力带拉至合适张力，分别进行踝关节跖屈、背屈、内收、外展等多方向抗阻动作，如图 6-18 所示。每一方向抗阻做 6~12 个，练习 2~4 组，组间休息 60 s，两脚交替练习。

注意事项：选择合适磅数的弹力带，控制好速度，保持自然呼吸。

目的：发展小腿肌群力量，增加踝关节稳定性。

7. 动作：站立提踵

练习方法：自然站立，双手叉腰，腰背挺直。双脚前脚掌用力逐渐抬高脚跟（踮脚动作）至最大限度后，稍微停顿，随后缓慢下落，回到准备姿势，重复该动作，如图 6-19 所示。每组做 10~16 个，练习 3~5 组，组间休息 60 s。

注意事项：保持上身直立，脚跟抬起到最高点，做到小腿后侧有明显酸胀感。

目的：发展小腿肌肉力量。

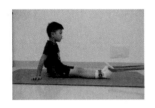

图 6-18

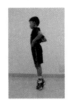

图 6-19

### 三、力量训练的注意事项

力量训练是提高肌肉力量的重要手段，只有选择科学的训练方法才能有效地提高肌肉力量。在进行抗阻力量练习时，需要遵循以下原则：超负荷原则、专门性原则、练习顺序原则和合理间隔原则。超负荷原则是力量训练的基础，人体承受能力范围内的大负荷刺激是保持力量增长的重要因素。专门性原则是力量练习要与相应的运动项目相适应，包括身体部位专门性和动作专门性，只有符合专项技术的力量练习才能在专项运动中得以最大体现。练习顺序原则需要考虑到力量练习动作的科学性与合理性，一般先进行多关节肌、大肌群训练，后进行单关节肌和小肌群训练。合理间隔原则是力量增长的保障，进行力量训练后机体需要一定时间恢复，两次力量练习之间间隔时间太短，不利于恢复；太长则影响超量恢复，不能形成很好的叠加效应。因此，要想更好地发展肌肉力量，必须遵循力量训练的科学性原则，才能事半功倍。

## 第二节　速度训练

速度是人体快速运动的能力，也是指人体或人体的某一部分快速移动、快速完成动作和对外界信号快速作出反应的能力。儿童时期是发展速度的"敏感期"，此阶段速度训练至关重要。本节重点介绍速度训练的方法。

### 一、速度的概念、分类与意义

速度是人们生活和体育运动中一项很重要的身体素质，是指人体进行快速运动的能力或最短时间完成某种运动的能力。根据表现形式，速度可分为位移速度、反应速度和动作速度。位移速度是指人体在单位时间内移动的距离或移动单位距离的最短时间，如 100 m 跑或 10 s 快速跑。反应速度是指人体对各种刺激作出应答的快慢，如短跑运动员的起跑（听动反应）或足球守门员的扑球（视动反应）。动作速度是指人体完成某一单一动作或成套动作的快慢，如跳水运动员的转体速度或拳击运动员的出拳速度。影响速度的因素较多，如年龄、性别、体型、柔韧性、协调性、中枢神经系统和运动条件反射的巩固程度等，其中神经系统的灵活性、动作的熟练程度、肌纤维的类型、肌肉力量和能源代谢系统是影响速度的主要因素。ASD 儿童粗大运动发展存在一定的缺陷，走路或跑步时常表现出步幅小、步速慢、协调差，以及用脚尖走路等特点，通过适当的速度训练可以提高 ASD 儿童走、跑、跳等能力，改善其粗大运动功能。

## 二、速度训练的方法

1. 动作：原地摆臂练习

练习方法：站立位，头部躯干呈一条直线，双眼平视，下颌微收，收腹、沉肩。上肢以肩关节为轴摆动，屈肘前后交替摆动，半握拳或伸开手掌，前摆最高不超过下巴，后摆至前臂接近与地面垂直。每组练习 15~20 s，练习 3~5 组。

注意事项：在高速摆动时保持躯干的稳定性，可根据实际情况变化节奏，从慢速到中速再到快速。

目的：发展摆臂技术。

2. 动作：小步跑

练习方法：前后脚站立位准备，头部与躯干前倾 5~10°，双眼平视，下颌微收，保持核心稳定。大腿抬起约 30°，踝关节背屈，大腿下压带动小腿，用前脚掌鞭打着地，双腿交替进行。每组练习 15~20 s 或前进 20 m，练习 3~5 组。

注意事项：小腿与前脚掌主动做前扒动作，踝关节灵活性。

目的：发展动作频率。

3. 动作：高抬腿跑

练习方法：自然站立，躯干前倾 5~10°，保持核心稳定。支撑腿髋、膝、踝充分伸展并保持稳定支撑，摆动腿的大小腿折叠上摆至水平位，双腿交替进行。每组练习 5~20 s 或前进 30 m，练习 3~5 组。

注意事项：保持高重心，控制躯干稳定性，动作轻快、放松、有弹性。

目的：发展动作速度和摆腿技术。

4. 动作：加速跑

练习方法：前后脚站立位准备，两臂屈曲一前一后，躯干前倾。前腿爆发性蹬伸并向前加速，后腿蹬离地面加速前摆，双臂充分向相反方向摆动。逐渐加大步幅、步频，躯干逐渐抬起，采用匀速加速节奏。练习 30 m、40 m 和 50 m 加速跑，练习 3~5 组。

注意事项：着地要有弹性，充分发挥髋部、下肢的蹬伸作用，注意节奏。

目的：发展加速能力，提高加速跑技术。

5. 动作：绳梯跑

练习方法：利用绳梯进行小步跑、高抬腿跑、交叉步等脚步移动练习。站在绳梯一端，一步一格或一步两格等逐步前进。练习 6~8 组。

注意事项：动作频率要快，减少脚掌与地面接触时间。

目的：发展加速能力，提高加速跑技术。

6. 动作：摆腿练习

练习方法：面对墙或肋木站立，身体往前倾倒，双手掌撑于墙面，头部与躯干成一条直线，双眼平视，下颌微收，收腹、沉肩、挺背。一侧腿用力蹬地伸直支撑，对侧腿以髋为轴做快速上抬与下压运动，支撑腿配合摆动做快速垫步。每组练习 10~15 s，练习 6~8 组。

注意事项：摆腿与支撑协调配合，避免躯干过度晃动。

目的：发展摆腿速度。

7. 动作：T 形跑练习

练习方法：将编号为 2、3、4 的三个标志物摆在一条直线上，分别间隔 5 m，第四个标志物（编号 1）垂直于标志物 2，间隔 10 m。练习者从 1 号标志物出发，冲刺到标志物 2，随后迅速左转快速跑到标志物 3。紧接着用碎步绕过标志物 3 转身 180°，然后快速冲刺到标志物 4。绕着标志物 4 转 180°，冲到标志物 2，迅速左转跑回起点。如图 6-20 所示，每组练习 2 次，练习 2~3 组。

注意事项：动作不稳定，失去平衡，变向慢，步法不灵活。

目的：提高加速、减速和变向能力。

8. 动作：方形跑练习

练习方法：用 4 个标志物，编号分别为 1、2、3、4。将标志物设置成一个正方形，边长为 10 m。练习者在标志物 1 站立起跑，听到信号后冲向标志物 2。到达 2 号标志物时，迅速转身 90°，再跑向标志物 3。以相同方式绕过标志物 3，快速向标志物 4 移动，直到再次到达 1 号标志物。如图 6-21 所示，每组练习 2 次，练习 2~3 组。

注意事项：可顺时针方向或逆时针方向移动，也可以倒着跑或侧滑步移动。

目的：提高加速、减速、制动和变向能力。

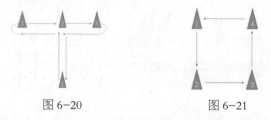

图 6-20       图 6-21

### 9. 动作：速度转换练习

练习方法：两个标志物，相距 20 m，练习者从一侧标志物跑向另一侧标志物。1 号信号以 40% 最大速度跑，2 号信号以最大速度 70% 的速度跑，3 号信号以 100% 的速度跑。以视觉或听觉信号线索打乱三种信号顺序进行练习。如图 6-22 所示，每组练习 1~2 次，练习 3~5 组。

注意事项：练习者注意力要集中，辅助者以手势或语音发送指令。

目的：提高反应速度、加速和减速能力。

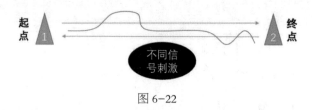

图 6-22

## 三、速度训练的注意事项

速度是衡量人体快速运动的能力，在人们日常生活和体育活动中至关重要。科学训练可以发展人体速度素质，在进行速度练习时，需要注意以下几点：做好准备活动，准备活动可以降低肌肉粘滞性，提高神经系统兴奋性，有利于提高人体反应速度、动作速度。保持注意力集中，如在反应速度练习时，需要注意力高度集中，才能根据信号变化做出对应动作。训练手段多样化，用多种不同信号刺激，不仅能够增加运动员练习兴趣，也可以提高练习效果。掌握好速度训练时间，防止过度疲劳。抓住速度发展关键期，7~13 岁的儿童少年正处于速度素质的快速发展期，这时候进行针对性训练，能够达到事半功倍的效果。结合运动项目特点进行训练，如短跑运动主要提高运动员听觉反应，羽毛球、网球运动主要提高视觉反应等。

## 第三节　柔韧性训练

柔韧性是人体重要素质之一，发展柔韧性不仅能够预防运动损伤，也能提高运动表现，减少软组织酸胀、僵硬和疼痛等不良状态。柔韧性练习方法包括静力性拉伸、PNF 拉伸、筋膜放松术等，本节重点阐述静力性拉伸练习方法。

### 一、柔韧性的概念与分类

柔韧性是人体关节在不同方向的运动能力，以及肌肉、韧带、筋膜等软组织的伸展能力。柔韧性不足会直接影响动作的学习和高难度运动技能的掌握，柔韧性对力量的充分发挥、保证速度、保证动作协调、提高平衡能力和预防运动损伤具有重要意义。柔韧性的好坏取决于关节结构、关节灵活性、韧带和肌肉的弹性，以及神经系统对肌肉的调节能力等。柔韧性可分为绝对柔韧性和相对柔韧性。绝对柔韧性是指反映机体本身或某一部位所具有的柔韧性。相对柔韧性是指人体某一部位的柔韧性与另一部位（肢体）之比的一个相对值。

### 二、柔韧性的训练方法

良好的柔韧性不仅有利于提高动作幅度和运动表现，也能够有效预防运动损伤，增强锻炼效果，减少肌肉酸痛。发展柔韧性的方法主要有软组织松解术，包括主动拉伸、被动拉伸、PNF 拉伸、泡沫轴或筋膜球滚动等，以下重点介绍主动拉伸。

1. 颈部侧面肌群

开始姿势：挺直上身坐在垫子上，右手扶住头左侧，左手放在背后或压在臀下固定左肩。

拉伸方法：缓慢呼气，轻轻用力将头拉向右侧肩部，拉伸轨迹保持在两肩连线上，保持静力性收缩 10~30 s，重复 2~3 组，两侧交替，重复该动作，如图 6-23 所示。

注意事项：上身始终挺直，左肩不要耸起来，头不要前倾或后倾。

2. 颈部前面肌群

开始姿势：挺直上身坐在垫子上，两手分别压在两侧胸锁关节位置。

拉伸方法：缓慢呼气，将头后仰至最大拉伸感，保持静力性收缩 10~30 s，重复该动作 2~3 组，如图 6-24 所示。

注意事项：上身始终挺直，肩膀下沉。

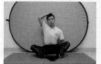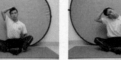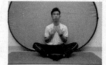

图 6-23（a）　　　图 6-23（b）　　　图 6-24（a）　　　图 6-24（b）

### 3. 颈部后面肌群

开始姿势：挺直上身坐在垫子上，双手抱于头后，双肘打开，微收下颌。

拉伸方法：缓慢呼气，颈部肌肉放松，用双手自身重量将头向前下方拉伸，保持静力性收缩 10~30 s，重复 2~3 组，如图 6-25 所示。

注意事项：上身始终挺直，双手用力不要过猛。

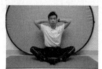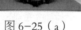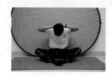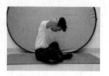

图 6-25（a）　　　　　图 6-25（b）　　　　　图 6-25（c）

### 4. 胸锁乳突肌

开始姿势：站立位，保持腰背挺直，双手重叠向内压住右侧锁骨内侧。

拉伸方法：缓慢呼气，向左侧转头，然后头后仰，并向左侧旋转，保持静力性收缩 10~30 s，再在另一侧重复该动作，每一侧做 2~3 组，如图 6-26 所示。

注意事项：双手要压住锁骨内侧，切勿用力过猛，若有明显不适感及时停止。

### 5. 三角肌前束

开始姿势：坐在垫子上，背部挺直，两手撑于身后，掌心向下，拇指朝外。

拉伸方法：双手逐步往后移动，使上肢尽可能后伸，到最大牵拉感时，保持 10~30 s，做 2~3 组，如图 6-27 所示。

注意事项：拉伸过程中避免肘关节过伸。

### 6. 三角肌后束

开始姿势：右手向前伸直，拇指朝下，左肘屈曲勾住右上臂。

拉伸方法：将右上臂拉住，向左侧肩部方向移动，到最大牵拉位置后，保持静力性收缩 10~30 s，再在另一侧重复该动作，每一侧做 2~3 组，如图 6-28 所示。

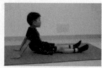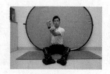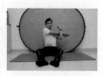

图 6-26　　　　　图 6-27　　　　　图 6-28（a）　　　图 6-28（b）

注意事项：两肩在同一水平，右肘关节低于左肩关节。

### 7. 肩关节旋内肌群

开始姿势：右侧卧于垫上，右肩关节前屈90°，肘关节屈90°，前臂与地面垂直，上臂贴紧垫子，左手握住右侧腕关节。

拉伸方法：左手用力慢慢将右前臂往垫子方向推（掌心朝上），到最大牵拉位置后，保持10~30 s，每一侧做2~3组，如图6-29所示。

注意事项：保持躯干稳定，避免用力过猛。

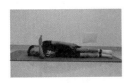 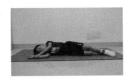

图6-29（a）　　　　　　　图6-29（b）

### 8. 肩关节旋外肌群

开始姿势：右侧卧于垫上，右肩关节前屈90°，肘关节屈90°，前臂与地面垂直，上臂贴紧垫子，左手握住右侧腕关节。

拉伸方法：左手用力慢慢将右前臂往垫子方向推（掌心朝下），到最大牵拉位置后，保持静力性收缩10~30 s，再在另一侧重复该动作，每一侧做2~3组，如图6-30所示。

注意事项：保持腰部挺直。

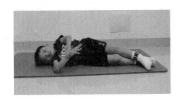 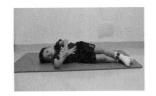

图6-30（a）　　　　　　　图6-30（b）

### 9. 肱二头肌

开始姿势：坐在垫子上，上身挺直，上肢伸直放于体侧，掌心朝后。

拉伸方法：上肢向斜后方伸展，同时前臂旋内，到最大牵拉点时，保持静力性收缩10~30 s，做2~3组，如图6-31所示。

注意事项：拉伸时肘关节保持伸直。

### 10. 肱三头肌

开始姿势：双腿分开在垫上，保持上身挺直，右侧肩关节屈，肘关节屈，左手扶住右侧肘关节。

拉伸方法：左手将右侧肘关节向后上方推，肘关节尽量屈，到最大牵拉位置后，保持静力性收缩10~30 s，再在另一侧重复该动作，每一侧做2~3组，如图6-32所示。

注意事项：整个过程始终保持拉伸侧肘关节屈曲。

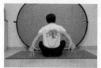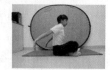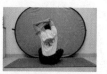

图6-31（a）　　　　图6-31（b）　　　　图6-32

### 11. 前臂伸肌群

开始姿势：左上肢伸直，掌心向下，右手握住左手。

拉伸方法：右手将左手向下、后拉伸，保持该动作10~30 s，再在另一侧重复该动作，每一侧做2~3组，如图6-33所示。

### 12. 前臂屈肌群

开始姿势：左上肢伸直，掌心朝下，手指向前，右手握住左手掌。

拉伸方法：右手将左手掌向上、后拉伸，同时手掌处给予向内旋转的拉伸，保持该动作10~30 s，再在另一侧重复同样的动作，每一侧做2~3组，如图6-34所示。

注意事项：肘关节保持伸直。

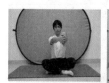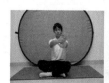

图6-33（a）　　　图6-33（b）　　　　图6-34（a）　　　图6-34（b）

### 13. 胸大肌

开始姿势：站立位，肩关节往外打开使肘与肩平行，肘关节屈，前臂紧贴并固定于稳定物体（墙）。

拉伸方法：拉伸时左侧上肢位置保持不变，以左侧肩关节为轴，向右侧旋转身体，保持静力性收缩10~30 s，再在另一侧重复该动作，每一侧做2~3组，如图6-35所示。

注意事项：保持身体挺直，可以通过改变肘关节角度来增强胸大肌上、中、下束拉伸感。

### 14. 腹部肌群

开始姿势：俯卧于垫子上，肘关节屈，掌心朝下，撑于地面。

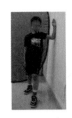
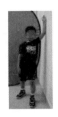
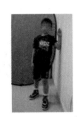

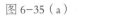

图 6-35（a）　　　　图 6-35（b）　　　　图 6-35（c）

拉伸方法：逐渐伸直上肢，用上肢力量将上身推起，保持静力性收缩 10~30 s，做 2~3 组，如图 6-36 所示。

注意事项：骨盆不要离开垫子。

### 15. 背阔肌

开始姿势：双腿分开，坐在垫上，左上肢伸直放于颈侧，右手握住左肘。

拉伸方法：右手用力，将左上肢向右侧方拉伸，同时身体向右侧弯及向右转，保持静力性收缩 10~30 s，再在另一侧重复该动作，每一侧做 2~3 组，如图 6-37 所示。

注意事项：保持骨盆稳定。

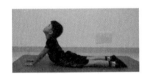　　　　

图 6-36　　　　　　　　　　图 6-37

### 16. 背部肌群

开始姿势：站在垫子上，并拢双腿，脚底绷直，膝关节弯曲约 90°。向前弯曲上身，用手臂和手抱住腿部。

拉伸方法：低头，用胸部触及大腿，试着拉伸抱腿姿势，使每只手尽可能高地够及对侧手臂，保持该动作 10~30 s，做 2~3 组。

注意事项：在拉伸时注意内含胸部，以增加肩胛骨及脊柱区域拉伸感。

### 17. 腰方肌

开始姿势：坐在垫子上，两腿分开约成 90°，左臂上举，右手放在左侧骨盆位置。

拉伸方法：左臂抬至左耳附近牵引身体缓慢向右侧倾，当腰部侧面肌群感到牵拉感时，在合适位置保持静力性收缩 10~30 s，再在另一侧重复该动作，每一侧做 2~3 组，如图 6-38 所示。

注意事项：躯干、骨盆保持稳定。

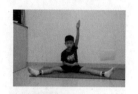 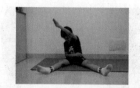

图 6-38（a）　　　　　　　　　图 6-38（b）

18. 竖脊肌

开始姿势：抱腿仰卧于垫子上，保持头接触垫子，后背挺直。

拉伸方法：将膝盖拉向胸部，臀部后倾，同时保持腰椎接触垫子，在下背部感觉到牵拉感时，保持该动作 10~30 s，做 2~3 组，如图 6-39 所示。

注意事项：保持腰部贴近垫子。

19. 内收肌

开始姿势：屈腿坐在垫子上，上身挺直，脚掌相对，双手放在膝盖处下压。

拉伸方法：双手用力下压，将膝盖尽量靠近垫子，在合适位置保持静力性收缩 10~30 s，做 2~3 组，如图 6-40 所示。

注意事项：屈膝时双腿尽量靠近髋部。

20. 股四头肌

开始姿势：弓箭步，上身挺直，右腿在前屈膝 90°，左腿在后屈膝垂直于地面，跪在垫子上，左手尽可能握住左踝关节，右手上举以维持平衡。

拉伸方法：左膝关节屈曲将小腿拉近大腿，到最大位置后保持 10~30 s，再在另一侧重复该动作，每一侧做 2~3 组，如图 6-41 所示。

注意事项：腰部挺直，避免骨盆前倾。

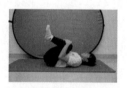 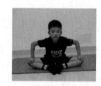 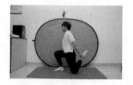

图 6-39　　　　　　图 6-40　　　　　　图 6-41

21. 腘绳肌

开始姿势：仰卧在垫子上，右腿伸直，左腿屈髋屈膝，左手握住左侧小腿，右手抱住左大腿。

拉伸方法：左手用力将膝关节伸直，在最大位置保持静力性收缩 10~30 s，再在另一侧重复该动作，每一侧做 2~3 组，如图 6-42 所示。

注意事项：右手固定左大腿，保持大腿位置不动。

**22. 臀部肌群**

开始姿势：前腿盘坐，后腿自然伸直，腰背挺直，上身前倾，双手撑地。

拉伸方法：上身向左前方靠近，使身体尽量贴于垫子上，保持该动作 10~30 s，再在另一侧重复该动作，每一侧做 2~3 组，如图 6-43 所示。

注意事项：腰背挺直。

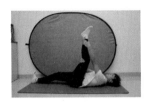 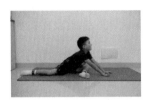

图 6-42　　　　　　　　图 6-43

**23. 阔筋膜张肌**

开始姿势：正坐在垫子上，上身保持挺直，左腿伸直，右腿屈膝，右脚放于左膝外侧，躯干转向右侧，右手支撑于地面，左手放在右膝上。

拉伸方法：右脚全脚掌触地，左肘推右膝给予压力，尽量将身体转向右侧保持该动作 10~30 s，再在另一侧重复该动作，每一侧做 2~3 组，如图 6-44 所示。

注意事项：拉伸过程中，左脚全脚掌接触地面，不要弯腰。

**24. 腓肠肌**

开始姿势：前后脚站立，上身挺直，双臂自然垂于体侧，左脚在前脚尖勾起，右脚在后全脚掌着地。

拉伸方法：俯身屈髋屈膝，前腿屈膝角度小于后腿，重心前移，试着用双手拉住左脚尖，保持该动作 10~30 s，再在另一侧重复该动作，每一侧做 2~3 组，如图 6-45 所示。

注意事项：防止被拉伸侧膝关节过伸。

**25. 胫骨前肌**

开始姿势：上身正直跪于垫上，臀部往后坐在足跟上。

拉伸方法：重心向后，使膝关节离地，双手伸直放于身体后方支撑体重，保持该动作 10~30 s，做 2~3 组，如图 6-46 所示。

注意事项：保持腰部挺直。

图 6-44　　　　　图 6-45　　　　　图 6-46

### 三、柔韧性训练的注意事项

发展柔韧性的练习可以采用主动、被动牵拉或其他软组织松解方法，在进行练习时，需要注意以下几点：

（1）在关节生理活动范围内进行练习，避免超过关节解剖结构范围活动，以免损伤。

（2）掌握合理的柔韧性发展水平，柔韧性并非越大越好，要与相对应的专项运动结合。

（3）关节内或关节周围软组织是否有损伤，新近发生的骨折，严重的骨质疏松或组织内有血肿、创伤存在时不能进行拉伸。

（4）在牵拉的过程中要避免过度拉伸；避免牵拉长时间制动或不活动的结缔组织；避免牵拉水肿组织；避免过度牵拉肌力较弱的肌肉；牵拉练习应与准备活动、整理活动相结合。

（5）柔韧性练习与力量训练结合，柔韧性的提高要有一定的力量基础。

（6）抓住发展柔韧性的关键期，儿童青少年时期是发展柔韧性的最佳时期。

## 第四节　平衡训练

平衡在人们日常生活和体育运动中具有重要意义，良好的平衡能力不仅可以提高生活质量，也有利于掌握运动技能和增进健康。本节主要从平衡的概念、特点、影响因素和平衡训练方法等方面进行阐述。

### 一、平衡的概念、分类及影响因素

平衡是身体所处的一种姿态以及在运动或受到外力作用时能够自动调整并维持姿势的能力。平衡与很多运动项目和人们日常生活密切相关，保持平衡是完成诸如跑、跳、投、滑冰、滑雪、踢球、体操和舞蹈等多种运动技能的前提条件，日常生活中的走独木桥、走窄路、骑车等均需较好平衡能力。根据平衡的性质，可将人体平衡分为三种：对称性平衡、静态平衡和动态平衡。对称性平衡是指能否将身体的重量均等地分配到身体支撑点的能力，如站立时双脚受力、坐位时两臂受力是否均匀等。静态平衡是指人体在相对静止的状态下，维持身体某种特定姿势一段时间的能力，例如站立、倒立等。动态平衡是指人体在运动过程中，控制身体姿势的能力，如滑冰、蹦床、体操与游泳等均需很好的动态平衡能力。影响人体平衡能力的因素包括：身体结构完整性及对称性、位觉器官、本体感受器、视觉器官、身体机能状态、肌肉力量和大脑平衡条件等。尽管人体的平衡能力受到多器官功能状态的影响，但是前庭器官、本体感觉和视觉器官是维持人体平衡的主要因素。因此，通过训练来改善和提高它们的功能有利于促进平衡能力的发展。ASD儿童大肌肉力量弱、感知觉能力较差、姿势控制异常，导致其平衡能力受限。通过平衡性练习，能够提高ASD儿童平衡能力，改善其坐姿、跪姿和站姿等不同姿势下维持身体平衡的能力，促进其运动技能的发展。

## 二、平衡训练的方法

### （一）静态平衡练习

**1. 动作：瑞士球坐姿平衡练习**

练习方法：练习者端坐位，坐在瑞士球上，双脚轻轻接触地面，双手可以侧平举维持身体平衡。辅助者用手不断推动瑞士球，从不同方向给予合适的推力，练习者要尽量保持身体平衡。如图6-47所示，每组练习20~40 s，练习2~3组。

注意事项：练习者注意力要集中，辅助者要掌握好推动瑞士球的力度，不可用力过猛并做好保护。熟练后练习者可以试着将双脚抬离地面以增加动作难度。

目的：提高非稳定平面支撑下坐姿平衡能力。

**2. 动作：平衡垫跪姿练习**

练习方法：练习者双腿屈曲跪在平衡垫上，腰背挺直，保持头、肩、髋、膝在一条直线上，双臂自然下垂贴紧大腿或张开(侧平举)，保持身体平衡。如图6-48所示，每组练习30~50 s，练习2~3组。

注意事项：练习时两腿尽量保持在同一条直线上，可根据实际情况调整两膝间距离。

目的：提高非稳定平面支撑下跪姿平衡能力。

图6-47

图6-48（a）

图6-48（b）

3. 动作：单脚站立支撑

练习方法：在地面或平衡软垫上，练习者以单腿站立支撑，目视前方，非支撑腿抬离地面，两臂自然张开保持身体平衡。如图 6-49 所示，每组练习 30~50 s，练习 2~3 组。在睁眼单脚站立动作熟练后，练习者可以尝试闭眼单脚站立。

注意事项：可以通过改变非支撑腿高度调整动作难度，也可以站立在平衡垫上练习。在进行闭眼单腿站立练习时，辅助者要做好保护，避免练习者因失去平衡导致受伤。

目的：提高站姿平衡能力。

4. 动作：单脚站立支撑（抗干扰）

练习方法：练习者以单腿站立支撑，另一条腿抬起至大腿与地面平行，手臂向前平举与肩同高，双手合掌，置于胸部前。辅助者用手推动练习者双手或肩部位置，练习者在外力干扰下要保持身体平衡。每组练习 20~30 s，练习 2~3 组。

注意事项：施加的阻力不宜过大、过猛，要掌握好施加力度，语音提示练习者将腿抬到指定高度，辅助者做好保护。

目的：练习对抗外力时保持身体平衡的能力。

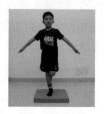 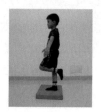

图 6-49（a）　　　　　　图 6-49（b）

（二）动态平衡练习

1. 动作：脚尖碰脚跟沿直线走

练习方法：两脚前后站立，后脚尖触碰前脚跟，练习者沿着事先规定的直线路线行走，目视前方，两腿交替前行。每组练习 5~10 m，练习 2~3 组。

注意事项：辅助者可以语音提示练习者，整个行走过程中要保持后脚尖触碰到前脚跟，也可以在平衡木上练习该动作，在平衡木上练习时要做好保护。

目的：发展稳定平面支撑下动态平衡的能力。

2. 动作：瑞士球坐姿拉弹力带

练习方法：练习者坐在瑞士球上，双手握住弹力带一端，双臂置于胸前，辅助者拉住弹力带另一端，并不断给予练习者各个方向的拉力，练习者尽量保持身体平衡。如图 6-50 所示，每组练习 20~30 s，练习 2~3 组。

注意事项：辅助者施加拉力要适中，防止力量过大导致损伤。

目的：发展非稳定平面支撑下动态平衡的能力。

图 6-50（a）　　　图 6-50（b）　　　图 6-50（c）

3. 动作：平衡垫跪姿拉弹力带

练习方法：练习者双腿屈曲跪在平衡垫上，腰部挺直，保持头、肩、髋、膝在同一直线上，双手握住弹力带一端，双臂伸直置于胸前。辅助者握住弹力带另一端，给练习者施加不同方向的拉力，练习者尽量保持身体平衡。如图 6-51 所示，每组练习 20~30 s，练习 2~3 组。

注意事项：辅助者施加拉力要适中，防止力量过大导致损伤。可通过改变拉力大小、两膝间距，根据练习者实际情况来适当增加或降低难度。

目的：发展非稳定支撑平面下动态平衡的能力。

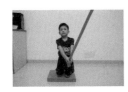
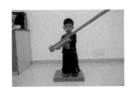
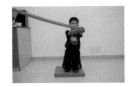

图 6-51（a）　　　图 6-51（b）　　　图 6-51（c）

4. 动作：单腿支撑双人推手

练习方法：两人面对面站立，单腿支撑，双手向前平举至肩部高度，抬起非支撑腿，两人互相推手，在对抗力下尽量保持身体平衡。如图 6-52 所示，每组练习 20~30 s，练习 2~3 组。

注意事项：禁止恶意用力，在对抗力下尽量维持身体平衡。

目的：发展对抗力下动态平衡的能力。

5. 动作：单腿支撑抛接球

练习方法：练习者单腿支撑，非支撑腿抬离地面；辅助者面向练习者站立，保持合适距离。辅助者将球抛给练习者，练习者在保持支撑腿不移动的情况下接住球并抛给教练。如图 6-53 所示，每组练习 20~30 s，练习 2~3 组。

注意事项：可以适当加大抛球难度，力度要适当，距离不宜过近或过远。

目的：发展上身在运动时的平衡能力。

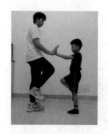 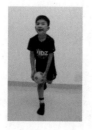 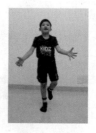 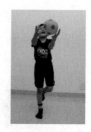

图 6-52　　　　　图 6-53（a）　　　　图 6-53（b）　　　　图 6-53（c）

### 三、平衡训练的注意事项

平衡是人体无论在何种位置或受到外力作用下，能够根据所处环境的变化进行及时调整，以维持身体姿势稳定的能力。儿童少年正处于身心发展关键时期，在这个时期进行科学合理的平衡训练，往往能取得较好的效果。虽然在关键期训练可以快速提升平衡素质，但是也要掌握好训练方法，做到循序渐进。在进行平衡练习时，一般遵循先易后难的原则，先静态后动态，支撑面先大后小，先在稳定支撑面练习，后在非稳定支撑面练习；从睁眼状态下活动，逐渐过渡到闭眼状态下活动；在保持身体平衡的基础上，逐渐增加躯干和四肢的运动。

## 第五节　灵敏与协调训练

灵敏与协调是一种综合素质，良好的灵敏与协调性，可为人体准确、迅速和高效率完成动作提供保障，也有助于更好发挥技战术能力，减少不必要的消耗和避免受伤。本节主要介绍灵敏与协调的概念、特点及训练方法。

### 一、灵敏与协调的概念及特点

灵敏是指人体在各种复杂的条件下，快速、准确、协调地完成改变体位、运动方向、转换动作和随机应变的能力。灵敏是运动技能和各种运动能力在运动过程中的综合表现，其特点是当环境突然发生变化时，能够随机应变地完成动作，并能够创造出新的动作，以适应新的突变条件。灵敏不仅与年龄、性别、疲劳、体型和神经类型有关，而且与力量、速度和协调等素质关系密切，它是一项综合身体素质。灵敏可分为一般灵敏性和专项灵敏性。一般灵敏性通常以起动、急停、起跳、躲闪、维持平衡、改变动作姿态等形式表现出来；专项灵敏性常与专项技术的机敏、灵巧、准确、协调等密切相关。例如，球类运动员的灵敏主要表现为对外界环境变化能及时而准确地转换动作以作出正确反应的能力，如足球和篮球的运球过人、躲闪等都是灵敏的具体表现。跳水运动员、体操运动员和舞蹈演员的灵敏主要表现为对身体姿势的控制和转换动作的能力。因此，在很多技巧性强、技术复杂、动作多变和无固定动作组合的对抗运动项目中，灵敏显得尤为重要，它是一项复杂的综合素质。

协调是指人体在运动过程中身体各器官、系统在时间和空间上相互配合完成某一动作或技战术活动的能力。如上肢和下肢、躯干与肢体、屈肌与伸肌、神经与肌肉、感官与运动器官等不同系统、部位的相互协调与配合。协调性是完成动作的基本条件之一，它贯穿于一切动作的始终，是人体力量、速度、耐力、柔韧、平衡等各种素质与运动技能的综合表现。身体协调性好的人在完成一个动作或参加一项运动时，身体各部位能够很好配合，且动作准确、优美、效率高、舒展、流畅；相反，协调性差的人在完成动作时显得生硬、别扭。协调能力可分为一般协调能力和专项协调能力。协调性涉及人体多个系统或器官的机能水平及彼此间的协作与配合，并与人的观察力、判断力、思维力、想象力、记忆力、表现力和对动作的适应能力等相关。神经、肌肉和感知觉等三大系统是影响协调性的主要因素。因此，针对性发展这几大系统有利于提高人体协调性。ASD 儿童因存在广泛的多感官知觉障碍，导致其运动协调、灵敏等能力受限。灵敏性和协调性练习，能够促进 ASD 儿童粗大动作和精细动作的发展，提高其运动能力。

## 二、灵敏与协调训练的方法

### （一）灵敏性游戏

#### 1. 形影不离

两人一组，并肩站立。左侧的人自由变换位置与方向，站在右侧的人必须及时跟进并站到他的左侧位置。

要求：随机应变，快速移动。

#### 2. 互相拍肩

两人相对站立，间隔 1 m 左右。既要设法拍到对方的肩膀，又要防止对方拍到自己的肩膀。

要求：伺机而动，身手敏捷。

### 3. 抓"替身"

成对前后站立围成圈，指定一人抓，另一人逃，逃者通过站到一队人的前面来逃脱被抓，后面的人立即逃开。当抓人者拍打到被抓者时，两人互换角色继续抓"替身"。

要求：快速反应，躲闪灵活。

### 4. 听号接球

练习者围圈报数后向一个方向跑动，教练员持球站在圈中心，将球抛向空中喊号，被喊号者应声前去接球。

要求：根据时间和空间采取应急行动。

### （二）敏捷梯、标志物灵敏与协调练习

### 1. 快速向前滑步

方法：身体正对梯子，在每个框里踩两次，垫步往前跑。

动作要领：重心前移，两脚一前一后，在每一框内垫步，呈小步跑。要求频率要快，双臂随脚步摆动。如图 6-54 所示，每组做 1~2 次，练习 2~3 组。

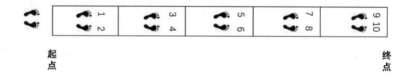

图 6-54

### 2. 侧向滑步

方法：身体侧对梯子站立，两腿交替小步跑，在每个框里踩两次，横向移动。

动作要领：侧对敏捷梯，与梯子在同一条直线上，右脚往右蹬地平移，左脚跟进，两臂自然摆动，身体略为前倾。要求频率要快，双臂随脚步摆动，全程用前脚掌着地。如图 6-55 所示，每组做 1~2 次，练习 2~3 组。

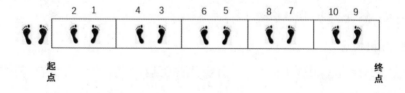

图 6-55

### 3. 灵敏圈内反复跳跃

方法：站立在灵敏圈内，双脚同时蹬地反复跳跃进出灵敏圈，多方向跳跃动。

动作要领：将灵敏圈置于平坦地面上，练习者站立在灵敏圈中，双脚往左方跳出圈，随后跳入圈内，再往右方跳出圈，反复从多个方向跳跃进出灵敏圈。双脚同时跳跃，手臂自然摆动，落地时微微屈膝缓冲。如图 6-56 所示，每组做 20~30 s，每次 2~3 组。

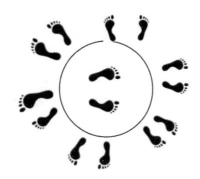

图 6-56

### 4. 进进出出

方法：正对敏捷梯或站在梯子斜侧方，在每一框里进进出出各一次。

动作要领：正对敏捷梯或站在梯子斜侧方，左脚向前踏进框内，右脚迅速跟进；随后左脚踏在框外左侧，右脚踏在框外右侧，向前方向重复进行该动作组合。要求全程前脚掌着地，动作频率要快，手臂自然摆动。如图 6-57 所示，每组做 1~2 次，练习 2~3 组。

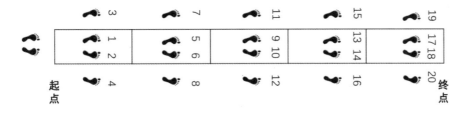

图 6-57

### 5. 两腿交叉向前跳

方法：面向前进方向，站在敏捷梯左或右侧面，两腿前后交叉跳。

动作要领：两腿开立，站在梯外，重心前移，两手放松，蹬地时两脚一前一后，前脚踩在前一格敏捷梯中间，后脚踩在后一格敏捷梯侧面。落地时继续蹬地，使两腿再次分开于敏捷梯内外，左右腿交换往前蹬，循环反复。膝盖微弯曲，全程前脚掌着地。如图 6-58 所示，每组做 1~2 次，练习 2~3 组。

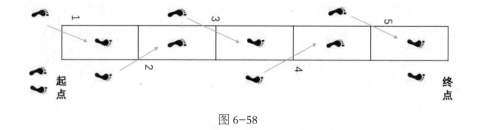

图 6-58

### 6.侧交叉步

方法：身体侧对敏捷梯，一腿往前，一腿往后交替跨步跑。

动作要领：两脚平行开立，站在第一框左侧。转髋使左脚从右脚前面交叉迈入第一框，右脚随机从左脚后面交叉迈入第二框，紧接着左脚从右脚后面迈入第三框，右脚在左脚前迈入第四框，左脚随即在右脚前迈入第五框，如此循环反复。如图 6-59 所示，每组做 1~2 次，练习 2~3 组。

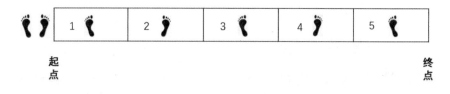

图 6-59

### 7.T 形跑

方法：4 个标志桶，标号分别为 1、2、3、4，将它们摆成"T"字形，按顺序依次跑进。从 1 号标志桶出发，向 2 号标志桶快速移动，紧接着往 3 号标志桶移动，随后转向 4 号标志桶前进，再从 4 号标志桶移动到 2 号标志桶，最后回到 1 号标志桶，如图 6-60 所示。在移动过程中可以变换姿势，如向前跑、后退跑、侧向滑步、侧向交叉步、跨步、小碎步绕过标志桶等。

### 8.L 形跑

方法：3 个标志桶，标号分别为 1、2、3，将它们摆成"L"字形，按顺序依次跑进。从 1 号标志桶出发，快速移动向 2 号标志桶，紧接着往 3 号标志桶移动，随后转向 2 号标志桶，再从 2 号标志桶移动到 1 号标志桶结束，如图 6-61 所示。在移动过程中可以变换姿势，如向前跑、后退跑、侧向滑步、侧向交叉步等。

### 9.X 形跑

方法：4 个标志桶，标号分别为 1、2、3、4，将它们摆成"X"字形，按顺序依次跑进。从 1 号标志桶出发，快速向 2 号标志桶前进，紧接着往 3 号标志桶

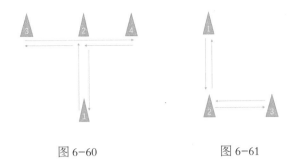

图 6-60                    图 6-61

移动,随后转向4号标志桶前进,再从4号标志桶移动到1号标志桶结束,如图6-62所示。在移动过程中可以变换姿势,如向前跑、后退跑、侧向滑步、侧向交叉步等。

10.“之”字形跑

方法:4~10个标志桶,标号分别为1、2、3、4、5……将它们摆成“之”字形,按顺序依次跑进。从1号标志桶出发,快速向2号标志桶移动,紧接着往3号标志桶移动,随后转向4号标志桶前进,再从4号标志桶移动到5号标志桶……围绕着各个标志桶依次进行“之”字形环绕,到达最后标志桶结束,如图6-63所示。在移动过程中可以变换姿势,如向前跑、后退跑、侧向滑步、侧向交叉步;也可以结合语音指令变换动作等。

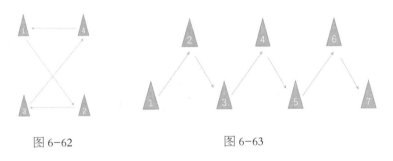

图 6-62                    图 6-63

11.障碍跑

方法:跑动距离10~20 m,设置起点和终点,在3、5、7……米处设置栏架或其他障碍物。练习者听到起跑信号后,向前跑动并跨过障碍物。在接近栏架时,抬起优势脚跨过栏架,跑向终点,如图6-64所示。在移动过程中可以变换动作,如跨过障碍、绕过障碍、变换步法等;也可以结合语音指令变换动作等。

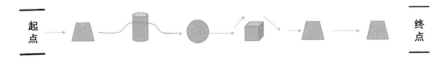

图 6-64

## 三、灵敏与协调训练的注意事项

灵敏与协调是人体综合素质的体现，也是提高技术动作质量和创造优异运动表现的重要条件。发展身体的灵敏性和协调性，力量、速度、柔韧和平衡等身体基本素质的训练必不可少。灵敏与协调练习应该注意以下几点：练习方法、手段应多样化并经常变化；掌握运动项目的基本动作；抓住发展灵敏与协调素质的最佳发展期；合理安排训练时间，练习重复次数不宜过多；控制好休息时间；灵敏与协调练习要结合运动项目。尤其是对于 ASD 儿童，因其注意力容易分散，在进行灵敏与协调练习时，要注意把握好时机，选择其注意力较为集中时进行训练。

# 第七章／
# 生活习惯训练

ASD 儿童的日常生活自理能力与生活习惯训练息息相关。儿童进食类动作多与物体操控技能相关；大小便控制类动作多与姿势控制性非位移动作和位移性动作相关；穿脱衣物类动作多与物体操控技能相关；洗护类动作多与物体操控技能相关。因此，ASD 儿童的日常生活活动能力可通过基本动作技能的训练得到一定改善。ASD 儿童通过上肢、下肢和身体对物体的转移、操纵等训练改善洗护、穿脱衣物、进食自理能力；通过步行、爬行和利用工具的移动能力训练改善大小便自理能力。

ASD 儿童小肌肉动作发展障碍和学习能力障碍问题同样会严重影响其日常生活自理能力的发展。ASD 儿童小肌肉动作发展障碍常见：视觉信息处理障碍、触觉信息处理障碍、本体觉及前庭平衡觉信息处理障碍、肢体肌张力较低、手部控制力较低等。ASD 儿童学习能力障碍常见：理解指令能力弱、模仿能力弱、动作计划能力弱、兴趣狭窄和刻板重复的行为方式等。

## 第一节　进食自理训练

ASD 儿童独立进食，可以提高其手眼协调能力、口腔功能、集体适应力、听从指令能力、综合沟通能力等，还可以增加自信心，使其全面发展。ASD 儿童能够独立、自主地进食是其养成良好的生活习惯的首要目标。

### 一、训练目标

独立进食是 ASD 儿童进食自理训练的最终目标，通过以下行为的训练可以帮助 ASD 儿童实现独立进食。

（一）集体行为

ASD 儿童只要能明确自己的目的，都会跟随一个集体行为。

（二）指令行为

ASD 儿童对个别小肌肉活动的要求或完成方法欠缺理解能力，以致无法完成整项活动。将每天的生活流程固定下来之后，在每天的重复过程中，能够促进 ASD 儿童遵从指令行为。

（三）提高手指的灵巧性

手是最复杂、最精细的器官，是认识客观世界、与外界交往的重要器官。手指的灵巧性在进食时常常能够得到最大程度的发挥。因此，在这个时候应该用最自然的状态自发地练习。

（四）提高口腔器官的功能

ASD 儿童在吃饭时，要做吸、喝、嚼等动作，而这些动作也可作为发声训练。

（五）培养人际关系

在愉快的氛围中，ASD 儿童可以和其他儿童建立交往关系，模仿他们的动作行为。

## 二、训练时的注意事项

进食训练应重视 ASD 儿童的个体差异性和自主能动性。ASD 儿童的四肢常常表现出乏力，肩部也没有足够的稳定性，从而影响到手功能及其他操作功能的发展。在进食的自理训练过程中，每个 ASD 儿童的学习情况是不一样的，必须符合 ASD 儿童的日常生活、学习等实际需要，强调自然情境下以儿童为中心的训练。

在进食训练时，需注意以下几个方面。

（一）区别对待

ASD 儿童之间存在的问题千差万别，因此，进食训练一定要有针对性，特别是在同一个集体的环境中，更要注意个体差异性这一问题。

（二）按照固定的顺序和时间进行

进食训练从开始洗手到最后收拾餐具，每天都要有固定的顺序。固定三餐吃饭时间，并让 ASD 儿童严格遵守时间的概念，帮助其养成规律的饮食习惯。这能够让 ASD 儿童学会思考下一步要做的事，并提高对语言的理解能力。

（三）重视自发性的培养

ASD 儿童可能对很多事情都没有兴趣，但对吃东西一般会表现出兴趣。比如，他很想用手去抓食物吃，这对以后的进食自理来说，是一件非常重要的事情。进食训练不应过度偏向于进食技能的训练，要注重自发性的培养。

（四）尽量少的规则

有的 ASD 儿童会在吃饭时站着发呆，或把手伸到其他儿童的餐盘里，像这样不可预知的行为还有很多。在这种情况下，要尽量少做干预，保持好一个愉悦的氛围，把吃饭变成一件快乐的事情，那些出现的问题行为才有可能逐渐得到改善。

（五）挑食、偏食

有的 ASD 儿童异常偏食，并对新的食物持有怀疑态度。可以减少或控制每餐前的零食，或为他们提供味道可口的混合食物或营养全面的食物，如果他们饿了，没有食物可吃，也许会尝试一下新的食物。

## 三、进食问题

（一）进餐时离开座位

ASD 儿童的问题行为往往是有一定原因的。如他们离开座位可能是由于环境太吵闹了，或是想引起别人的注意。出现了问题，照护者首先应该做的是寻找导致这些行为的原因，而不是去责怪他们。如果 ASD 儿童是为了引起照护者的注意，那么安排他坐在照护者的视线范围内，便于他遵守指令。

（二）撒饭

有的 ASD 儿童使用勺子时不看着食物，撒得食物到处都是，很难吃进嘴里。这说明他们的手眼协调能力不太好，起初要手把手地辅助，一段时间后辅助逐渐减少，以免 ASD 儿童产生挫败感。手眼协调训练可以从用勺子喝汤开始，也可以借助拼图、串珠玩具、积木、图形镶嵌板、存钱罐等进行训练。

（三）进食时间太长

进食时间太长的 ASD 儿童，虽然有可能是进食时注意力不集中，但更主要的原因是口腔器官功能较弱，咀嚼肌运动困难，不能很好地完成喝、吸、嚼等。因此，为这些 ASD 儿童准备食物时，可以将食物做得小一点、软一点。另外，可以练习吹泡泡、吹纸屑等口腔肌肉的锻炼，以及使用吸管喝水等；照护者也可以用手辅助推动 ASD 儿童的下颌，帮助其咀嚼，逐渐使其独立完成进食。

## 四、进食训练方法

### （一）抓握移动动作训练

伸手抓握和放下物品是小肌肉发展中，最基本、应用最广泛的能力。对此功能进行训练主要是为 ASD 儿童获得更高水平的技巧做准备。伸手取物时，抓握类型不同，操作结果也不同。较小的积木、拼图和食品等，需要指腹及拇指对掌模式。因此，围绕制订的训练目标，才能设计有针对性的活动内容。设计的训练活动可包括：ASD 儿童用手拾起释放小物体动作、用工具拾起释放小物体动作。

#### 1.用手拾起释放小物品

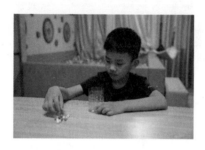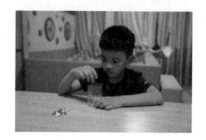

　图 7-1（a）　用手拾起小物品　　　图 7-1（b）　用手释放小物品

动作要领：ASD 儿童用惯用手指拾起小珠子等小物品，然后前臂旋后放入另一个杯子中，如图 7-1 所示。

#### 2.使用工具拾起释放小物品

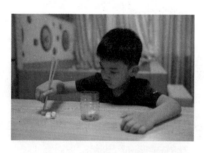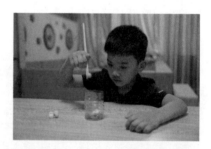

　图 7-2（a）　用工具拾起小物品　　　图 7-2（b）　用工具释放小物品

动作要领：ASD 儿童手持筷子从一个较深的碗里中拾起豆子后前臂旋后放到桌面上或另一个碗中，如图 7-2 所示。

#### 3.抓握释放

动作要领：ASD 儿童手中放置水瓶、海绵等不同硬度的物体。保持手和手指放松，将手指卷曲并抓住物体然后松开，练习不同硬度物体的用力程度。双手练习结束后，可用惯用手继续练习。

### 4.抓握拿起

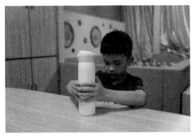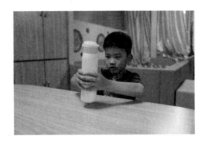

图7-3（a）　用双手握起物品　　　　图7-3（b）　拿起物品

动作要领：ASD儿童手中放置水杯、海绵等不同硬度、不同重量的物体，保持手和手指放松，手指卷曲并抓住物体，将物体向上拿起离开桌面，练习不同硬度、不同重量物体的用力程度。双手练习结束后，可用惯用手继续练习，如图7-3所示。

### 5.抓握物体移动

动作要领：ASD儿童双手握物体向前、后、左、右做控制杯子等物体的动作。按照指令，练习不同方向的移动方向和距离。双手练习结束后，可用惯用手继续练习。

### 6.转动物体

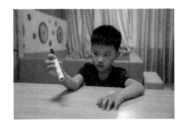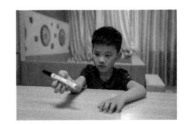

图7-4（a）　用单手拿起物品　　　　图7-4（b）　转动物品

动作要领：ASD儿童将笔、水瓶、核桃等不同粗细、不同形状的物品放于手中，掌心朝上，通过手指与手掌的屈伸转动物品。按照指令，练习顺时针、逆时针旋转规定的次数、速度等，如图7-4所示。

### （二）提高视觉运用能力训练

伸手抓握和放下物品与视觉运用能力紧密相关，在训练过程中要注意视觉运用能力的提高，视觉运用包含视知觉辨别能力和运用能力。

### 1.移动后指定要求物品视觉辨别能力训练

动作要领：在ASD儿童面前摆放多个同样的小碗（数量依照该儿童能力而定），将他感兴趣的玩具无规律地扣进其中一个小碗中，并以适当的速度调换小碗的位置，最后引导ASD儿童找出有玩具的小碗。

2. 接物品视觉运用能力训练

动作要领：ASD 儿童与照护者面对面坐在桌子两侧，中间放一块不透明的挡板，照护者随机从挡板上方的不同位置抛下一个纸团，引导 ASD 儿童用勺子或其他工具将纸团接住。

3. 按规定组合物品视觉运用能力训练

动作要领：引导 ASD 儿童将积木等搭建类玩具或雪花片等拼插类玩具按照现有的模型或模型图纸完成搭建或拼插活动，如图 7-5 所示。

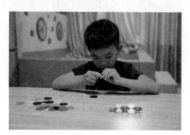

图 7-5　按模型搭建积木

4. 模仿动作视觉运用能力训练

动作要领：照护者快速做出任意动作，引导 ASD 儿童模仿并做出相同的动作。进阶练习，可要求其做出方向相反的动作。另外，还可以引导他们临摹字画、折纸等。

# 第二节　大小便自理训练

如厕是儿童必备的一项生活技能。ASD 儿童的大小便独立自主训练具有其特殊性，学会良好的大小便习惯是 ASD 儿童养成良好的生活行为习惯的一项重要内容，需要有意识地长时间训练。

## 一、训练目标

（一）明白尿意和便意的感觉

为了让 ASD 儿童能够如厕自理，重点是让他们对生理上的尿意和便意有一种意识，在适当的时机，让他们体会到在如厕时的感觉。

（二）如厕技能

ASD 儿童如厕时需运用到各种技能。例如，身体的移动能力，整理衣物的手指灵巧能力，蹲在便器上的运动能力，模仿他人动作的能力等，都是训练如厕技能的重要能力。

（三）确立指示行为和自我控制能力

ASD 儿童去厕所，能够遵从指令和使用便器，也是很重要的。如果他们可以很好地做到这些，那么就能学会理解规则。

## 二、训练注意

（一）重视个体差异

通常来看，普通的儿童在四至五岁时才能自主如厕，而部分 ASD 儿童由于发育较迟缓，这个时期可能会相应晚一些。要仔细观察 ASD 儿童如厕时的状况，根据每个 ASD 儿童的不同状况和能力来分析并进行训练，这种重视个体差异的训练才能达到效果。

（二）重复训练

ASD 儿童将如厕变成一个习惯性行为也非常重要，要不断重复训练，直到养成习惯，以达到独立完成如厕的目的。一旦他们成功如厕，就要立即夸奖或奖励，强化他的行为。

（三）捕捉 ASD 儿童的如厕信号

ASD 儿童可能会用各种方式来表达尿意，例如急躁地转来转去、活动突然停止、哭闹、手摸裤子、按着前面不放手等非语言的动作。要仔细观察 ASD 儿童如厕之前的表现以及特别反应，及时提醒他去厕所，并且说话时情绪要平静自然，以免使他紧张。

（四）固定如厕顺序

固定 ASD 儿童的如厕顺序，这样他们可以更容易理解指令。如果他不会如厕，应带他到厕所辅助他使用便具，教会他如厕方式、步骤等，同时用言语夸奖他，让他明白或感受到应该这样做。

（五）要让 ASD 儿童有安全感

由于 ASD 儿童的如厕训练可能会限制他们的行为，且又是在狭小的空间里进行，他们有时会有不安的感觉，可能会出现拒绝去厕所或讨厌如厕的情绪。如果不能顺利如厕，还会被迫长时间蹲在厕所里，更加剧了抵抗情绪。所以，对 ASD 儿童来说，鼓励是非常重要的，一定要让他们有安全感。

## 三、训练要点

### （一）不知道尿裤子

有些 ASD 儿童尿了裤子之后没有任何感觉。这可能跟他们长期穿尿布有关，因为尿布尿湿了就再换一块，所以感受不到不快感。一定要让他们体会到不快感和快感，可以让他们看一下弄脏的裤子，用视觉信号确认排泄失败的事实。

### （二）讨厌去厕所

首先要找出 ASD 儿童讨厌去厕所的原因，也许是讨厌厕所的狭小空间，也许是冲水声音的刺激，或者是不想被限制行为等。为减轻 ASD 儿童如厕的忧虑或恐惧，需要为其提供良好的如厕环境，如便具的清洁和卫生、便具的稳定与舒适、冲洗设施使用方便等。也可以在厕所里贴一些可爱的贴纸，摆放一些装饰品，播放轻音乐减少冲水的声音刺激，激发如厕的自觉性。

### （三）了解如厕方式

进行如厕训练，要先了解 ASD 儿童的如厕模式。例如，早上进入学校时，向家长了解 ASD 儿童在家时的如厕状况，并对这种模式进行个别干预，由此来确定在学校的如厕训练。了解如厕的模式之后，要有针对性地训练。如果 ASD 儿童排尿的间隔是 30~40 min，那么要通过不断的重复练习，慢慢地延长时间，培养 ASD 儿童排尿的意识。

但无论怎样，这些孩子的问题绝不只是如厕的问题，还有运动功能的问题，如蹲、站、用力等所需的肌肉力量不足，穿脱裤子时所需的手指运动灵巧性差等。因此，要尽量为 ASD 儿童提供更多的运动机会，这也是 ASD 儿童如厕自理训练的一个重要方面。

## 第三节　穿脱衣物自理训练

独立穿脱衣物是 ASD 儿童必须掌握的一项基本生活技能，也是完成独立如厕的基础，同时是保持良好形象，促进良好社交的条件之一。穿脱衣物能力不仅是手指精细动作能力的体现，同时受到粗大动作技能的影响。

## 一、观察各种能力

穿脱衣物是 ASD 儿童日常生活中的一大问题。衣服没有系扣子；上衣下摆没有塞到裤腰里，露了出来；裤子没有提到腰部；裤子分不清前后，经常反着穿等。这些问题通常是 ASD 儿童的手指运动能力不足造成的。一定要帮助他们记住穿脱衣服的顺序，裤子要从脚穿，上衣要从头套等，并借助现实生活环境，培养他们的手指运动功能和手眼协调能力。

## 二、必须循序渐进

### （一）菜单化指导

照护者可以在 ASD 儿童穿裤子时进行辅助，做出一个等他自己穿的姿势，并引导他按照固定的顺序穿。认真观察他习惯先穿哪只脚，把握好训练时机，有机会就多加练习。之后要逐渐减少辅助，使 ASD 儿童自然地学会穿裤子，让他有独立完成的成就感，增加自己穿衣服的自信心。

### （二）从易到难

ASD 儿童如果不会系扣子，也可以先学习穿套头的 T 恤，直到他学会了系扣子。学习系扣子，可以先从系大扣子开始，握着他的手，辅助他完成系扣子的每一个动作，最好边练习边鼓励他。刚开始能系上一个大扣子就可以了，然后逐步地减小扣子半径，提高穿脱衣物能力。

### （三）在日常生活中训练

辅助 ASD 儿童练习穿脱衣服时需要用到一些训练用具，借助这些训练用具可以提高他们的手指功能。不过，对 ASD 儿童来说，重要的是想要自己穿衣服的愉快心情。比如早上进入学校后，换上校服或便于活动的衣服就可以去操场里玩，穿上围兜就可以吃饭，这种日常生活中的习惯性活动是最好的训练机会。

### （四）重复训练

ASD 儿童在一天中穿脱衣服的机会并不是很多，因此，要尽可能地创造机会让他们不停地重复训练这些动作。比如在吃饭、午睡、做游戏、上厕所等日常活动中，尽可能多地给他们创造机会去训练。

## 三、训练内容和训练方法

### （一）提高视觉辨别能力

如果 ASD 儿童分不清裤子前后，可以在他的物品上贴上他喜欢的贴画，培养他对贴画的拥有意识，在使用的桌子、椅子等物品上最好也贴一些，以便他更好地建立这种意识。然后，将贴画朝上贴在他的裤子前面，这样就能容易通过视觉刺激分辨裤子的前后和里外。

视觉辨别能力训练方法如下：

**1. 指定颜色、形状视觉辨别能力训练**

动作要领：将不同形状或不同颜色的玩具放在一起，让ASD儿童按要求找出其中一种或几种玩具，如图7-6所示。

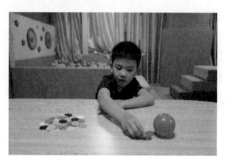

图7-6　颜色识别训练

**2. 指定图形视觉辨别能力训练**

动作要领：在纸上画出几种物品的线条图，且线条图均有重叠，引导ASD儿童找出其中的真实物品。

### （二）建立自身的身体影像

有些ASD儿童两只脚穿进一个裤筒也不在乎，这说明他们还没有形成自身的身体影像。而做体操、钻隧道等游戏能够帮助他们建立自身的身体影像。此外，ASD儿童在穿裤子时，可以让他们先穿习惯的那只脚，待形成固定的顺序之后，再继续训练会变得容易一些。

### （三）学会系扣子

先学习系大扣子对ASD儿童来说是比较容易的，可以在衣服上、书包上、手提袋上等使用大纽扣，尽可能多地给他们创造机会去训练。ASD儿童学会系大扣子之后就要学系子母扣。当手指系子母扣时会比系大扣子更用力，因此，要注重锻炼手指的力量。并鼓励ASD儿童参与涂鸦、双手敲鼓、穿珠子、翻书、拉弹力绳及拧瓶盖等活动，提高手指的精细动作控制能力。

### （四）学会穿鞋

不会穿鞋是ASD儿童生活中常见的现象。有些ASD儿童可能是因为觉得麻烦而不去穿鞋，而大部分是因为手指功能较弱。因此，锻炼手指功能是必不可少的。

另外，在日常生活活动中，要为他们提供尽可能多的帮助，哪怕是微不足道的帮助。比如，常出现踩鞋跟的 ASD 儿童，可以在鞋子的后面固定一个圆环，便于他们提鞋跟。

## 四、同时进行手眼协调的学习

ASD 儿童的进食自理能力会随着年龄的增长有所提高，这是因为他们有较强的进食兴趣。但是，他们对穿脱衣物没有过多的兴趣。所以，可以在每天的日常生活和游戏中，有意识地创造使用手指的机会，这样可以促进 ASD 儿童多方面自理能力的发展。

在手眼协调运动过程中，可以通过提高上肢控制的稳定性和手眼协调的准确性来提高手眼协调运动的效率。手眼协调能力训练方法如下：

（一）捏硬币移动至指定空间手眼协调能力训练

将硬币放入存钱罐中，引导 ASD 儿童用一只手稳定抓握存钱罐，另一只手将硬币准确地放进存钱罐中。

（二）指定动作手眼协调能力训练

使用不同粗细的线穿珠子，引导 ASD 儿童将玩具和物品摆放到指定位置或指定形状等活动方式来提高手眼协调能力。

（三）负重、协作搭积木手眼协作能力训练

在 ASD 儿童搭建积木的过程中，可以在其手腕处固定适当重量的沙袋，通过增加本体感觉信息反馈，提高小肌肉操作的稳定性，并要求多名 ASD 儿童共同搭建同一积木，提高社交及语言能力。

# 第四节　洗护自理训练

独立自主完成洗漱、护理过程是 ASD 儿童自我照护的基本生活能力。通过合理地设计一些有趣的模仿性游戏动作，强化其洗护自理能力，可有效减少照护者的负担。

## 一、训练目标

ASD 儿童洗护训练目标为自主完成洗脸、刷牙、洗澡、修剪指甲等洗护行为。

## 二、训练注意

（1）按照 ASD 儿童的生长发育顺序，洗护训练应从易到难逐渐增加难度。

（2）在进行洗护训练时，应考虑部分活动的隐私性，训练地点和方法的选择应注意保护个人隐私，才能帮助 ASD 儿童养成良好的习惯。

（3）洗护训练的内容和过程，应考虑 ASD 儿童的生理年龄，以及家人、同龄人的看法和社会的规范。

（4）洗护训练要注意使用适当的工具。例如，ASD 儿童害怕或拒绝洗澡，很有可能是害怕水或泡沫流到眼睛里，所以需要给他使用眼罩或挡水帽。

（5）与照护者之间经常保持联系与合作，让训练延伸到家庭，提高训练效果。

## 三、训练内容和方法

ASD 儿童洗护类动作完成好坏与上肢运动技能有很大关系。根据双手协调的发展阶段，ASD 儿童双手协调训练主要分为五类：双手互相接触；将物品在双手中传递；双手完成相同的动作；一只手固定，另一只手活动；双手完成不同的动作。针对提高上肢双侧运动能力，可为 ASD 儿童设计一些小肌肉训练动作，练习洗护类动作，增强自主洗护能力。

**1. 手持牙刷向不同方向移动**

动作要领：儿童一手持牙刷，在口前位置，按照指令进行不同方向、不同次数移动，自主完成刷牙动作。

**2. 交替倒水控制训练**

动作要领：放置两个水杯，其中一个水杯装入适量水，引导 ASD 儿童用一只手固定空水杯，另一只手将水倒入空水杯，并要求他尽量不将水洒出。

**3. 左右手交替拉拽物体训练**

动作要领：在拔河绳上贴上 ASD 儿童喜欢的贴画，引导他左右交替拉拽拔河绳，每遇到贴画，便取下作为奖励送给他们。

**4. 两手同时后背拉拽物体训练**

动作要领：ASD 儿童两手同时在后背握住绳子的两端，按照指令向不同方向拉拽，并控制力度和速度。

5. 传递套圈控制训练

ASD 儿童双手拿着筷子或笔等柱状工具，照护者在其一侧柱状工具上放一个套圈，引导他们将两个柱状工具对准，然后传递套圈到另一个柱状工具。


# 第五节　小帮手训练

生活小帮手训练是训练 ASD 儿童听从指令、学习家务的过程，在日常生活中随时进行是最为有效的。小帮手训练可通过简洁的指令、具体实物的联系等方法，由简单到复杂，反复强调，达到训练目标。在训练之初，ASD 儿童会出现各种状况，但经过长时间的训练后，配合度逐渐增高，自信心逐渐增强。

## 一、语言理解力和判断力

### 1. 将语言与具体物体或动作联系起来

理解是语言发育的开始，然后才是说话。提高 ASD 儿童语言理解能力的一个重要方法就是让他参与帮忙。他们会因为帮忙而得到照护者的夸奖，这也让他拥有成就感，更容易激发他帮忙的意愿。

### 2. 培养探索力和判断力

尽量让 ASD 儿童在更多的领域帮忙，这样他的生活空间更广，也更容易学习如何去寻找视线之外的东西。

### 3. 学习沟通手段

ASD 儿童在帮忙做家务时，会尝试与别人沟通、交流、合作以及进行肢体接触，并遵从指挥者发出的指令。如果他们不明白，在恰当的时机提出疑问，就能很好地建立起交流的机会，并鼓励他们主动发言。这样不但间接地创造了交友的机会，还让别人接受了自己，提高了 ASD 儿童适应社会的能力。

## 二、在帮忙的过程中得到锻炼

### 1. 夸奖

如果 ASD 儿童很乐意去帮忙，那么语言刺激也会变得丰富，而语言刺激越多，语言理解能力就会得到提高。一定要先夸奖他，并且还要展现出你的喜悦，让他体会到帮忙的快乐。

### 2. 结合场景或状况

ASD 儿童在日常生活中感受到每天的活动规律，自然就能够理解将要发生的活动或状况。如果他们的语言理解能力不足，要让他帮忙去做与当时情景有关联的事。

### 3. 从简单指令到复杂指令

先从简单的指令开始，例如，指着眼前的物品让 ASD 儿童拿过来，逐渐发展到只发出一个指令就能把远处的物品拿过来，这种指令的阶段性变化是非常必要的。如果 ASD 儿童可以拿到视野范围以外的物品，那就说明他的语言理解能力有了很大的进步。

### 4. 以人为媒介的帮忙

ASD 儿童帮助其他小朋友或老师传递物品，从接受帮助到帮助他人，这种体验对他们来说是非常好的。有些 ASD 儿童在日常生活中没有被认同的存在感，可以尝试用这种方法让他参与帮忙，让他有自己是集体中一员的认同感。

## 三、帮忙困难的常见问题

### 1. 对所指物品没有反应

有的 ASD 儿童对被指的物品不能理解，这时一定要限定所指的物品，只对在眼前的东西提出指示。这样，他们就能理解指示，通过训练后对稍远一点的物品指示也能逐渐理解。

### 2. 记忆力不好

有些 ASD 儿童可以帮忙拿或传递眼前的东西，但不在眼前的东西就比较困难。例如，发出指令"去隔壁房间把包和帽子拿来"，他们只会在自己的身边转来转去地找，发现找不到的时候也已经把指令忘了。这时需要利用固定的物品和情景，经常发出指令，训练才能顺利进行。之后出门散步的时候，一定要带相同的包和帽子。如果 ASD 儿童能够意识到要出门散步，那么他可能会完成"去隔壁房间把包和帽子拿来"的指令。

### 3. 不会根据语言指令帮忙做事

对于不会根据语言指令帮忙做事的 ASD 儿童，帮忙的次数不必太多，最好先理解语言与物品的关系，之后再逐渐加强对语言指令的理解。

## 四、帮忙与语言的发育

能否顺利执行语言指令是 ASD 儿童重要的日常生活技能。如果 ASD 儿童只根据语言指令对视线以外的东西做出反应，而不是用手指的指令，那么他的语言基础应该是比较扎实的。如果他能很好地帮忙完成一些事情，自然也就理解语言指令了。一方面，教授他们更多的语言知识；另一方面，增加他们帮忙的机会。另外，为了促进他们说话，还要重视发声器官的训练。

# 第八章／
# 孤独症儿童的体育游戏

本章针对 ASD 儿童社会交往能力存在的障碍，设计了单人、亲子或多人参与的体育类游戏，通过种类多样的体育游戏提高 ASD 儿童的体育运动兴趣，改善社会交往及共同注意等能力。

## 第一节　器械类游戏

器械类游戏主要指利用一些能够搬动或移动的中、小型运动器械进行相应的游戏活动。这类运动可提高儿童活动的兴趣，具有较好的互动性，可增强 ASD 儿童的人际交往能力，提高共同注意能力。

### 一、手球游戏

手球是综合篮球和足球的特点而发展起来的一种用手打球、以球攻入对方球门得分的球类运动。因其对场地设施要求不高，动作易于掌握，根据不同年龄特点可选择不同大小的手球，目前广泛应用于少儿体能训练。可利用与年龄适宜大小的手球开展手球游戏，从较低难度开始，逐渐增加难度，从而达到循序渐进增强手眼协调能力和动作控制能力。

#### 1. 单次拍球并持球
要求：双脚开立与肩同宽，站直，单手握住手球，听口令向下拍球并双手接住。
目的：强化指令性和集体意识，提高手眼配合与肢体控制能力。

#### 2. 传球
要求：ASD 儿童间隔 15 cm~30 cm 围成圈（根据年龄可逐渐增加距离），听到老师的击掌声后传球，拍一下传一次。难度提升：ASD 儿童身上贴着不一样的数字，听到不同数字击掌声时传给相应号码。

目的：锻炼上肢协调与粗大运动能力，提高 ASD 儿童互动性、专注力和自控能力。

### 3. 持球移动并定点拍球

要求：ASD 儿童双手持球站在场地内，场地贴视觉提示卡，让 ASD 儿童持球走到视觉提示卡所在区域进行拍球，直到全部视觉提示卡区域都完成拍球任务。

目的：锻炼 ASD 儿童上下肢协调配合、上肢精细运动和控制能力，强化指令性和目的性，提高专注力和自控力。

### 4. 定点投球

要求：ASD 儿童双手持球站在线外，要求 ASD 儿童从双手握球变为单手持球，并将球向球门投出，手球需进入球网内。

目的：锻炼 ASD 儿童上肢协调能力、上肢肌肉爆发力和精细运动控制能力，提高专注力和自控力。

### 5. 接球后投球

要求：ASD 儿童与老师面对面，老师将球传给 ASD 儿童，ASD 儿童双手接球后单手持球，将球向球门投出，手球需进入球网内。

目的：锻炼 ASD 儿童上肢协调能力、上肢力量和精细运动控制能力，提高专注力、自控力。

### 6. 持球移动并定点投球

要求：ASD 儿童双手持球站在场地内，场地贴上视觉提示卡并设有球门，让 ASD 儿童持球走到视觉提示卡所在区域，向球门单手投球，投球后捡球回来到下一个视觉提示卡区域投球，直到全部视觉提示卡区域都完成投球任务。

目的：锻炼 ASD 儿童上下肢协调配合、上肢肌肉爆发力和耐力、精细运动和控制能力，强化指令性和目的性，提高专注力和自控力。

### 7. 单次投球

要求：双脚开立与肩同宽站直，单手持球，听口令投球至桶内，投球成功后击掌并蹲下。

目的：强化指令性和集体意识，提高手眼配合与肢体控制能力。

### 8. 感统圈内接球

要求：ASD 儿童站在感统圈内，老师将球向下扔出，待球弹起后要求 ASD 儿童接球，接球后将球放进桶内并依次排队。

目的：锻炼上肢协调与粗大运动能力，提高 ASD 儿童互动性、专注力和自控力。

## 二、绳梯游戏

### 1. 小兔觅食

要求：儿童双脚站在绳梯第一格内，听指令进行向前跳跃，每次跳一个格子，最终跳到终点拿到"食物"。

目的：锻炼跳跃能力，强化身体协调、节奏感。

### 2. 企鹅快跑

要求：儿童双脚站在绳梯外，听指令向前小碎步跑，每一步一个格子，跑到终点处。

目的：提高身体平衡和协调能力、专注力。

### 3. 横行霸道

要求：儿童双脚侧站在绳梯旁，待发出"开始"指令后向另一端横向滑动，并且每一步落在绳梯方格中，到达一端后向起始方向进行反方向滑动。

目的：锻炼身体移动能力，强化身体协调和节奏感，提高专注力。

### 4. 跳跳乐

要求：儿童双脚站在绳梯外，让其向前跳入绳梯第一格中，双脚并拢双手向上并拢，再跳出格外，四肢打开，交替向前直到终点处。

目的：提高四肢协调控制能力、跳跃能力。

## 三、波速球、榴莲球

### 1. 小虫爬

要求：老师发出"开始"的指令后，儿童沿波速球向前爬行。

目的：锻炼四肢运动能力、本体感觉，提高协调和平衡能力。

### 2. 看谁站得久

要求：儿童双脚站在榴莲球旁，待发出"开始"指令后站上榴莲球，尽可能维持站立姿势。

目的：锻炼平衡能力，提高本体感觉和专注力。

注意：可采用循序渐进、逐渐增加难度的方法，双足睁眼站立、单足睁眼站立、双足闭眼站立、单足闭眼站立。

## 四、跳皮筋、跳绳

### 1. 跳皮筋

要求：父母将皮筋分别固定于小腿不同部位，ASD 儿童根据指令跳进、跳出。

目的：锻炼 ASD 儿童神经肌肉反应能力、下肢肌肉爆发力和肢体协调能力。亲子游戏中也可增强 ASD 儿童互动和社会交往能力。

注意：根据 ASD 儿童的熟练程度，可由较低位逐渐向较高位练习。

### 2. 双人跳绳

要求：在空旷的场地，家长与 ASD 儿童面对面站立，尽可能站近一点。由家长发起跳绳动作，在绳子快到脚边时，家长发出指令"跳"，ASD 儿童随即双脚向上跳。

目的：该练习可以培养 ASD 儿童的配合精神和锻炼神经肌肉反应能力。

### 3. 多人跳绳

要求：两名成人摇动大绳，两名 ASD 儿童跳绳。

目的：该练习可以锻炼 ASD 儿童的反应能力和视觉注意能力，同时在游戏中 ASD 儿童会享受运动带来的愉悦感，并且与小朋友间交流增多，增强社会交往能力。

## 五、组合训练

可以按照 ASD 儿童特点和测评结果，将几种器械组合，增强变化性和趣味性，如波速球 + 榴莲球 + 感统圈 + 平衡木。

要求：4 个 ASD 儿童为一组，依次进入波速球、榴莲球、感统圈、平衡木等训练器材摆放区域。根据器材的不同而做出相应的动作，可绕着该场地连续做下去。如波速球上爬行、榴莲球上行走，其间穿插平衡木上行走、感统圈跳跃的动作。

目的：锻炼四肢协调运动能力、肌肉耐力，强化本体感觉、平衡能力。

## 第二节　挥拍类游戏

挥拍类游戏变化多样，趣味性强，常锻炼参与者的短时反应能力、耐力与肌肉爆发力；有利于锻炼 ASD 儿童的共同注意，培养参加体育活动的兴趣；有助于家长在锻炼过程中积极参与 ASD 儿童康复过程、缓解情绪、增强康复信心，同时有助于改善家长的体质水平。常见的挥拍类游戏有乒乓球、匹克球、羽毛球等。以乒乓球为例。

**1. 抛接球**

要求：抛接球为初始练习动作。桌子摆在中间，家长站在桌子一侧向桌上抛乒乓球，ASD 儿童站在另一侧用手接住球。由慢速度近距离抛接开始，家长可逐渐加大难度，加快速度或者抛向距离相对较远的地方。

目的：该练习可以锻炼 ASD 儿童手眼协调的能力。

**2. 自抛自打球**

要求：桌子摆在中间，ASD 儿童拿球拍站在桌子一侧。告诉 ASD 儿童自己将球弹起到空中，球落到桌面前挥拍将球击打出去。

目的：可以锻炼 ASD 儿童手眼协调及空间位置感。

**3. 抛固定点击球**

要求：桌子摆在中间，ASD 儿童拿球拍站在桌子一侧，家长站在 ASD 儿童对面。家长向固定位置抛球，要求 ASD 儿童在球从桌面弹起时击球。可逐渐增加距离。

目的：该练习可以锻炼 ASD 儿童手眼配合能力。

**4. 抛两点位置击球**

要求：桌子摆在中间，ASD 儿童拿球拍站在桌子一侧，家长站在 ASD 儿童对面。家长向任意两个位置抛球，要求 ASD 儿童判断球的位置并在球从桌面弹起时击球。

目的：该动作可以锻炼 ASD 儿童手眼配合能力及空间位置感。

除了乒乓球，可根据 ASD 儿童兴趣和动作将网球、羽毛球、匹克球等逐渐增加到日常体育锻炼中，增强 ASD 儿童的心肺功能和协调性，发展共同注意和社会交往能力。


# 第三节　有氧舞蹈


有氧舞蹈是在音乐的伴奏下，以身体练习为基本手段，以有氧运动为基础，以健、力、美为特征，达到增进健康、塑造形体、愉悦身心的一项体育运动。有氧舞蹈将风格多样的动作和音乐结合在一起，使运动变得丰富多彩，更具吸引力。

这些锻炼能够提高 ASD 儿童的心肺功能和肢体协调性，促进身心健康，同时也能提升其创造力、想象力、表现力和艺术修养等方面的能力。可选用 ASD 儿童熟悉或喜欢的动画片音乐，更能激发他运动的兴趣。

## 一、《巨人巨人，你好呀！》

1. 动作描述

（1）巨人走路（A）：

第 1 个 8 拍

1—6 拍：双手叉腰，左脚开始，双脚依次向前迈步并做 2 次颤膝。

7—8 拍：右脚向前呈右侧点地，双手动作不限。

第 2 个 8 拍

1—6 拍：双手叉腰，左脚开始，双脚依次向后迈步并做 2 次颤膝。

7—8 拍：右脚向后呈右侧点地，双手动作不限。

重复做 4 个 8 拍。

（2）巨人压腿（B）：

第 1 个 8 拍

1—8 拍：双腿打开与肩同宽，双手十指交叉，放在左侧膝盖上方，颤膝 2 次，左右依次各做 2 次。

重复做 3 个 8 拍。

第 4 个 8 拍

1—4 拍：双腿打开与肩同宽，双手十指交叉，放在左侧膝盖上方，颤膝 2 次，左右各 1 次。

5—6 拍：左脚开始，双脚依次踏步收回，双手自然摆臂。

7—8 拍：左脚开始，双脚依次高抬腿跳（左右左），双手自然摆臂。

（3）巨人挥手（C）：

第 1 个 8 拍

1—4 拍：左脚开始，向前跳步走 4 步，双手屈臂自然摆动。

5—8 拍：左脚向侧打开，双脚与肩同宽，同时双手上举，掌心向前，左右依次各挥动 4 次，同时扭髋 4 次。

第 2 个 8 拍

2—4 拍：左脚开始，向后跳步退 4 步，双手屈臂自然摆动。

5—8 拍：重复第 1 个 8 拍的 5—8 拍。

重复做 4 个 8 拍。

动作顺序：A+B+C+A+B+C

2. 目的

该舞蹈可以锻炼 ASD 儿童的心肺功能、节奏感以及创新力和想象力。不限动作的节拍可以自由创编动作。

## 二、《迪迦奥特曼》

1. 动作描述

（1）哉佩利敖光线（A）：

第 1 个 8 拍

1—4 拍：双脚站立与肩同宽，双手胸前屈臂，左手在下，右手在上，前臂组成 L 形，跟音乐的节奏上半身向左侧转 45°，膝盖保持弹动。

5—8 拍：双手转换位置，跟音乐的节奏上半身向右侧转 45°，膝盖保持弹动。

重复做 4 个 8 拍，最后 1 拍回到并腿站立姿势。

（2）迪迦冲拳（B）：

第 1 个 8 拍

1—2 拍：左侧并步，左手侧上冲拳，右手握拳叉腰。

3—4 拍：右侧并步，右手侧上冲拳，左手握拳叉腰。

5—8 拍：同 1—4 拍。

重复做 2 个 8 拍。

（3）迪迦挥手（C）：

第 1 个 8 拍

1—4 拍：双脚打开与肩同宽，右膝开始，左右膝依次内扣 3 次，同时挥动双臂，第 4 拍停顿。

5—8 拍：动作同 1—4 拍，方向相反。

重复做 2 个 8 拍。

（4）迪迦阻挡（D）：

第 1 个 8 拍

1—2 拍：原地并腿跳 2 次，双手握拳胸前屈臂交叉。

3—4 拍：原地开腿跳 2 次，双手直臂侧下举。

5—8 拍：同 1—4 拍。

重复做 2 个 8 拍。

（5）迪迦起飞（E）：

第1个8拍

1—2拍：原地并腿跳2次，左手高冲拳2次，右手握拳叉腰。

3—4拍：原地并腿跳2次，右手高冲拳2次，左手握拳叉腰。

重复做2个8拍。

动作顺序：A+B+C+B+C+D+E+D+E

2. 目的

该舞蹈可以锻炼 ASD 儿童的心肺功能、节奏感以及想象力和协调性。

## 三、《樱桃小丸子》

1. 动作描述

（1）丸子跳（A）：

第1个8拍

1—4拍：双腿开合跳2次，双手头顶击掌2次。

5—8拍：双腿弓步跳，双手自然摆臂，第8拍还原成并腿站立。

重复做3个8拍。

（2）丸子开合（B）：

第1个8拍

1—4拍：左脚开始，双脚依次侧前方做并步2次，双手1、3拍侧平举，2、4拍胸前交叉。

5—8拍：左脚开始，双脚依次侧后方做并步2次，双手动作同1—4拍。

第2个8拍

1—8拍：左脚开始，双脚依次原地做高抬腿4次，双手胯下击掌。

重复做4个8拍。

（3）丸子向前冲（C）：

第1个8拍

1—8拍：上左脚，吸右腿，落右脚，退左脚成后点地，双臂屈臂自然摆动。

重复2次。

第2个8拍：同第1个8拍。

第3、4个8拍：同第1个8拍，做反方向。

（4）丸子摇摆（D）：

第1个8拍

1—4 拍：并腿站立，扭髋 4 次，同时双手跟随髋部摆动左上、右上、左下、右下各摇摆 1 次。

5—6 拍：出左脚，左侧点地，身体转向右 45°，双手打开侧平举，重心在左脚，第 6 拍回到并腿站立姿势。

7—8 拍：同 5—6 拍，方向相反。

重复做 4 个 8 拍。

（5）丸子锤锤（E）：

第 1 个 8 拍

1—2 拍：左并步，左手握拳小臂顺时针转一圈，成左侧屈臂握拳平举，大臂与小臂成 90°。

3—4 拍：做反方向。

5—8 拍：左右各并步 1 次，双臂屈臂平举，大臂与小臂成 90°，大臂保持不动，双拳依次前后垂摆。

重复做 4 个 8 拍。

动作顺序：A+B+C+D+E

2. 目的

该舞蹈可以锻炼 ASD 儿童的心肺功能、节奏感以及身体协调性。

## 四、《Summer》

1. 动作描述

（1）端盘子（A）：

第 1 个 8 拍

1—2 拍：向左并步，右手叉腰，左手左侧屈臂成端盘子姿势。

3—4 拍：向左并步 2 次，双手同 1—2 拍。

5—8 拍：做反方向。

重复做 2 个 8 拍。

（2）小摆锤（B）：

第 1 个 8 拍

1—2 拍：向左并步，左手直臂握拳侧平举，右手屈臂侧平举，小臂垂直地面，1 拍握拳向下捶，2 拍还原。

3—4 拍：向左并步 2 次，左手不变，右手握拳向下捶 2 次。

5—8 拍：做反方向。

重复做 2 个 8 拍。

（3）擦玻璃 + 后吸腿（C）：

第 1 个 8 拍

1—8 拍：双脚打开与肩同宽，髋部左右摆动，双手跟随髋的扭动从上到下左右摆动做擦玻璃动作。

第 2 个 8 拍

1—4 拍：左腿后吸腿 2 次，同时左手向后触碰脚跟。

5—8 拍：做反方向。

重复做 4 个 8 拍。

（4）大树挥手（D）：

1—8 拍：左边开始，左右依次做并步 4 次，双手跟随音乐节奏左右摆动。

重复做 2 个 8 拍。

（5）转圈圈（E）：

第 1 个 8 拍

1—4 拍：双手自然打开，带动身体向左平转 360°，第 4 拍击掌并腿。

5—8 拍：做反方向。

重复做 2 个 8 拍。

动作顺序：A+B+C+A+B+C+D+E

2. 目的

该舞蹈可以锻炼 ASD 儿童的心肺功能、节奏感以及髋关节灵活性。

# 第四节　传统体育游戏

传统体育游戏包括踢毽子、打陀螺、推铁环、两人三足、老鹰捉小鸡、合作运沙包、双脚兔子跳、吹气球、运球接力赛、吹泡泡、推轮胎、捕鱼等。有许多是在日常生活中逐渐形成的亲子游戏，游戏规则易于掌握，不需要复杂的设备，对场地要求较低，可随时随地开展。传统体育游戏对增进亲子关系，增强儿童的社会交往能力起到重要作用。

### 1. 跳方框

要求：用粉笔画好方框。告诉 ASD 儿童用单脚踢石子到指定位置，到达指定位置后，更换双脚踩到格子内，再切换单脚跳把石子踢到终点处（这期间不能踩到线，石子不能碰到线）。单脚跳练习要求单脚支撑身体保持平衡，需要将石子踢到指定范围且不能碰到横线。在进行的过程中还需要单脚变双脚再变单脚跳进行。

目的：该练习可以锻炼 ASD 儿童的平衡能力、灵敏性和抑制控制能力。方框可逐渐增加变化，如单双、单单双等。

### 2. 扔沙包

要求：硬平地上用粉笔 / 胶带画好范围，家长陪同 ASD 儿童玩游戏。ASD 儿童可在划定的范围随意跑动，但不要被沙包砸到。如果被沙包砸到则与对方互换角色，接到沙包则可保留一次机会。

目的：游戏过程中涉及躲、闪、跳和注意力等，可以锻炼 ASD 儿童反应能力，提高身体灵敏素质。躲避沙包过程中，培养 ASD 儿童的共同注意，同时多人参与的游戏，可增强社会交往能力。

### 3. 跳皮筋

要求：铺好地垫，家长和 ASD 儿童站在上面，由家长牵皮筋。告诉 ASD 儿童皮筋在不同高度完成双脚跳跃动作，做到则为通关，反之视为不通关。ASD 儿童在不同高度完成跳皮筋动作。动作可增加变化。从低到高，每次以 3 cm~5 cm 递增。

目的：该练习可以增加 ASD 儿童肢体的协调性、平衡能力、灵敏性，对 ASD 儿童方位感的形成也有积极作用。

### 4. 拍气球

要求：将气球拍到空中，两名 ASD 儿童向上拍球，保持球不落地。

目的：锻炼 ASD 儿童的平衡能力、物体控制能力、协调能力、注意力等。多人参与的游戏也有助于发展 ASD 儿童的社会交往能力。

### 5. 老鹰捉小鸡

要求：一名 ASD 儿童假扮游戏中的"老鹰"，一名 ASD 儿童假扮"母鸡妈妈"，其他 ASD 儿童假扮"小鸡"，抓着假扮"母鸡"的 ASD 儿童的衣服，假扮"母鸡"的 ASD 儿童要防范"老鹰"抓自己的"小鸡"。被抓到的"小鸡"视为淘汰，直至所有"小鸡"被抓，游戏结束。也可由父母分别扮演老鹰与母鸡。

目的：考验 ASD 儿童的团队合作能力和随机应变能力。互动性游戏可增强 ASD 儿童的观察能力、判断能力和肢体协调能力。可根据 ASD 儿童的运动能力及感知觉发展状况，适当增加较为复杂的亲子游戏。

# 第九章 /
# 孤独症儿童运动处方

为了更科学合理地指导 ASD 儿童家长及康复机构教师对儿童进行运动康复，需要针对儿童的个体发育状况、运动技能评估结果等制定精准干预的运动处方。本章主要介绍运动处方的基本概念及对 ASD 儿童制定运动处方的原则和注意事项。

## 第一节　运动处方

运动处方是由运动处方师、运动健康指导师、康复医师、康复治疗师、社会体育指导员和临床医生等专业人员依据参加体育活动者的年龄、性别、个人健康信息、医学检查、体育活动的经历以及心肺耐力等体质测试结果，并根据健身目的，用处方的形式制定的系统化、个性化体育活动指导方案。我国针对 6~17 岁儿童青少年的体力活动指南提出体力活动推荐量，每天至少累计达到 60 min 的中高强度身体活动，包括每周至少 3 天的高强度身体活动和增强肌肉力量、骨骼健康的抗阻活动。每天的屏幕时间限制在 2 h 内，鼓励儿童青少年更多地动起来。

### 一、孤独症儿童运动处方的设计原则

由于 ASD 儿童的运动能力、社会交往等存在较大个体差异，并且发病原因及生活环境等不尽相同，因此在制定 ASD 儿童运动处方中要考虑以下几项基本原则。

#### 1. 系统评估原则

在制定 ASD 儿童运动处方前要通过体格检查、各系统功能评估及量表等，准确评估 ASD 儿童存在的障碍类型、特点，制定近期和远期的康复目标。此外，随着年龄的增长，ASD 儿童会出现身高、体重的增长，呼吸系统、循环系统等功能

不断完善，身体素质发生改变，因此，在康复过程中要注意及时进行系统评估，根据评估结果不断调整运动处方内容。

### 2. 个性化原则

每个 ASD 儿童的身体机能状况、兴趣爱好、生活环境、看护者及个人掌握的运动技能等存在较大差别，因此，在制定运动处方时要充分考虑到其具体情况，因人而异，采取不同的运动方式、运动强度等。在进行运动功能评估时，也可对个体进行纵向比较来评价运动处方的有效性。

### 3. 安全性原则

由于 ASD 儿童存在某些特定的功能障碍，因此在运动中为了避免运动风险，要充分了解其的疾病史、运动史，进行运动前的健康筛查和运动风险评估、体力活动水平测试和医学检查，了解其参加体育锻炼的限制程度，掌握其医务监督的关键问题，使其在安全范围内锻炼。安全性是制定运动处方、实现科学健身的基础原则，也是 ASD 儿童长期坚持锻炼、最大程度获得锻炼收益的基本保证。如果 ASD 儿童盲目进行运动，可能引发运动中的意外事件，如组织挫伤、肌肉拉伤等。

### 4. 循序渐进原则

在制定运动处方时，运动量和运动强度应由小到大，运动方式由易到难。运动处方应根据儿童各器官系统功能和健康状况变化，在实施过程中及时进行调整。不同类型的运动可以通过不同强度逐渐递增。有氧运动的递增方式包括增加运动时间，增加每周锻炼的天数，在整个过程中稍微增加强度或者在每次锻炼期间增加短暂的爆发力练习。对于抗阻运动，如果感觉低强度的重复训练很轻松时，可以增加 10% 的重量而减少重复次数，适应后再逐渐增加重复次数。对于柔韧性练习，可以增加新的伸展动作，从静态拉伸到动态拉伸，或减少平衡支持。如可从硬地的双足支撑、单足支撑、双足闭眼、单足闭眼，逐步更换为平衡垫、波速球、榴莲球；从单纯站立逐步增加抛接球、双手画圈、负重等。

### 5. 整体康复原则

ASD 儿童局部功能障碍可影响其他部位的功能，如一侧肌肉力量强，导致脊柱侧弯。因此，在进行局部康复训练时，要考虑到相关组织功能系统的联动效应。制定运动处方时尽可能选择使全身多数部位得到有效锻炼的项目，个别单侧肢体的运动，一定注意对侧肢体的运动。

### 6. 可行性原则

ASD 儿童的运动康复较多依赖于其生活环境、家长的知识技能，因此在制定运动处方时，要充分考虑处方的可操作性、可持续性。选择运动项目时要充分考虑到儿童自身的身体状况、兴趣爱好、环境条件等。所有的体育锻炼需要长期坚持才能取得生理效益。在进行运动处方效果评估时，要充分考虑可行性。如评价心肺耐力最好的指标是最大摄氧量，但一方面测试复杂，另一方面难以让 ASD 儿童完成整个过程，可以改为 6 min 步行或跑作为评价指标。

## 二、制定孤独症儿童运动处方的基本流程

制定 ASD 儿童运动处方的基本流程主要包括基本信息搜集和医学检查，运动功能评估，运动风险评估，制定运动处方，运动处方实施及医务监督，评估及调整，如图 9-1 所示。

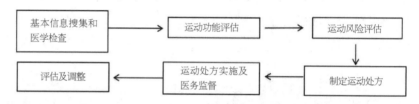

图 9-1　制定 ASD 儿童运动处方的基本流程

### 1. 基本信息搜集和医学检查

在制定 ASD 儿童运动处方时首先要了解其年龄、性别、运动兴趣、病史、治疗过程等，建立运动康复档案。可通过对其监护人发放问卷或访谈法，了解其基本健康状况、存在的主要问题，并进行初步的健康筛查等。此外，还要进行医学检查，通过客观的检测指标发现 ASD 儿童存在的健康问题，以备后续进行运动风险评估和运动处方制定。由于 ASD 儿童的运动康复场所主要涉及康复机构和家庭，尤其是家庭看护者的运动知识和技能、运动环境、运动兴趣等对 ASD 儿童参加运动康复有较大影响，因此，在制定 ASD 儿童运动处方时，应对其看护者进行相应的问卷调查，以制定可操作的运动康复方案。

### 2. 运动功能评估

运动功能评估（详见第二章），包括基本运动能力评估，发现其粗大动作及精细动作中存在的关键问题，肌力、肌张力、关节活动度、平衡协调等存在的障碍，为后续制定运动处方提供依据。

### 3. 运动风险评估

ASD 儿童有时会并发存在肥胖、癫痫、心肺功能异常等健康问题，为了最大

程度地让其获得运动益处，需做运动风险评估，尤其是运动损伤、运动性病症风险，以确定其能参加的活动类型、运动强度及运动中的医务监督注意事项。

### 4. 制定运动处方

根据前期测评结果和问卷调查结果，制定适宜的运动处方，包括运动频率、强度、方式、运动时间及运动量和进程。

### 5. 运动处方实施及医务监督

制定好的运动处方要按计划在家庭、社区、康复机构实施，对可能出现的突发情况做好预案。由于 ASD 儿童的康复是系统化工程，在运动康复的同时还进行其他语言、社交等功能康复，要将各种康复训练合理安排。由于 ASD 儿童感知觉和语言表达存在一定障碍，不能正确表达自己的运动感受，因此在运动过程中要及时监控心率、出汗量、面色等的变化，进行调整。另外，做好运动防护，注意预防运动损伤。

### 6. 评估及调整

在运动处方实施 8~12 周，可对运动功能进一步评估，如能完成简单动作，可增加动作难度。又如完成相应运动量时，心率增加不明显，可加大运动量，以取得更好的训练效果。

## 第二节　孤独症儿童运动处方

ASD 儿童运动处方基本要素主要包括运动频率（frequency, F）、运动强度（intensity, I）、运动方式（type, T）、运动时间（time, T）、运动总量（volume, V）、运动处方实施进程（progression, P）六大要素，简称"FITT-VP"。此外，运动目的和运动中的注意事项及医务监督等问题在运动处方实施过程中也需要充分细致地考虑。

## 一、运动目的

根据 ASD 儿童体质水平和粗大运动功能、感觉统合等的评估结果，确定运动目的。根据文献，大部分 ASD 儿童存在平衡、协调方面的问题，因此在制定运动处方时要针对评估结果，选择增强其相应运动能力的训练方法。

## 二、运动频率

运动频率是指每周运动的天数。对于普通人群,每周运动3~5天是比较合适的。而对于 ASD 儿童,每天按运动处方进行一次康复运动,更易于他们形成良好的运动习惯,长期坚持可使运动效益最大化。

## 三、运动强度

在适宜范围内,运动强度与获得的健康收益有明显的量效关系。需要根据 ASD 症儿童的具体情况(如有无并发症、年龄、日常参与的体育活动、有无运动习惯)和运动目标,确定适宜的运动强度。在 ASD 儿童康复中,可以根据简便易行的方法判断运动强度是否合适。如用心率监测运动强度,常用最大心率百分比和靶心率。简便监控运动强度的指标还有主观用力感觉量表(RPE),但 ASD 儿童可能难以表述自己的感觉,主要是家长或康复师通过面色、排汗量、动作执行度等综合判断。中等强度运动一般表现为显著增加呼吸频率,排汗量增加,心率有明显增加;较高强度运动表现为急剧增加呼吸、排汗量和心率,如表 9-1 所示。

表 9-1　疲劳程度简易判断标准

| 内容 | 轻度疲劳 | 中度疲劳 | 极度疲劳 |
|---|---|---|---|
| 自我感觉 | 无任何不舒服 | 疲劳、腿痛、心悸 | 除疲劳、腿痛、心悸外,尚有头痛、胸痛、恶心(甚至呕吐)等征象,且这些征象持续一段时间 |
| 面色 | 稍红 | 相当红 | 面色红或苍白,有时呈蓝紫色 |
| 排汗量 | 不多 | 较多 | 非常多,尤其是整个躯干部分 |
| 呼吸 | 中度加快 | 显著加快 | 显著加快,并且呼吸表浅,有时会出现节律紊乱 |
| 动作 | 步态轻稳 | 步态摇摆不稳 | 摇摆现象显著,出现不协调动作 |
| 注意力 | 较好、能正确执行指示 | 执行口令不准确,会出现错误的技术动作 | 执行口令缓慢、技术动作出现变形 |

最大心率百分比(%HRmax):最大心率(maximum heart rate,HRmax),是在最大强度运动负荷实验中测得儿童心率,一般用220- 年龄推算。大部分儿童运动后心率为 60%~80%HRmax。

靶心率是指运动中能获得最佳运动效果并能确保安全的心率范围。

靶心率 =(220- 年龄 - 安静心率)×(60%~80%)+ 安静心率

## 四、运动方式

关于不同运动方式对 ASD 儿童运动素质、社会交往能力的影响,有较多报道。

运动康复师和家长可根据前期 ASD 儿童测评结果和 ASD 儿童的运动兴趣，选择适宜的运动方式。常采用的运动方式包括有氧运动、抗阻运动、柔韧性练习等（见第六章）。为了促进健康和提高心肺耐力，一般推荐规律的、大肌肉群参与的、所需技巧性较低的中等强度及以上的有氧运动。ASD 儿童可根据身体功能状况，在安全的室外环境下，进行慢跑、快走、游泳、舞蹈、体育游戏、小篮球、手球等活动（见第八章）。目前应用较多的还有专门的水疗康复。对于节奏感较好的 ASD 儿童，可采用动感单车、体育舞蹈等。为了改善 ASD 儿童的肌肉耐力和爆发力，可通过自身体重、弹力带、哑铃等进行抗阻力量练习，但对于 ASD 儿童一定要确保运动环境安全，无危险因素。柔韧性练习可采用动态或静态的拉伸。上、下肢力量训练，可采用每次 1~3 组，每组 6~15 次。爆发力训练可采用每次 1~3 组，每组 3~6 次。对于肥胖的 ASD 儿童可采用水上项目或功率自行车，以减轻体重对膝关节的压力。

## 五、运动时间

运动时间指每次运动的持续时间，1~3 岁的幼儿每天至少累计参加 30 min 的有组织的体力活动，而 3~5 岁和儿童青少年的运动时间可采用中等强度运动 30 min/d，较高强度运动 30 min/d，累计运动时间 60 min/d。推荐的运动时间不包括正式运动前的热身活动和运动后的整理和拉伸活动时间。

## 六、运动总量

运动总量由运动频率、运动强度和运动时间共同决定，可以用运动的总时间表示，也可以用力量练习中克服的总重量表示，还可以用总距离表示，如每周累计运动 150 min，每周累计卧推 1500 Kg，每周累计跑步 30 Km 等。运动总量可以估算儿童依据运动处方运动后总的能量消耗。尤其对于肥胖的 ASD 儿童，适宜范围内较大的运动总量可增加其能量消耗，促进脂肪分解，降低体脂率。

## 七、运动处方实施进程

根据在运动康复过程中，ASD 儿童本身的健康状况、体质水平及机体对运动强度、运动量等的综合反应，可以增加运动处方中运动频率、运动强度、运动时间和运动方式的一项或几项内容，而达到循序渐进，逐步提高体质和身体功能的目的。在运动开始阶段可逐渐增加运动时间，如每 1~2 周将运动时间延长 5~10 min，在形成规律运动约 4 周后，可逐渐增加运动频率和运动强度，最终达到较好的运动康复效果。

## 八、运动中的注意事项

在针对 ASD 儿童制定运动处方时，要特别考虑安全问题，如运动环境的安全，选择安全性较高、对技巧和技术要求不高的运动项目。运动强度也要注意循序渐进，避免运动损伤及运动性疾病。ASD 儿童为了获得最大的运动康复效果，应每天进行规律运动。而实际上，大部分儿童 5 天在康复机构或学校，2 天在家，或者部分儿童由于种种原因居家康复。因此，为了让运动处方有更好的执行性，康复机构或社区的康复人员需要指导 ASD 儿童家长在家进行康复训练。家长也需要掌握相应的康复技能，可通过康复师的指导和网站自主学习。广东省特殊儿童发展与教育重点实验室目前已设置了相应的网上康复内容。

# 第三节　孤独症儿童运动处方实例

前期测评结果发现，大部分 ASD 儿童存在心肺耐力较差、平衡协调能力弱等问题，以下是根据不同康复目标设定的运动处方，家长和康复机构或社区的康复人员可参考以下内容对 ASD 儿童进行康复训练。

## 一、改善平衡与协调能力的运动处方

运动处方如表 9-2 所示。

表 9-2　运动处方

| 基本信息 | | | | | 2022 年 9 月 1 日 |
|---|---|---|---|---|---|
| 姓名 | 张某 | 性别 | ☑男 □女 | 年龄 | 5 岁 |
| 家长电话 | | 家庭住址 | | | |
| 运动前筛查结果 | | | | | |
| 体力活动水平 | ☑严重不足　□不足　□基本满足 | | | | |
| 健康筛查 | 身高___cm，体重___Kg | | | | |
| | 体质指数（BMI）_____　体脂率___% | | | | |
| | 血压___mmHg，安静心率___次 /min | | | | |
| | 血常规指标：血红蛋白（Hb）____g/L | | | | |
| | 红细胞计数（RBC）___×10^12 个 /L | | | | |
| | 白细胞计数（WBC）___×10^9 个 | | | | |
| | 疾病史： | | | | |
| 运动风险分级 | □低 □ 中 □高 | | | | |
| 儿童孤独症评定量表（Childhood Autism Rating Scale, CARS） | □非孤独症（<30 分）<br>☑轻至中度孤独症（30 分 < 得分 <36 分并且不到 5 项 <3 分）<br>□重度孤独症（> 36 分并且至少 5 项 > 3 分） | | | | |

| 运动机能测试结果 | 肺活量___ml<br>柔韧性（坐位体前屈）<br>耐力（12 min 跑）如果难以完成可改为 6 min 跑，或跑 1.6 千米所用时间 |
| --- | --- |
| 大肌肉动作发展评分（TGMD—3，见附表 2） | 粗大运动功能分级系统（GMFCS）：Ⅰ级<br>移动运动技能：<br>球类运动技能： |
| 感觉与平衡能力（见附表 3） | |
| 精细运动能力 | 精细运动功能分级系统（MACS）：Ⅰ级 |
| 存在的主要问题 | 平衡能力较差，肢体协调性差 |
| 运动处方 | |
| 运动目的 | 增强平衡与协调能力 |
| 运动方式 | 感觉统合训练、亲子舞蹈、小篮球、乒乓球等 |
| 运动强度 | （220—5）×50%~80% |
| 运动时间 | 30 min |
| 运动频率 | 每天 1 次 |
| 运动目标 | 近期目标：4 周训练可使 ASD 儿童熟悉动作，8 周训练使 ASD 儿童平衡与协调能力有所提升，12~16 周训练可明显改善平衡与协调能力得分。远期目标：ASD 儿童的体质水平有较大改善，可较好完成日常活动，与他人的沟通能力有明显改善，可参与体育游戏，互动增加 |
| 注意事项 | 有些运动针对高功能 ASD 儿童（CARS 30~36 分）较为合适。ASD 儿童的学习过程较慢，而且个体差异性较大，如认知、粗大动作等，无法完成既定的教学任务。因此，一对一进行训练，选择的内容可以更丰富，达到的康复效果更好。ASD 儿童除了参加康复机构的小班课，父母可在视频指导下进行一对一训练。注意及时观察 ASD 儿童情绪，当 ASD 儿童出现厌烦时，可更换项目或暂停。观察 ASD 儿童是否有运动性疲劳 |
| 效果评估 | 运动 4、8、12、16 周后，可再次进行大肌肉动作评分、感觉与平衡能力测试及精细运动功能评估，重点对比感觉与平衡能力变化，并进一步改进运动方式及强度 |
| 回访时间 | 在实施过程中，每天用微信回访，了解运动完成情况、身体反应等，4、8、12、16 周后进行评估 |
| 运动康复师 | ××× |
| 康复机构 | ××× |

## 二、增强心肺耐力的运动处方

增强心肺耐力的运动处方如表 9-3 所示。

表 9-3　增强心肺耐力的运动处方

| 运动目的 | 增强心肺耐力 |
| --- | --- |
| 运动方式 | 跑步、手球、小篮球、足球等 |
| 运动强度 | （220—年龄）×60%~80% |
| 运动时间 | 60 min |
| 运动频率 | 每天 1 次，也可根据儿童情况每次 30 min，每天 2 次 |
| 运动目标 | 近期目标：4 周训练可使 ASD 儿童熟悉运动规则，8 周训练使儿童肺活量有所增加，每搏输出量增加；12~16 周训练可明显增强 ASD 儿童的心肺功能。远期目标：儿童的健康水平有较大改善，耐力提升明显 |
| 注意事项 | 心肺功能训练可进行小班课程，康复机构可以根据 ASD 儿童前期测评结果，将运动功能水平类似的 3~5 名同学合成小班，设计干预方案。每节课做团体项目练习，每天两次，每次 30 min。一对多的课程内容，相对就要兼顾最低功能的孩子，才能达到比较好的课堂效果。不断增加运动强度，也可采用节拍器、音乐等增加 ASD 儿童运动的乐趣 |

续表

| 效果评估 | 测定 12 min 跑的距离，或佩戴心率表，完成定量负荷时观察心率变化，肺活量和每搏输出量测定 |
|---|---|
| 回访时间 | 在实施过程中，每天用微信回访，了解运动完成情况、身体反应等，12 周后进行评估 |
| 运动康复师 | ××× |
| 康复机构 | ××× |

## 三、改善社会交往能力的运动处方

改善社会交往能力的运动处方如表 9-4 所示。

表 9-4 改善社会交往能力的运动处方

| 运动目的 | 增强互动，改善社会交往能力 |
|---|---|
| 运动方式 | 以游戏为主，团体项目如手球游戏、小篮球、拍气球、两人三足、老鹰捉小鸡、捕鱼、跳绳等 |
| 运动强度 | （220—年龄）×60%~80% |
| 运动时间 | 60 min |
| 运动频率 | 每次 30min，每天 2 次 |
| 运动目标 | 近期目标：4 周训练可使 ASD 儿童熟悉游戏规则和主要动作，8 周训练使 ASD 儿童共同注意增加，有交往意识；12~16 周训练能使 ASD 儿童主动融入游戏中。远期目标：儿童的社会交往水平有较大改善 |
| 注意事项 | 以互动性强的游戏为主，兼顾粗大动作、协调稳定训练 |
| 效果评估 | CARS 量表 |
| 回访时间 | 在实施过程中，每天用微信回访，了解运动完成情况、身体反应等，12 周后进行评估 |
| 运动康复师 | ××× |
| 康复机构 | ××× |

## 四、专项训练课程

绳梯训练如表 9-5 所示，BOSU 球训练如表 9-6 所示。

表 9-5 绳梯训练

| 学生基本情况 | 灵活性、协调性较差 |
|---|---|
| 运动目的 | 通过绳梯进行不同的步伐训练，提高 ASD 儿童的身体移动能力和协调稳定性 |
| 运动方式 | 企鹅快跑、横行霸道、小兔觅食 |
| 运动强度 | （220—年龄）×60%~80% |
| 运动时间 | 30 min |
| 运动频率 | 每天 30 min，每周 5 天 |
| 具体训练动作 | 1. 企鹅快跑：<br>①2~3 条绳梯竖摆放在地上，所有学生平均分在每条绳梯后排队<br>②老师发出"开始"的指令后，每个学生依次顺着绳梯的方向小碎步向前跑，最快到达终点位置的获胜<br>2. 横行霸道：<br>①2~3 条绳梯竖摆放在地上，以 2~3 人为一组。<br>②老师让参加的学生在绳梯旁侧站着等候，待发出"开始"指令后同组学生同时另一端横向滑动，并且每一步落在绳梯方格中，随后往起始方向进行反方向滑动，最快回到起始位置的获胜 |

| | |
|---|---|
| | 3. 小兔觅食<br>① 2~3 条绳梯竖摆放在地上，以 2~3 人为一组<br>② 老师让参加的学生在绳梯起始端背着手站立等候，待发出"开始"指令后，同组学生同时向另一端跳跃，并且每一步落在绳梯方格中，到达另一端后拾起"食物"，随后向开始方向跳跃，最快回到起始位置的获胜 |
| 运动目标 | 近期目标：4 周训练可使 ASD 儿童熟悉绳梯的主要动作，8 周训练使 ASD 儿童掌握绳梯具体游戏规则；12~16 周能使 ASD 儿童适应绳梯练习和较为复杂的游戏。儿童的跳跃能力、协调性和节奏感增强<br>远期目标：能完成绳梯的套路练习，提高专注力，增强灵活性和协调性 |
| 注意事项 | 根据学生数量设置绳梯，助教做好安全保护。适宜选择节奏感明显的音乐 |
| 效果评估 | BOT-2 量表（见附表 3） |
| 运动康复师 | ××× |
| 康复机构 | ××× |

表 9-6　BOSU 球训练

| | |
|---|---|
| 学生基本情况 | 肌肉力量较差、平衡力较弱 |
| 运动目的 | 训练核心肌群和下肢肌群的力量和本体感觉、锻炼平衡能力 |
| 运动方式 | 小虫爬、小熊快走、比一比，看谁站得久 |
| 运动强度 | （220—年龄）×60%~80% |
| 运动时间 | 30 min |
| 运动频率 | 每天 30min，每周 5 天 |
| 具体训练动作 | 1. 小虫爬<br>① 6 个 BOSU 球竖排放在地上，所有学生依次在第一个球后面排队<br>② 老师发出"开始"的指令后，每个学生依次顺着球的方向爬行，最快到达终点位置的获胜<br>2. 小熊快走<br>① 6 个 BOSU 球竖排放在地上，所有学生依次在第一个球后面排队<br>② 老师发出"开始"的指令后，每个学生依次顺着球的方向行走，到终点后返回，最快回到起始位置的获胜<br>3. 比一比，看谁站得久<br>① 3~4 个 BOSU 球横排放在地上，以 3~4 人为一组，并为所有小组排序号<br>② 老师让参加的学生在球旁等待，待发出"开始"指令后同组学生同时双腿站上 BOSU 球的球面，坚持最久者获胜 |
| 运动目标 | 近期目标：4 周训练可使 ASD 儿童熟悉 BOSU 球的主要动作，8 周训练使 ASD 儿童掌握 BOSU 球游戏规则；12~16 周能使 ASD 儿童适应 BOSU 球练习完成较为复杂的游戏，难度较大的单脚站立时间明显延长。ASD 儿童的下肢肌肉力量，核心肌群力量增强远期目标：随着练习时间的延长，逐渐增加难度，如单脚站立、闭眼单脚站立、球上接物等。改善本体感觉，提高协调和平衡能力 |
| 注意事项 | 助教做好安全保护。适宜选择节奏感明显的音乐 |
| 效果评估 | BOT-2 量表（见附表 3） |
| 运动康复师 | ××× |
| 康复机构 | ××× |

# 第十章／
# 孤独症儿童家长健康教育

因社会对 ASD 认识不足，当儿童被诊断为 ASD 时，其父母往往承载着巨大的精神压力，而表现出慌乱、焦虑、急于求医等情绪，影响儿童康复。作为 ASD 儿童父母，在调整好心态的同时，采取正确的健康教育方式，科学全面地掌握 ASD 相关知识，是提高 ASD 儿童康复进程及家庭生活质量的关键。本章分别介绍 ASD 儿童的膳食营养、运动心理健康教育、家长教育等方面内容，重点介绍 ASD 儿童实施家庭生态课程和建立生态系统的重要性。通过本章的学习，ASD 儿童家长能得到连续、科学、系统的健康教育，正确认识 ASD，缓解焦虑心理，用科学的方法帮助儿童进行康复治疗。

## 第一节　膳食营养与孤独症儿童成长

ASD 儿童在成长过程中，出现各种类型的行为障碍，也伴随着身体发育障碍，包括过高体重、胃肠道疾病及过敏等一系列问题，因此通过正确、合理的膳食干预和培养良好的饮食行为习惯是治疗 ASD 的重要途径之一。

### 一、孤独症儿童的营养

ASD 是一种复杂的多系统疾病，调整 ASD 儿童的饮食习惯是治疗 ASD 障碍的途径之一。ASD 儿童身体发育障碍的类型包括体重增加、体重减少，并伴有胃肠道的病理和饮食障碍以及过敏问题等。

（一）孤独症儿童的营养特点

1.ASD 儿童的营养与体重问题

ASD 儿童一般存在营养与消化系统问题，肥胖率高可能是营养不合理和身体活动水平不足等原因引起的。在美国，大约 32% 的儿童和青少年超重或肥胖，并已成为一个公共卫生问题，而且特殊儿童超重的发生率更高，甚至是普通儿童的 2 倍。据报道，在特殊儿童中，ASD 患者的肥胖患病率远高于非 ASD 患者。研究认为，饮食行为模式可能会使 ASD 儿童更容易肥胖。ASD 儿童表现出较高的食物选择性，他们的食物选择往往会受到质地、颜色和气味的影响。有研究发现，一些 ASD 儿童可能只喜欢吃黄色的、高热量的食物，比如鸡块和薯条。其他研究通过比较 ASD 儿童和普通儿童，发现 ASD 儿童更容易挑食，不喜欢吃水果和蔬菜，爱喝含糖饮料。此外，与普通儿童相比，ASD 儿童身体发育障碍导致的身体活动受限。因此，他们更有可能久坐，从而导致更少的能量消耗而增加超重的可能性。因此，ASD 儿童因为更容易超重和肥胖，比普通儿童更需要促进健康所需的身体活动和营养模式。2012 年，WHO 发布的数据显示，ASD 的全球患病率为 1%。2021 年，美国疾病控制干预防中心的数据显示，美国 ASD 发病率已经达到 2.27%，随着患病率的增加，人们对 ASD 和肥胖的关注度与日俱增。由于 ASD 儿童肥胖相关的健康风险较高，找到解决此问题的方案变得至关重要。随着 ASD 流行，研究人员需要制定适当和有效的干预措施来改善 ASD 儿童的健康状况。预防的第一步是识别可能导致 ASD 儿童肥胖率上升的因素，这也是最重要的一步。

儿童肥胖与营养知识有限、不健康的饮食习惯有关，而且这些儿童肥胖的可能性是常人的五倍。这些发现对 ASD 儿童有重大影响，因为他们可能不了解严重的健康问题与缺乏体育活动、超重和贫乏的营养知识有关。此外，ASD 儿童家长可能没有意识到营养知识决定健康的饮食选择，这可能使他们更容易变得肥胖。ASD 儿童普遍存在喂养问题，如父母的监督不力或 ASD 儿童对高能量饮食的偏好等家庭环境因素，或通常在孩子感到悲伤或孤独时使用食物安慰、诱惑。此外，父母的饮食习惯，用餐时间习惯，使用零食作为一种强化的奖励等也可能导致与儿童营养状况相关的问题，这对 ASD 儿童的健康状况造成了潜在的危险。

**2.ASD 儿童的营养与肠道消化系统问题**

消化系统疾病与胃肠道的炎症和功能障碍、免疫状态的改变及胃肠道菌群的组成有关。ASD 儿童的饮食失调会导致儿童营养状况的不良变化，并加重胃肠道疾病的病程。ASD 儿童的营养状况的特点是饮食中热量密度过大，脂肪、糖和盐摄入过多，缺乏维生素、类胡萝卜素和矿物质。已发现营养缺乏会加重神经系统疾病的症状。缺乏维生素会出现代谢紊乱、身体和心理发育迟缓、快速疲劳、内分泌功能障碍等症状，最后导致 ASD 症状加重。ASD 儿童的营养调整可以提高非语言智商和减少 ASD 临床表现。有研究认为，儿童常见的乳糜泻并不是消化不良引发的，而是由于人体在摄入麸质、乳糖、酪蛋白等食物后引发自身免疫反应，小肠绒毛受损导致的问题。

### 3.ASD 儿童的食物过敏问题和不耐受

食物过敏是人体对食物产生的所有不良反应，症状包括打喷嚏、出现荨麻疹和哮喘等。对于 ASD 儿童来说，食物过敏还可能导致身体出现一系列症状，包括行为方面和发育方面的症状。

一般来说，引发过敏的食物有牛奶、小麦、大豆、玉米等。食物不耐受根据食物来源分成多种类型，包括由乳糖、果糖及碳水化合物中的其他糖类引起的不耐受和酚类、水杨酸类引起的不耐受，包括的食物主要有牛奶、鸡蛋、坚果、海鲜、大豆、小麦等，尤其是食物中的酪蛋白和麸质等，这些食物在代谢过程中产生了阿片肽。其中麸质不耐受问题尤其受到重视。最新研究表明，它还可能会导致身体出现炎症。食物过敏主要是人体中导致食物过敏的抗体与导致食物敏感的抗体不同，为免疫球蛋白 E（IgE）相关的食物，也可称为传统食物过敏，它的特点是反应明显、快速，如果过敏严重，还会危及生命。

食物不耐受并不是由免疫球蛋白引发的，而是由于身体无法代谢食物中的某种成分，这些成分通常包括果糖甚至苯丙氨酸、酚类和水杨酸盐等或者身体内缺乏特定消化酶而引发了消化不良，如对乳糖、麸质和酪蛋白消化不良。食物不耐受引起的行为或发育症状主要表现为注意力下降、多动、冲动、情绪波动大、易怒、焦虑、缺乏眼神交流、社交障碍、语言能力下降、偏执、刻板行为等。

### （二）孤独症儿童的营养与运动

ASD 儿童的营养与其基本运动技能执行能力紧密相关。ASD 儿童一般表现出精细和大运动技能的发育迟缓，导致较差的运动协调、姿势控制和平衡。因此，ASD 儿童可能被排除在体育比赛和游戏之外，因为这些需要更精细的运动技能。ASD 儿童不活跃，久坐时间长，会增加肥胖风险、抑郁、低自尊、孤立和暴饮暴食。营养、BMI 与 ASD 儿童运动能力的关系研究，发现所有测试的 ASD 儿童在运动能力上得分低于第 25 百分位的，在营养知识上得分也很低。这表明营养知识、BMI 可能与儿童运动能力有关。

积极规律的身体活动、较少的久坐和充足的睡眠，有利于 ASD 儿童的生长发育和预防超重、慢性病及近视。应鼓励 ASD 儿童经常参加户外活动，每天至少120 分钟，同时减少久坐行为，保证充足睡眠。家庭、学校和社区要为 ASD 儿童创建积极的身体活动支持环境。ASD 儿童的身高、体重能直接反映其膳食营养和生长发育状况，应定期监测其身高、体重等体格指标，及时发现营养健康问题，并做出相应的饮食和运动调整，避免营养不良和超重肥胖，保障 ASD 儿童健康成长。

### （三）孤独症儿童的营养需求

儿童需要从食物中获取能量，以满足生长、发育，维持正常生理功能和从事日常生活及工作的需要。ASD 儿童由于存在运动受限或营养认知方面的缺陷，能量需求需更加严格监控，否则会导致 ASD 儿童过度肥胖或营养不良情况出现。在膳食营养中，能量是首先需要考虑的因素。根据《中国学龄儿童膳食指南（2022）》，学龄前期（2~6 岁）儿童的生长发育速率处于较高水平，该阶段儿童的生长发育状况和饮食行为，直接影响青少年和成年期发生肥胖的概率。该年龄段儿童各种营养素需求量较高，但消化系统尚未完全成熟，咀嚼能力较差，因此食物加工应以数量多样、颜色新鲜、菜式多样、容易嚼碎为主。该年龄段普通儿童生活自理能力不断提高，好奇心、主动性、学习能力和模仿能力逐步增强，可以初步建立多样化膳食结构，养成健康良好的生活行为方式。而 ASD 儿童在这个阶段由于自身特点，未养成良好的饮食习惯，单一、高能量的膳食结构，会导致营养过剩或营养不良等。6 岁儿童进入学校教育阶段，生长发育迅速，学习和运动量大、代谢旺盛，该阶段儿童对能量营养素的需求量高于成年人。同时随着儿童生理心理发展逐步成熟，充足的营养是他们正常生长发育乃至一生健康的物质保障。形成健康饮食行为和运动爱好需要加强引导，逐步完善。ASD 儿童生理正常，心智发育一般滞后，因此，家庭、学校和社会需要更加积极地开展饮食教育，营造支持性健康食物环境，共同培养 ASD 儿童健康的生活方式，保证 ASD 儿童的能量需求。ASD 儿童和 ASD 成人通常有严重的营养不足、代谢失衡和消化问题。尤其是影响智力发育的营养素，如微量元素锌、多种维生素、矿物质和长链多聚不饱和脂肪酸（PUFA）、Omega-3 脂肪酸等。ASD 儿童可能存在基因水平的 PUFA 代谢障碍，PUFA 代谢水平甚至低于智力发育迟缓的同龄非 ASD 儿童，提示 PUFA 在脑发育过程中扮演关键角色。ASD 儿童普遍缺乏维生素 D，除了代谢方面的障碍，另一原因排除饮食因素，ASD 儿童由于治疗时间长，休闲活动机会少，出去需要父母或其他成年人更仔细地监督，这意味着他们不被允许单独外出，因此不能保证获取足够日光来确保最佳血清维生素 D 水平。同时，缺乏维生素 D 也进一步加重 ASD 儿童的行为问题。还有研究报道，给予大剂量维生素 $B_6$ 可使 ASD 儿童目光对视增加、语言交流增加、情绪稳定等。因此，根据 ASD 儿童的身体特点，补充定制的营养素食品是非常有必要的。

ASD 儿童还可能存在麸质食品及食物蛋白（乳白蛋白、酪蛋白和 β 乳球蛋白等）摄入过敏问题。研究者通过观察发现，牛奶喂养的 ASD 儿童异常行为较明显，而停用牛奶 8 周后其异常行为有所改善，同时测得其血浆 IgA 抗体和 IgM 抗体水平高于普通儿童。另外，研究也验证了这一结论：ASD 儿童给予不含麸质、谷蛋白、酪蛋白的特定饮食和普通饮食的单盲实验，特定饮食的 ASD 儿童行为和认知水平得到了较为明显的改善。推测 ASD 儿童在接触麸质、酪蛋白和大豆等食物蛋白质后，显示出更高水平的促炎细胞因子，这一发现进一步验证了食物过敏和 ASD 之间的联系。

研究发现免疫系统和胃肠道系统参与 ASD 发展，包括肠道 – 血脑屏障，其中肠道菌微生物群的副产物被认为会影响神经肽的合成，如血清素，而麸质和酪蛋白多肽可能会增加阿片系统的活性。这些神经肽被认为会导致社会行为和沟通障碍，因此可能参与了 ASD 的发病机制，甚至在 ASD 儿童尿液中检测出短肽片段，推测短肽片段通过血肠漏和血脑屏障影响到脑功能，对大脑直接造成损伤而引发 ASD 症状。

此外，肉碱的补充对 ASD 儿童也非常重要。肉碱是一种条件必需营养素，在能量产生和脂肪酸代谢中起着至关重要的作用。肉碱将长链脂肪酸转运进入线粒体，也将潜在的有毒有机酸带出线粒体和细胞，以便将它们从体内清除。多项研究表明，线粒体功能紊乱在 ASD 儿童中很常见，ASD 儿童肉碱水平较普通儿童低。通过 3 个月补充肉碱双盲实验，发现补充肉碱对 ASD 儿童的认知、语言、行为特点等均有益处。

以上研究表明，全面的营养和饮食干预在改善大多数 ASD 儿童的营养状况、非语言智商和其他症状方面是有效的，饮食干预也应成为治疗 ASD 儿童的另一种有效手段。

## 二、孤独症儿童的合理膳食行为指导

### （一）孤独症儿童的膳食行为特点

研究认为，ASD 的发病与食品种类和营养素存在关联，进食行为问题是 ASD 的行为特点之一，很多 ASD 儿童表现出多种饮食行为异常，如极端偏食、厌食或贪食以及不愿意尝试新食物等异常饮食行为特征，这些特征严重影响 ASD 儿童的营养状况及体格发育。ASD 儿童一般存在嗅觉或味觉迟钝或异常敏感特征，偏食原因可能与这些特征有关，也有研究认为可能是 ASD 儿童重复刻板行为的泛化表现或胃肠道功能失调导致儿童饮食异常。由于 ASD 儿童的饮食行为异常，许多家长存在养育焦虑，或听之任之。家长放任或喂食不当行为往往也会导致 ASD 儿童的不良饮食行为。另外，在行为表现上，ASD 儿童对食物具有极端的偏食性或对某些食物则极度抗拒，如他们大多偏肉类、饮料、零食、糖果和烘焙糕点等，不喜欢蔬菜、水果等。有些 ASD 儿童只吃面条拒吃其他主食，有的只吃素不吃荤，有的只吃某种颜色的蔬菜或每天只吃一种蔬菜等。因此，ASD 儿童在食物选择范围受到高度限制的情况下存在明显的进食困难，他们有选择性饮食模式、新食物恐惧症和感觉问题。比如饮食并发症在 ASD 儿童中更为常见，同时他们对固体食物的排斥是非常频繁的。而引入新的质地、口味的食物往往是困难的。同时对食物在新环境、新事物及新形式上也是抗拒的，并且他们对食物的摆放、温度、餐具款式、颜色、气味、质地等感官因素会导致食物的选择性等，他们优先以重复的方式摄入相同的食物。因此，ASD 儿童对食物有高度选择性行为，也可看作是 ASD 儿童刻板行为的表象。总之，ASD 儿童比正常发育的儿童有更大的食物选择限制，而且大部分食物摄入受限可以归因于食物的呈现。

ASD 儿童饮食行为改变的原因尚不清楚，除了认知行为和感觉行为的改变，也有认为是胃肠道紊乱所致。研究报道，大多数 ASD 儿童存在肠胃疾病，可能是儿童肠道菌群失调、食物过敏以及肠道消化酶水平低下所致，主要表现为便秘与腹泻。ASD 儿童胃肠道症状频率显著高于普通儿童，且与没有胃肠道症状 ASD 儿童相比，肠道功能评分较差的 ASD 儿童的行为障碍程度更严重。这些症状的发生可能是肠道菌群产生的代谢物异常影响神经信号的传递，导致胃肠道症状的发生。因此，ASD 儿童一旦进入青春期以后则容易出现贪食现象，这也可能是 ASD 儿童时期异常行为的另一种表现，也可能与其情绪问题有关。因此 ASD 人群中超重、肥胖的比例较高，容易过早出现糖尿病、血脂异常、高血压等慢性疾病。

（二）孤独症儿童的膳食指南与平衡膳食

根据《中国学龄儿童膳食指南（2022）》，基于儿童的生理特点、营养需要及饮食习惯，合理安排儿童膳食和餐饮，注重科学合理烹调方法。积极鼓励儿童进行身体活动尤其是户外活动，限制久坐和视频时间，保证充足睡眠。

均衡营养应由多种食物构成的平衡膳食，规律就餐是儿童获得全面充足的食物、促进消化吸收和建立健康饮食行为的保障。鼓励儿童反复尝试新食物的味道、质地，提高对食物的接受度，强化之前建立的多样化膳食模式。随着儿童自我意识增强，容易出现挑食、偏食和进食不专注，需引导儿童有规律地自主、专心进餐，保持每天三次正餐和两次加餐，尽量固定进餐时间和座位，营造良好的进餐环境。奶类是优质蛋白质和钙的最佳食物来源，应鼓励儿童每天饮奶。零食作为儿童全天营养的补充，应与加餐相结合，以不影响正餐为前提。多选营养素密度高的食物如奶类、水果、蛋类和坚果等作零食，不宜选高盐、高脂、高糖食品及含糖饮料，从小培养儿童淡口味有助于形成终身的健康饮食行为。烹制儿童膳食时应控制盐含量，要接纳食物的自然味道。建议多采用蒸、煮、炖，少用煎、炒的方式加工烹调食物，最大程度保留食物原有的营养素，有利于儿童食物消化吸收，控制能量的摄入。家长应有计划地为 ASD 儿童提供更多接触、观察和认识食物的机会。在保证安全的前提下鼓励 ASD 儿童参与食物选择和烹调加工过程，增进对食物的认知和喜爱，培养尊重劳动成果和爱惜食物的意识。如有的康复机构会为 ASD 儿童开设烹饪课程，并分享共同制作的食物。

（三）营养配餐与食谱制定

1. 保证充足水分的摄入

儿童新陈代谢旺盛，活动量大，水分需要量相对较多。每天需要的水量为1300 ~ 1600 ml，应以白开水为主，饮料不能代替水，因为饮料加了甜味剂、香味剂等不利于健康的成分，还容易造成龋齿。但饮料对 ASD 儿童有着较大诱惑，他们很容易对含糖饮料产生好感。家长要知道这些饮料的危害，同时给予孩子正确引导，不让其在进餐前大量饮水，以免影响食欲和消化。

2. 培养专注进食，避免偏食和挑食

ASD 儿童注意力不易集中，易受环境影响，进食时玩玩具、看电视、做游戏等都会降低其对食物的关注度，影响进食和营养摄入。为培养 ASD 儿童专注进食，建议可尝试采取以下措施：

（1）尽可能给 ASD 儿童提供固定的就餐座位，定时定量进餐。

（2）培养专注进食的良好行为，避免边玩边吃等不良习惯。

（3）吃饭细嚼慢咽但不拖延，最好在 30 min 内吃完。

（4）让 ASD 儿童自己使用餐具进食，养成自主进餐的习惯。

3. 规定就餐，合理安排进餐时间

每天应安排早、中、晚 3 次正餐，在此基础上还应至少有 2 次加餐，一般分别在上午、下午各安排 1 次，以奶、水果为主，配以少量松软面点，每天应少量多次饮水。

4. 合理制作食物

儿童的膳食应清淡、少油、少盐，避免添加刺激性物质和调味品，制作过程中要注意：

（1）尽可能保持食物的原味，让其主动品尝和接纳各种食物的味道。

（2）口味以清淡为宜，不应过分油腻和辛辣，尽可能少用或不用调味剂。

（3）可选择常温下为液态的植物油、调味品，应少食用饱和脂肪酸较多的食用油。

（4）烹调食物时，应控制盐，还应选择原材料食品，减少食物中的添加剂。

# 第二节　运动心理与孤独症儿童康复

ASD 儿童行为发育障碍也会合并一系列的身心障碍，包括焦虑、抑郁及其他情绪。ASD 儿童的心理问题重视不足会影响康复干预效果，也会进一步引起其他共病。因此，通过康复心理教育，包括运动康复教育，指导 ASD 儿童进行运动康复训练，提高其参与体育活动的积极性，对促进 ASD 儿童的身心健康非常重要。

## 一、孤独症儿童运动心理概述

### （一）孤独症儿童心理特点

ASD 不是心理疾病，但大部分 ASD 儿童会共患心理疾病，或者患心理疾病的概率比普通儿童高。ASD 儿童最常见的心理疾病是焦虑、抑郁，以及其他情绪和行为障碍，而且还会合并一系列身心障碍疾病，如胃肠道疾病等。ASD 儿童的心理问题要引起足够重视，因为心理问题影响康复干预效果，也会进一步引起其他共病。

随着儿童心理教育越来越受重视，特殊儿童的心理健康也被当作重点普及教育。社交障碍是 ASD 儿童的核心行为表现。其可能原因是 ASD 儿童心理发育迟缓或生理缺陷，使他们环境适应能力差，对声音敏感，不懂社交规则，社交过程中存在紧张、焦虑、自卑等心理障碍，这些通过专业、正确的心理康复方法干预可收到较好的效果。从身体发育和外表上来看，ASD 儿童和正常儿童差异不大，但在认知、情绪和行为方式等方面都有比较明显的特点。

#### 1. 认知特点

从认知过程来看，ASD 儿童存在注意、思维、语言等明显的认知障碍。

（1）眼神的接触：从婴儿时期开始就可观察到 ASD 儿童无法和他人进行眼神接触，甚至 3 月龄尚未能区分人脸或对人脸不感兴趣。

（2）整体思维：人的认知发展通常经历从感知、表象到概念的过程，而这一过程是建立在现有物质基础之上的。ASD儿童对事物的认知往往关注的是一个细节，而不是整体，比如观察一幅画，ASD儿童只观察画里的某个部分，而不是整幅画的内容，造成认知局限性。

（3）智商：一般来讲，ASD儿童常伴随着智力偏低或轻度智力障碍，但有的又会在某特定方面表现出超凡的能力，比如空间知觉、机械记忆、计数、艺术和操作等。

（4）语言：语言是沟通的重要手段之一，在语言沟通方面，ASD儿童明显落后于正常儿童。大约有一半的ASD儿童不具备实用性语言。一般经过早期语言干预，会取得较好的效果。

**2. 情绪表现特点**

一般情况下，儿童的情绪表现为如下四个特点：

（1）缺乏复杂情绪。ASD儿童缺乏高级的复杂情绪，情绪表达能力缺乏、情绪发展受阻、情绪分辨力差等，因此，ASD儿童难识别他人的情绪，在交流时不能与他人产生共鸣。

（2）情绪表现冷漠。ASD儿童的情绪大部分由低级的生理功能触发，常常表现得很淡漠。与他人缺乏目光交流，对亲人或父母也不产生依恋，这区别于焦虑症儿童。

（3）不易控制情绪，容易暴躁。有时会表现出不适宜的、异常的、激烈的情感反应，这可能与身体状况（生物学因素）有关，也可能与认知异常（心理因素）有关，最常见的是交流沟通障碍导致情绪问题。

（4）情绪弥散。ASD儿童的情绪发作具有弥散性，有些事情在普通人看来寻常，但ASD儿童却会对此产生恐惧、焦躁等情绪，情绪的发作不存在具体的刺激对象。

因此，促进ASD儿童情绪能力发展是重要的干预目标，否则他们很难融入社会。因此，对ASD儿童情绪能力干预对其康复治疗至关重要。

**3. 行为特点**

ASD的特征是非典型神经发育，行为特征是ASD评估和观察的主要指标。ASD儿童有时会出现不同程度的破坏、自伤、逃避、攻击、自我刺激和刻板的行为。这些异常行为，不是主观态度问题，可能是他们由于缺乏交流沟通能力，而用行为代替沟通，所以加强沟通能力训练是消除行为问题的重要策略。

ASD儿童的一般行为特点：

（1）重复刻板行为：刻板行为的表现是多方面的。感官刻板，如鼓掌、身体旋转和重复的物体操作；学习刻板，表现在对某一物品和人产生依赖性行为，当自己喜欢的东西陈放的位置改变或丢失时，会感到极度不安和焦虑。

（2）自我刺激性行为：ASD 儿童可能存在通过头部、手臂等身体部位的自我刺激，还有尖叫等其他类型的自我刺激行为。

（3）自残行为：ASD 儿童伴有明显的自残性行为。比如，撞击、咬伤等自伤性行为，或吃非食物（电池、毛发、烟头、手指头等）的自残性行为。

（4）攻击性和破坏性行为：由于认知缺陷，ASD 儿童适应性差，交流沟通能力缺乏，通过攻击性行为表达其需求，也有用破坏性行为宣泄不良情绪。

（二）孤独症儿童康复心理健康教育

康复训练和教育是改善 ASD 儿童核心症状、提高患儿社会技能的最有效的方法，ASD 儿童的康复心理教育是非常有必要的。

### 1. 康复训练中的心理健康教育

ASD 儿童众多的康复方法和手段中——地板时光疗法、人际关系发展干预疗法（RDI）、行为分解训练法（DTT）、应用行为分析疗法（ABA）、感觉统合训练、听觉统合训练等——心理健康教育是必不可少的。例如 ABA 疗法在使用过程中就采用了强化行为、纠正不良行为、塑造新行为等的心理学方法。该疗法对 ASD 儿童的干预取得了较好的效果。RDI 方法和地板时光方法通过多个活动组成的训练项目来达到提高 ASD 儿童社交理解能力。这些均是以神经心理学为理论基础的。在 ASD 儿童康复训练中融入心理健康教育，两者可以相辅相成，共同促进 ASD 儿童的康复。

### 2. 语言康复中的心理健康教育

语言发育迟缓是 ASD 儿童具有的特点之一，重症表现为没有语言，轻症表现为词汇少，句子短，语言理解差，发音不清，刻板重复他人的言语等。在语言康复训练中，通过不断强化 ASD 儿童的语言行为，例如打招呼、自我介绍、提需求等，如果及时进行语言康复强化训练，ASD 儿童的语言行为会越来越改善。在训练过程中，ASD 儿童更能体验到成功和自我效能感的提高，对于高功能的 ASD 儿童来说，尤为显著。

### 3. 自理能力康复中的心理健康教育

培养 ASD 儿童自理能力是康复训练中的重要课程，包括培养个人生活技能，家庭、学校生活技能以及社区生活技能等。针对自理能力的训练方法有视频演示、情景模拟、真实情景操作等。ASD 儿童缺乏观察模仿能力，在康复训练过程中，教师可以通过多次的强化训练，使他们掌握一定的技能，逐步建立自信，达到独立的自理能力。在干预训练过程中，引导和鼓励高功能儿童去帮助低功能的儿童，使高功能儿童能够体会到独立、被认同。低功能儿童同样也体会到同伴互助、友爱和善意等。因此，心理健康教育在自理能力康复训练中也可以起到很好的推进作用。

### 4. 精细动作康复中的心理健康教育

精细动作能力是小肌肉群的运动能力。在感知觉、注意等心理活动的配合下完成特定任务的能力，包括抓、捏、握、夹、穿等简单的动作技能。ASD 儿童协调能力差、注意力难以集中，对精细动作的掌握较难。在 ASD 儿童的精细动作训练过程中，儿童会遇到较多的失败，要锻炼他们的受挫承受能力以及受挫后能调整自己的心态，只有通过不断给予儿童积极鼓励和接纳，才会促使儿童愿意更多地接受训练并且取得较好的效果。

### 5. 社交康复中的心理健康教育

社交障碍是 ASD 儿童的核心症状之一，康复训练方法也有很多，包括一对一的社交干预和团体大社交干预。在康复训练过程中，ASD 儿童不仅能够提高自己的社交技能，同时也学会了分享、感恩、尊重他人、理解他人等，这些蕴含着心理健康教育。社交康复教育的过程恰当地融入心理健康的辅导，有利于激发其潜在发展能力。

### 6. 运动康复中的心理健康教育

运动康复训练包含着丰富的心理健康教育。简单的跑步、跳跃、跨步等大肢体动作，让 ASD 儿童在不断克服障碍的过程中体会到成功的喜悦，建立自信。在集体运动中，更加能够培养 ASD 儿童的集体意识，学会协助，提升存在感，培养荣誉感。体育舞蹈不仅塑造 ASD 儿童的形态，提高其身体素质，还可以训练其心理应激的承受能力。多数 ASD 儿童经受着高强度的压力和焦虑，体育运动可以减轻其压力和焦虑。而 8 周运动干预后，受试者唾液中的皮质醇水平明显下降，焦虑症状减轻。体育运动可以改善 ASD 儿童的压力、焦虑、自制力和注意力等。同时，ASD 儿童异常行为症状减轻，脾气和行为的控制力也得到提高。

## 二、孤独症儿童的运动康复教育

ASD 儿童身体活动水平低和耐受性差、运动技能和身体健康状况差。社会互动能力低和沟通障碍是阻碍这些儿童积极参与体育活动的两个主要因素。

（一）孤独症儿童的体质健康概述

目前，ASD 儿童主要存在身体活动水平降低、久坐不动的生活方式和较低的运动耐受力，这些行为特征导致了更高的超重或肥胖的健康风险。肥胖可引起更多的健康问题，包括高血压、糖尿病、关节炎、血脂异常等慢性疾病。尤其运动量相对较少，自我管控能力较弱时，超过一半的 ASD 儿童是肥胖的或面临肥胖风险。研究已经证实，异常饮食模式和身体活动减少是 ASD 儿童肥胖风险加重的主要原因。

ASD 儿童通过运动可对身体机能产生良好刺激作用，增强机体各器官的功能，使机体能力充满活力，可提高 ASD 儿童身体素质。运动可提高基础代谢率，能量消耗增加，减少体内脂肪积聚，改善体态；运动也可以提高心肺功能，改善 ASD 儿童的心血管系统；运动可增强 ASD 儿童的记忆力，提升机体对外界的应激能力，改善反应迟钝状况，改善神经系统功能；运动还能促进 ASD 儿童大脑的发育和抑制异常行为，能使大脑释放出如血清素、多巴胺等，产生愉快感，改善其情绪和行为。

（二）孤独症儿童运动康复中的注意事项

**1. 选择恰当的体育项目**

家长和教师需依据 ASD 儿童的年龄特点、兴趣爱好以及病情来选取恰当的体育运动项目，需确保所选的体育运动可以有效调动儿童的主观能动性，促使其积极主动地参与到体育运动中。ASD 儿童个体差异较大，在选择体育运动时需高度重视 ASD 儿童的个性与能力等，一般状况下需选取比较简单的团体性体育项目，加强 ASD 儿童的沟通与交流能力。

**2. 制订高效的训练计划**

ASD 儿童身体与心理有严重缺陷，在对他们进行运动训练时，强度需要由低到高，难度由简单到复杂，有耐心地逐渐完成目标，训练者要具备专业的康复理论知识和耐心。若是训练时进度过快，ASD 儿童就会出现抵触心理，自信心不足，影响参与运动的积极性。

**3. 布设合理的团体项目**

团体项目参与者较多，沟通与交流的机会较大，在选取团队成员时，需选取正常儿童，能够让其更好地掌握体育运动规则，加强同他人合作、沟通的能力。

**4. 加大对体育运动干预的支持力度**

特殊教育学校需加强对教师的培训力度，招聘高素质、高水平的体育教师，转变教学方式，优化教学内容，提升儿童学习兴趣。另外，学校要加大投入力度，完善基础设施，让 ASD 儿童在良好的环境中运动。

## 第三节　孤独症儿童的家庭教育

当儿童被诊断为 ASD 时，家长会经历一系列复杂的心路历程，这时需要家长积极调整好心态，科学全面地掌握 ASD 相关知识。相关机构应该给孩子实施家庭生态课程，建立良好的家庭生态环境，提高 ASD 儿童康复水平及家庭生活质量。

### 一、孤独症儿童家长的心路历程

当医生首次宣布孩子为 ASD 时，很多家长都没有做好准备。面对这个足以影响孩子一生的消息，家长的心理反应是复杂、反复而持久的，包括以下表现：

（一）不接受现实

ASD 儿童家长会经历确诊所带来的应激反应。很多家长在早期已经觉察出自己的孩子与同龄儿童之间的不同，但是对于孩子的孤僻、淡漠倾向，他们通常认为是胆小、内向，认为随着孩子的成长，这些都会改善。因此面对医疗机构所做出的 ASD 诊断，家长们往往表现出不接受的态度。

（二）迷茫与焦虑

由于家长对 ASD 缺乏了解，担心孩子的预后，许多家长会紧张不安，或者深陷其中却找不到方向，感到迷茫和焦虑。家长长期处于这种紧张、怀疑和焦虑的情绪中，使 ASD 儿童无法得到及时的治疗。当家长面对现实的时候，却错过了最佳治疗时机，影响了孩子的预后，家长这时又不停地自责，担心孩子的将来等，常常焦虑不安。同时，求医和干预治疗，也给家庭带来了沉重的经济负担，甚至造成家长巨大的精神压力，加重了家长的焦虑，大多数家长会因一系列的负面问题，长期处于迷茫和焦虑状态。

（三）怀疑与质疑

得知自己孩子被诊断为 ASD，这时家长首先会质疑医生的诊断，他们可能会到不同的医院求诊，希望得到不同的诊断，或者查找更多的资料推翻已有的诊断。这是正常的反应，对更好地接受确诊事实有好处，但质疑的时间不宜过长，更不能演变成逃避，拒绝承认甚至自欺欺人，延误孩子康复的最佳时机。这时，家长应及时了解严重性和长远影响，需要面对并作出积极反应，寻求专业机构帮助。

（四）急于求成

家长初步了解 ASD 的相关知识后，非常期望能找到有效方法进行治疗，往往会去尝试各种可能的办法，更多的是对孩子疾病的治疗抱有过高的期望。家长往往会反复问专业人员"治疗时间多长""孩子什么时候可以上学"等问题。这个阶段，家长病急乱投医，容易上当，花费巨大却收效甚微，还会耽误孩子接受科学治疗。因此，此阶段的家长更应该冷静理智，深入了解 ASD 儿童的特点和影响预后的因素。

（五）自责

家庭成员之间，有可能出现埋怨，认为是别人的错造成孩子的问题。这种情绪危害很大，不但让家庭成员之间失去信任，而且不利于孩子的健康发展。这时，家长不应该埋怨、自责，应采取接受孩子病情的态度，给孩子创造和谐温馨的家庭环境，共同促进其康复。

（六）接受现实

ASD 儿童家长经过一系列的痛苦自责的心理经历，通常都会慢慢接受诊断和现实。当然，并不是所有的父母都经历过前面的过程。有些人从拒绝到接受只需要很短的时间，而另一些人则需要更长的时间接受孩子的诊断结果。对每个孩子的父母来说，这都是一个艰辛的过程。孩子被诊断出患有 ASD，家长需要接受事实，调整心态，耐心照顾，为其治疗提供良好的家庭环境。

以上的心理反应常见于 ASD 儿童的家长，但并非每个家长都会经历所有的心理过程，每个人经历的感受、先后次序、时间长短，会因人而异。同一种感受也可以在不同的时期重复出现，主要取决于家长的心理素质和处理方法。

## 二、给家长的建议

一旦孩子被诊断为 ASD，孩子这时候最需要父母的帮助，不管经历了怎样的情绪变化，父母都不能轻易放弃自己的孩子。以下是给家长的几条建议：

（1）家长要尽快坚强起来。一旦孩子被确诊为 ASD，越早干预效果越好，这时家长需要尽快坚强起来，用科学积极的方法去面对自己的孩子。只要你保持不断学习的态度，孩子的康复道路就充满了希望。

（2）寻求帮助。ASD 家长要意识到 ASD 儿童将来的生存问题，一方面要靠家长自身的努力，另一方面更重要的是得到社会团体、政府部门专业人士等多方面的支持与帮助。包括：①在 ASD 诊断阶段，积极向医生求助。②收集专业的 ASD 知识，持续不断地学习。③寻找专业的 ASD 康复机构。④寻找 ASD 社区、社交群，交流分享经验等。

（3）树立乐观开朗的心态。父母对孩子的发展具有不可取代的重要作用，这时家长要有强大的内心，用乐观的心态去影响孩子。

（4）参加有关的支持组织和活动。通过参加 ASD 相关的组织和活动，在这类组织中家长可以见到更多与自己有类似情况的家长，通过交流，学习经验。

（5）组建以孩子为中心的团队。每个孩子，都应该有一个以孩子自己为中心的团队。家长是这个团队的组织者，要有一定组织和分工，团队成员共同服务于孩子的生活、学习、游戏训练、治疗等，团队应包括医生、训练老师、家庭成员及其他专业人员。

（6）重新认识自己的孩子。家长可以通过了解 ASD 知识去了解自己的孩子，包括查书籍、文献资料、论坛知识等。家长读懂孩子的行为，才能给孩子最有用的帮助和支持。

## 三、给儿童实施家庭生态课程

随着特殊教育越来越受重视以及教育观念的发展，由原来的关注缺陷到关注潜能，由原来的残疾到成长环境限制，由原来的关注智商到情商和环境适应，由原来的关注能力到关注能力与环境的互动。家庭生态课程是指在家庭情境中，通过生态评量发展出来的与其家庭生态相适配的课程，包括发展课程与实施课程。家庭生态课程最关注的是家庭环境对课程实施的作用，课程实施要与家庭生态环境互相适应。从当前国际新趋势和我国的基础教育课程改革走向来看，重视孩子个性与潜能、重视环境支持的生态课程都是大势所趋。家庭是儿童接触的第一个社会环境，也是接受教育的第一个课堂，包括家庭的文化、环境、传统和价值观等。儿童由主动探索及操作情境中的人、事、物，累积经验，发展动作、认知、沟通、社会情绪与适应行为等技能，因此，ASD 儿童在接受家庭生态教育中得到大量的学习机会和刺激。

生态课程的家庭教育模式的基本流程为：

（1）家庭环境分析与评估：对家庭环境进行分层与生态评量。

（2）中介过程：引导家长，开发其潜能；调整家庭环境，营造好的教育氛围；充分利用政府、社会、学校的支持系统，加强老师与家长的沟通。

（3）微观环境调适：适当调整亲子关系，家长重视培养学生良好的行为习惯。

## 四、给 ASD 儿童建立良好的生态系统

1979 年，美国地理学家 Bron Fenbrenner 提出了生态系统理论，强调儿童与青少年的成长发展受自然生态环境及外界环境的交互影响。生态系统共划分为四个系统：（1）宏观系统：文化、政治、法律、社会阶层及国际时事等。（2）外

在系统：父母的工作环境、学校的教育方向、社区资源等。（3）中介系统：家庭、学校、社区、同伴之间的联系与相互关系等。（4）微观系统：家庭、学校、社区、玩伴等儿童的生活环境，这四个系统互相影响。ASD 儿童始终生活在这四个系统组成的生态系统中，家庭、社区、学校、社会等要素融入其中，系统与孩子相互作用的密切程度及方向，影响着孩子个体的发展。为了使孩子得到更好的前途，我们应该给孩子建立良好的生态系统环境。

当前中国家长盛行的教育模式是特定而单一的发展轨迹期望和教育价值观，体现了中国 ASD 儿童家长伟大的同时却也大大地挤压了 ASD 儿童的发展空间，给他们的家庭增加了巨大的压力。在这样的价值观影响下，孩子的社交困难、学习困难会使他们更容易脱离正常的教学环境遭到不公正的对待，得不到应有的培养，他们的特殊教育需要和特殊天赋、能力没有得到重视，因而更容易成为社会中的弱者。ASD 儿童家长应有开明的思想观念，从而使儿童更能获得适合自己能力和兴趣的工作，甚至可以创出一番属于自己的事业。因此，父母为 ASD 儿童造就相对宽松而自由开放的生态系统是非常有必要的。

有研究认为，ASD 儿童的语言发展、人际交往、认知发展等普遍存在不同程度的障碍，他们对环境缺乏安全感，所以 ASD 儿童会用的自己的行为来应对环境的改变以及调节自己的情绪。通过深入了解他们所处的生态环境，就可以分析 ASD 儿童问题行为的根源。同时也可以找出他们与环境间的差异以及对生态环境变量进行调整，构建支持性的生态环境，以减少问题行为的发生。有研究认为，ASD 儿童所处的生态环境一般是家庭环境、学校环境以及个训室环境，通过分析所搜集到的环境背景资料（表 10-1），发现在不同的环境中问题行为发生的次数也有所不同。因此，我们根据正向行为支持理论，确定相应的生态环境变量改善策略，通过调整生态环境变量来减少其问题行为发生的次数。

表 10-1　ASD 儿童生态环境变量与问题行为发生的次数关系

| 生态环境 | 物理因素的影响 | 社会因素的影响 | 每周发生问题的次数 / 次 |
|---|---|---|---|
| 家庭环境 | 环境嘈杂有干扰刺激；<br>家庭环境空间规划；<br>家庭环境物品摆放 | 家庭氛围；<br>家人的态度和关注；<br>家人的教育方式；<br>负向的互动；<br>作息时间安排 | 8 |
| 学校环境 | 同学的干扰；<br>班级环境空间规划；<br>班级环境物品摆放 | 班级氛围；<br>与教师、同伴的沟通和互动；<br>缺乏选择的机会；<br>环境、课程、活动等的转换；<br>学习形式、难度等 | 5 |
| 个训环境 | 有干扰刺激；<br>个训环境空间规划 | 个训的内容、难度、形式 | 1 |

引自：林晓芸 . 利用生态环境变量，改善自闭症儿童问题行为 [J]. 现代特殊教育 ,2017（19）:68-69.

随着国家和社会对 ASD 儿童的重视，国家政府会逐渐出台更多的政策帮助这类儿童，培养更多的专业人员，建立更多的训练教育机构，构建更有保障的社会福利制度，可以看出生态系统的各个要素与 ASD 儿童是紧密联系的。因此，社会中各公益组织，给予 ASD 家庭经济、物质、教育心理方面的帮助，使 ASD 儿童及家庭得到更多的关爱，减轻他们的压力，让家长有更多的时间参与 ASD 儿童康复。在各个层次的系统中，与 ASD 儿童密切作用最直接的一个系统是家庭和学校。特殊教育资源配置是 ASD 儿童发展必不可少的部分，学校理解和关爱这类孩子，掌握相应的教学方法，以及家庭、学校建立互利合作的态度和机制，在普通儿童及其家长中形成接纳、支持、帮助的良好风尚，是 ASD 儿童营造良好学校环境的关键。由此可见，良好生态系统的建立是多方面、多层次的，由内到外，由点到面，需要每一个人和全社会的理解和配合才有可能做到。

# 第十一章／
# 孤独症儿童运动康复的实证研究

依据运动影响 ASD 儿童的理论基础（详见第一章、第二章），许多类型的运动对儿童生理和心理的重要作用已得到许多实际应用研究证实。本章主要介绍特殊康复机构教师及家长在 ASD 儿童或其他特殊儿童康复中实际应用效果及所应掌握的促进 ASD 儿童运动的主要策略，并持续地在日常生活中应用起来，把运动培养成儿童的生活方式，继而充分发挥运动的康复功能。

## 第一节　运动对儿童生理心理功能影响的实际应用案例

随着检测技术不断提高，脑科学研究不断深入，可以对 ASD 儿童发病的脑机制及运动对大脑的影响等进行更深入细致的研究，提供更直观和可量化的实验证据。

### 一、基于脑科学的运动影响 ASD 研究

（一）脑结构与动作机能双向交互作用

结合脑成像技术的相关研究结果表明，大脑的结构与动作机能的发展之间存在双向交互作用。动作机能的发展在一定程度上会影响大脑的可塑性发展。运动及动作机能的不断练习、丰富、提高可以促进大脑结构的完善，不断完善的大脑结构也成为儿童心理发展良好的神经基础。

（二）ASD 患者大脑结构及功能改变

### 1. 大脑左半球听觉皮层反应迟缓

脑成像的研究表明，ASD 患者大脑存在结构及功能的改变。莫斯科国立心理学与教育大学首次发现了与大脑听觉皮层工作有关的 ASD 患者言语障碍原因——大脑左半球听觉皮层反应迟缓。医学研究发现，大脑左半球听觉皮层对复杂声音刺激的处理方式与右半球不同，可以提供较高的信号分析速度，因此在处理语言时左半球占主导地位。

### 2. 听觉、视觉语义信息获取与整合脑区异常

ASD 患者的大脑网络中心节点发生改变，研究发现，ASD 患者大脑拓扑学改变仍符合小世界网络属性，但有向随机网络转变的趋势，其功能整合能力增强，功能分化能力降低，某些脑区的节点效率降低。青少年 ASD 患者听觉、视觉语义信息与社交认知相关脑区功能整合及信息传递可能存在异常。这提示语义信息的获取及传递异常所致的社会认知形成障碍，可能是 ASD 患者交流能力障碍的原因之一。

### 3. 大脑结构过度发育问题

ASD 儿童存在大脑结构过度发育现象，表现出明显的过度生长模式，特别是在顶叶、枕叶、额叶、颞叶和楔前叶等区域。ASD 儿童发育早期会出现皮层表面积加速增大、脑脊液异常增加和脑白质结构异常，这些发现有助于追踪 ASD 儿童大脑和核心行为症状的发育轨迹，预测 ASD 早期的发生和后期的发展趋势。

### 4. ASD 儿童社会脑功能紊乱

有研究者提出，"社会脑"的功能紊乱是造成 ASD 社交行为缺陷的神经基础。所谓"社会脑"，即由多个脑区构成的复杂神经网络，专门负责加工人类行为中与社会交往相关的信息，以维持正常的社交活动。

ASD 儿童大脑的特点主要表现为：大脑左半球听觉皮层反应迟缓，听觉、视觉、社交认知等脑区功能整合及信息传递存在异常，早期存在过度发育现象且社会脑功能紊乱。由于这些大脑异常特质，ASD 儿童的核心症状主要表现为：言语、社交障碍与刻板行为。

## 二、基于普通儿童的运动影响脑功能实证研究

（一）BOKS 项目

哈佛医学院约翰·瑞迪博士《运动改造大脑》一书的研究表明，中等强度体

育运动能够刺激大脑机能，为孩子学习准备创造更好的生理条件。基于这样的认知，学者凯瑟琳创立"Build Our Kids Success"（BOKS）项目。现介绍其主要内容，以期提供家校共育的实例。

BOKS 项目由老师、学校管理者以及父母联合管理，每周开展 2～3 天，一般在上学前、上学期间或放学后开展活动，每次活动时长大约 45 分钟。BOKS 项目培训师会带领孩子们进行各种体育活动，除了最基本的跑步等体能训练。BOKS 多以体育晨练的形式开展活动，通常在上课铃响前，通过一系列趣味性游戏开启孩子们一天的生活。45 分钟的活动时间一般分为五个阶段：热身、跑步活动、每周技能、趣味游戏以及营养讲坛。

美国校外时间联合会对 BOKS 项目进行了为期三年的调查研究，发现参加 BOKS 项目的孩子在多个方面均有显著进步。首先，孩子们营养方面的知识显著增加。其次，他们的体育成绩和学业成就均有所提升。同时专家们发现，执行能力与学习成就之间相辅相成，两者都可以通过体育锻炼得到提高。他们针对 81 个 13～14 岁的七年级学生进行了两组测验，一组进行时长 30 分钟的体育运动，另一组进行 5 分钟的爆发力运动，最后测验两个小组的工作记忆、认知灵活性、注意抑制以及行为倾向。结果发现：面对干扰时，基于有氧运动和耐力训练的体育运动项目可以让学生在任务中更好地保持注意力，短时的爆发力运动则相对作用弱一些。因此，BOKS 非常重视有氧运动，跑步是每次活动必不可少的环节。此外，参与 BOKS 项目的学生与没参加 BOKS 的同龄人相比，记忆力更强 。

BOKS 项目主要基于普通儿童，表明运动能改造大脑，对学生运动成绩、学业成绩、执行能力以及记忆力均有积极的影响。

（二）中等强度有氧运动对儿童脑的可塑性影响

有研究表明，对五年级 10 名 10 岁儿童进行运动干预，发现一次 30 min 的短时中等强度有氧运动使儿童执行功能提高。中等强度有氧运动可通过增加儿童静息状态下脑功能局部一致性，改善脑的可塑性和提高执行功能。

## 三、基于特殊儿童的运动影响脑功能实证研究

近年关于运动改变 ASD 儿童大脑结构与功能，促进核心障碍的康复也有较多相关报道。笔者梳理了近年来的相关研究，发现运动不仅仅对普通儿童智力提升有重要作用，对 ASD 儿童、学习困难儿童、听力障碍儿童均有积极的康复功能。（表 11-1）

表 11-1　运动改造大脑相关实证研究

| 干预对象 | 主题 | 研究方法 | 结论 |
|---|---|---|---|
| 孤独症儿童 | 小篮球运动对学龄前孤独症儿童重复刻板行为及脑灰质体积的影响 | 筛选 30 名学龄前 ASD 儿童，随机分为实验组和对照组。实验组在常规行为康复的基础上，开展小篮球运动干预（每次 40 min，每周 5 次，12 周） | 12 周小篮球运动可以改善学龄前 ASD 儿童的重复刻板行为，神经机制涉及右侧小脑 8 区灰质体积的增加 |
| | 12 周医体结合训练对学龄前孤独症谱系障碍儿童干预效果的研究 | 69 例学龄前 ASD 儿童随机分为常规对照组（常规训练 12 周）和医体结合训练组（在常规训练基础上，介入以幼儿篮球为主的体育运动训练，持续 12 周） | 医体结合干预能有效改善学龄前 ASD 儿童的核心症状和减少问题行为，对 ASD 儿童的整体发育水平有促进作用 |
| | 小篮球运动对学龄前孤独症谱系障碍儿童社交障碍及脑白质完整性的影响 | 实验组进行为期 12 周的小篮球运动干预，对照组进行常规的日常生活 | 社交反应量表第二版（Social Responsiveness Scale Second Edition, SRS-2）和弥散张量成像（Diffusion Tensor Imaging, DTI）技术和基于全脑的 Atlas 分析法显示：小篮球运动改善学龄前 ASD 儿童社交障碍的神经机制可能涉及白质完整性的改善 |
| | 10 周运动干预对自闭症儿童基本动作技能与社会交往能力的影响 | 18 名 5~12 岁的自闭症儿童，随机分为实验组（$n=8$）和对照组（$n=10$）。实验组采用结构性运动干预方案进行干预，对照组进行常规体育干预 | TGMD-3 测试结果表明：10 周运动干预能提高自闭症儿童的基本动作技能。POPE 观察量表对 7 种社交互动状态进行评价，发现运动在一定程度上提供更多的社会交往机会，改善其社会沟通缺陷等核心症状 |
| 脑瘫儿童 | 有氧水疗对痉挛型脑瘫患儿运动、平衡功能及肌张力的影响 | 60 例 2~6 岁脑瘫患儿随机分为对照组和水疗组，每组 30 例。对照组给予普通康复训练，水疗组在普通康复训练基础上增加有氧水疗训练，每次 1h，每周 2 次，共进行 3 个月 | 在常规康复训练基础上增加有氧水疗训练可以有效改善较大年龄轻中度脑瘫患儿的运动功能、有氧耐力和肌张力 |
| | 游泳对学龄期脑瘫儿童的康复作用 | 游泳组（$n=16$）采用 Halliwick 技术进行游泳训练，对照组（$n=15$）采用常规训练。<br>干预频率：2d/w<br>干预时间：90 min/ 次<br>持续时间：3 个月<br>干预方式：Halliwick 技术 | GMFM-88 和 Berg 平衡量表显示：游泳对改善运动功能，尤其是平衡和协调功能有一定的作用 |
| 聋哑儿童 | 运动干预改善听力障碍儿童执行控制的多模态磁共振研究 | 26 名听力障碍儿童，随机分为实验组和对照组，实验组进行 11 周"花样跳绳 + 武术操 + 花样跑步"运动方案干预，对照组在实验期间进行常规活动 | 运动干预可以改善听力障碍儿童执行控制，其在于运动干预所致的灰质体积增加以及伴随的相关脑区功能连接的重组 |
| | 运动干预对听力障碍儿童执行功能及脑灰质体积的影响 | 28 名执行功能发育迟滞的听力障碍儿童，随机分为实验组与对照组，对实验组实施为期 11 周（每次 4 次、每次 30 min、中等强度）的运动干预 | 11 周运动干预可以改善听力障碍儿童执行功能，其神经机制涉及右侧小脑前部的灰质体积减小 |
| 留守儿童 | 8 周足球运动改善留守儿童执行功能的实验研究 | 8 周足球运动方案 | 留守儿童执行功能发育水平落后于非留守儿童。8 周足球运动对留守儿童执行功能的抑制、刷新和转换三个子功能均具有积极作用。8 周足球运动对留守儿童发育不良的执行功能有显著改善作用 |
| 不同类型学习困难生 | 改善不同类型学习困难小学生脑执行功能的运动干预方案开发与实证研究 | "趣味游戏 + 花样跳绳 + 花样跑步"（针对语困小学生）；"合作游戏 + 武术操 + 花样踢毽"（针对数困小学生）；"篮球"（针对双困小学生）运动干预方案 | 分类开发的运动干预方案能够有针对性、有效地改善不同类型学习困难小学生的脑执行功能，且改善效果优于普通小学生 |

由表 11-1 可知，通过"小篮球运动、足球运动、趣味跳绳、武术操、花样跑步"等体育运动干预方式，可对儿童大脑执行功能、脑区灰质面积以及改善 ASD 儿童核心障碍有积极的效应。体育运动通过影响运动负荷、动作技能、情景活动和心理状态等四种途径提升儿童青少年的脑智。

## 四、基于实证的运动促进 ASD 儿童康复的理论依据

笔者从 2018 年到 2022 年持续做了五年的早锻炼干预活动，发现持续的体育干预活动能有效提升 ASD 儿童的社交技能、体能、运动技能等。

### 1. 社交技能

对涉及运动与 ASD 儿童的相关研究元分析显示：参与了为 ASD 儿童设计的运动项目的个体在社交和沟通技能上有显著的提升。活动包括多种小组游戏、跑步／竞走项目、篮球、足球运动等项目。当设计合理时，那些运动活动是可以给 ASD 儿童提供一个有趣、安全的同伴互动环境的。换句话说，运动活动实际上为练习社交技能提供了绝佳的机会。这些有效设计的运动类游戏活动可以给 ASD 儿童提供有趣的言语以及非言语的交流机会。这符合陈爱国及其团队提出的"体育运动通过影响情景活动和心理状态，以及运动负荷和动作技能来促进脑智提升"。

### 2. 体能

参与运动项目显著改善了个体的肌肉力量和耐力，这一点对 ASD 群体非常重要。因为较多研究证明 ASD 儿童个体的肌肉强度和肌肉耐力低于同龄一般个体，而肌肉强度与耐力不仅对个体身体健康很重要，对涉及体育休闲或非结构化游戏的社交技能也大有好处。另外，良好的体能水平可以作为反映个体健康和执行功能等高级认知功能的重要指标。

### 3. 运动技能

很多 ASD 儿童的运动技能都不是很好，比如身体平衡、肢体协调、视觉—动作控制以及其他运动技能。乒乓球、篮球、足球、体操、轮滑、田径、动作技能训练、感知觉训练、跳蹦床（有监督和安全措施）、融合式体能游戏、电脑运动类游戏、亲子体育游戏、运动技能干预课程等等都可以促进 ASD 儿童的运动技能。

### 4. 动作技能

很多肢体类的活动，以及相关社交游戏活动都需要一定的"基本动作技能"。这些动作技能包括位移技能（跑、跳、滑等）和物体控制能力（投掷、接球、踢、抓等），ASD 儿童的动作技能发展通常会延迟和落后于普通儿童。对 2010 年以

来24篇 ASD 儿童动作技能干预的量化研究进行元分析，结果显示运动项目，包括自行车、乒乓球、足球、游泳、跑步、足球、平衡训练、精细动作训练、视动游戏、基本动作技能课程、蹦床等，可以显著提高 ASD 儿童的动作技能，同时发现动作技能的干预对社交技能存在积极影响。

## 第二节　家长应具备的运动康复技能

ASD 儿童的成长过程中，父母是和他们相处时间最长、最亲近的人，更需要了解孩子的需求，给予孩子有效的帮助，相对康复机构，家庭是孩子成长和社交的主战场，更真实自然，有利于自然社交动机的产生和社会行为的出现。因此，家庭康复对于 ASD 儿童成长具有重要意义，如果家长能够掌握相关康复技能，比如运动康复，同时在此基础上积极配合专业机构或者学校，对孩子进行家庭康复训练，常常是事半功倍。家长以及相关专业工作者增加运动干预对于 ASD 儿童康复效果的信心，在日常工作中积极辅助儿童参与运动，发挥运动康复的正向功能，促进 ASD 儿童核心障碍的矫正，为他们回归社会奠定基础。

### 一、运动康复训练的六要素

科学合理的运动处方在第九章有详细介绍，笔者结合日常工作实践，总结出家长在家针对 ASD 儿童的运动康复中简便易行的六大元素：强度、时间、频率、类型、进度及营养补充。

#### 1. 强度

根据 ASD 儿童的运动能力及运动干预目标设计合理的运动强度。如何判断 ASD 儿童运动康复的强度？一般用运动时个体心率的指标来判断，而直观的判断方法就是看孩子在参与运动中的出汗量，比如孩子大汗淋漓表示强度较大，微汗则说明强度较小，或者没有出汗表示强度较小，强度较小一般康复效果就很有限。

#### 2. 时间

每次运动时间的长短，与运动强度及频率相关。对 ASD 儿童进行运动康复，保持合理的运动时间对于康复效果十分关键。家长带孩子开展运动康复训练，要学会监控孩子的运动时间。如要通过运动达到控制孩子体重的目的，就需要对孩子运动时间进行严格的监控，每次运动时间长，可能断断续续无法坚持；以及每次运动时间短，虽进行了规律的常态训练，但康复效果也不会太好。所以，在时间的维度上，家长在带孩子开展运动康复中要学会从长期的时间跨度和每次持续的时间长短来监控。

### 3. 频率

对于 ASD 儿童运动康复频率，推荐一般每周至少三次，每天一次效果更好。比如笔者从 2018 年在学校开展早锻炼运动来促进 ASD 儿童康复，每周二至周五早上都开展至少 30 分钟的运动训练，发现 ASD 儿童体适能、情绪行为、动作技能、社交等都得到积极改善。从 2018 年到 2022 年，有一部分 ASD 儿童持续五年参与早锻炼，与只参与半学期的个体相比，康复效果具有明显的差异。

### 4. 类型

常见的类型包括有氧训练、力量训练、柔韧训练等。也可以从运动项目来选择，比如田径类、球类、游泳的各项目。家长在选择孩子参与的运动康复类型时，需要评估家庭、社区、学校的资源情况以及孩子的个体爱好等，最后选择孩子感兴趣且具有基础能力的项目来参与其中。

### 5. 进度

在陪伴孩子参与运动康复的过程中，家长及相关 ASD 康复工作者也需要根据孩子运动能力的提高而做出调整。比如笔者从事 ASD 儿童教育工作，在最近五年的工作实践中，我们确定适合 ASD 儿童的运动项目之后，会定期地根据孩子的能力情况来调整训练方式、项目等；我们带孩子开展融合足球训练，在最初的阶段教会他们基本的技术动作之后，就要根据基本动作掌握情况来确定是否可以开展更深度的训练计划，组织他们参与融合足球比赛等。

### 6. 营养补充

从运动训练效果的角度来看，营养摄入应当与运动强度相匹配，高强度的运动必须配合相应的营养补充，否则就会给身体带来伤害。无论是已有的研究，还是笔者在工作中均了解到 ASD 儿童较普通儿童更容易出现饮食营养相关问题，比如挑食、异食癖行为等，所以在这样的背景下运动康复中需要了解"营养补充"的问题，对家长提出了更高的要求。无论是从孩子健康饮食的角度还是运动康复中必须坚持的"元素"之一，家长都需要了解健康饮食相关知识，同时自身也需要养成良好的饮食习惯，学习教养 ASD 儿童各种科学策略。

## 二、家长对儿童运动能力的评估

### 1. 训练前对孩子身体情况要做基本的了解

开始任何训练计划之前，家长都需要对孩子的身体情况有初步的了解。有些家长可能不懂得如何评估孩子的身体情况，可以寻求专业康复机构，以及学校教师的帮助。身体情况包括有氧能力、肌肉力量、肌肉耐力、柔韧性等各个方面；这些方面又受到个体身体年龄、体重，以及过去的训练经验等因素的影响。同时也要评估孩子是否有以下情况：是否有心脏病、高血压等慢性疾病；在孩子的基础身体情况没有特别问题的情况下，家长若期待在日常生活中利用运动康复的手段来促进孩子成长，就需要学习基本的评估孩子运动能力的手段，这些方法可以帮助家长在家庭中及时判断孩子运动能力发展情况，并及时和相关专业人士做沟通。

### 2. 运动能力评估工具简单介绍

#### （1）Peabody 粗大、精细运动发育能力评估

该量表可评定 0 ~ 6 岁儿童的粗大运动功能，对小于 12 月儿童需测反射（8 个项目）、姿势（30 个项目）、移动（89 个项目）3 个能区；1 ~ 6 岁儿童需测姿势（30 个项目）、移动（89 个项目）、实物操作 24 个项目 3 个能区。在评定儿童精细运动功能时主要针对抓握（26 个项目）、视觉—运动整合（72 个项目）两个能区。不同年龄被测者中测试项目相同。各运动能区中的每个项目都分为 0、1、2 分 3 档，各患儿测试得分总和称原始分，再通过该量表附带的评分表，可得到粗大运动商（gross motor quotient, GMQ）、精细运动商（fine motor quotient, FMQ）、总体运动商（total motor quotient, TMQ）。这些发育商可以确定被测试者的运动功能水平，同时可用于确定是否有发生运动分离；如果 GMQ 与 FMQ 分值相差 8 分以上者，表明有发生粗大或者精细运动偏移。该部分需由专业人员按"Peabody 运动发育量表"测评。

#### （2）3~10 岁儿童大肌肉动作发展测试

动作发展障碍可能进一步影响 ASD 儿童的身心健康，进而使其错过改善核心症状的机会，基本动作技能的干预，对改善 ASD 儿童核心障碍具有重要的意义。家长需要懂得相关知识与评估技能，并在日常生活中，有意识地带孩子去参与各类运动康复训练，促进动作技能的提高。大肌肉群发展测试（TGMD-3）是专门评估 3~10 岁儿童粗大动作发展状况的工具。（详见第二章和附表 2）

家长可以通过日常的基本活动来观察孩子是否具备以上 13 个项目的动作能

力。家长若想更深入地了解孩子粗大动作能力发展情况，最好是多咨询专业教师的建议，配合相关机构和学校专业康复训练师，制订针对性的训练计划，并定期和专业机构以及学校康复训练师沟通，了解孩子运动能力的发展进度。

大部分 ASD 儿童亦会表现出动作困难，其动作技能发展水平相比普通儿童有显著性差异，研究表明 ASD 儿童动作能力与儿童认知、情绪行为等都有密切的关系。家长要重视对孩子基本动作发展的干预，通过不同项目、高质量的陪伴和引导，促进其基本动作能力的发展。

### 三、鼓励孤独症儿童参与运动的策略

笔者自 2013 年来一直从事 ASD 儿童相关的康复训练工作，在工作中我们发现引导 ASD 儿童持续地参与到运动中来，会遇到很多挑战，而这些挑战大部分也是家长朋友们遇到的挑战。比如有很多 ASD 儿童厌恶运动，动作能力弱，容易体验到挫折感而不愿意参与运动康复训练，社交能力比较差，以及社区缺乏适合他们参与的活动，同时还有的家长也害怕带孩子走入社会，他们担忧自己的孩子不被接纳。以上各种因素，使得很多 ASD 儿童离开机构、学校之后缺乏运动，而我们还发现在学校，随着年级的增加，很多 ASD 儿童开始变得肥胖，而更不愿意参与运动。为了鼓励 ASD 儿童运动，无论是康复训练师还是家长，都需要了解他们的喜恶。

从 2018 年 3 月开始，笔者在学校推广零点体育项目的时候，一直在鼓励更多的 ASD 儿童在每天早上来学校和同伴们一起玩耍，其中有几个参与我们项目的 ASD 儿童最开始总是会表现出厌恶，甚至会发脾气，和同伴打架等，可经过长期的坚持，这些孩子慢慢地表现得自觉，每天准时 7 点 20 分到学校，然后在教练的指导下，大家一起运动。其中，有一个学生连续参加了两届省运会特奥项目，有些学生参加了 2022 年第九届省运会特奥项目。在长期的参与和教练、家长的陪伴中，他们开始慢慢地不再厌恶简单而又辛苦的田径、足球、滚球等项目的干预训练。几个参加第九届省运会比赛的 ASD 儿童，回到家之后开始在妈妈的陪伴下每天去跑步，还有的发语音在微信群问候老师。

在实践中，有一些实用的策略，希望对家长朋友们有帮助，方便引导孩子参与日常生活中的各种运动。

#### 1. 从小的目标开始

1990 年颁布的《学校体育工作条例》中提出的学生每天锻炼一小时，近年来《关于加强青少年体育增强青少年体质的意见》《"健康中国 2030"规划纲要》《青

少年体育活动促进计划》等文件中多次要求"确保学生每天锻炼一小时"，这是一个可以参照的标准，而对于 ASD 儿童，我们建议从一个更恰当的目标开始，慢慢发展。根据国内外相关研究及工作经验，我们发现"较短的运动穿插在一天当中的 ASD 儿童运动更容易被维持"，而家长们需要记住的是：运动康复的目标不仅仅是促进儿童能力的改进，更重要的目标是让运动变成日常生活的一部分，因此一定要有耐心，要长期持续坚持。

比如有条件的家庭可以带孩子走路去学校，或者至少带孩子走一段路；也可以带孩子一起到公园遛狗（如果有的话）、散步，且每周都固定下来，比如每周末上午都去家附近的公园散步等；把看电视、低头刷手机的一些时间变成运动时间，建议做几分钟比较剧烈的运动，比如开合跳，和孩子一起做。把全家人吃饭后去操场、公园锻炼变成固定项目，如果您可以带孩子步行过去更好。逐渐增加这些项目的时间，慢慢地达到建议的锻炼时长。

### 2. 培养运动技能

ASD 儿童需要培养一些基本的动作技能才能保障其顺利参与一些肢体活动和运动。家长们可以采用玩游戏的方式来培养孩子的这些技能。比如以不同方式移动（例如跑、跳、蹦、跃、滑步）；玩不同类型的健身设备与动作训练（例如球、棒、拍子、扔、接、踢、击打）。家长在家里花时间和孩子玩这些技能，不仅可以提升孩子在运动课上成长的机会，同时也能够提高孩子参与其他涉及社交技能的运动项目的可能性，比如操场上的体验游戏，各类集体性质的休闲活动等。

### 3. 不同种类的运动

各类研究表明很多运动都可以给孩子带来好处，从乒乓球、骑车到骑马，从舞蹈到游泳等，都可以带孩子尝试。具体如何选择，我们建议家长选择包含以下三点的活动：

体能：包含具有适当强烈的活动，能够让个体进行剧烈呼吸的活动。比如慢跑、跳绳。

社交：包含至少一个或者多个人参与的活动，比如网球或者抛接球游戏、旱地冰壶、特奥融合足球。

独立：可以独立进行的活动，比如瑜伽或者室内健身等项目，同时可以得到视频的帮助。

### 4. 变成模范，鼓励朋友和更多家庭参与

父母是孩子最终的模范。家长也要参与运动，为孩子示范运动项目，展示运动带来的愉快和其他的各种收获；此外，要考虑哪些人可以每天或者每周和孩子

一起运动。在广州市，ASD 儿童家长成立家长"心友会"，不同家庭定期聚在一起，带孩子参与融合足球训练与比赛，在这些活动中，家长就是孩子的模范。另外，孩子的老师对孩子也会有很大的影响，因此家长既要向老师求教，也要向老师分享孩子康复的策略和灵感。如果孩子有 IEP（个别化教育计划），那么确保把运动作为目标写进去，也可以邀请体育教师参与 IEP 会议。

**5. 设计适合 ASD 群体参与的运动项目**

以下介绍三个为 ASD 儿童设计运动项目常用的策略：

**（1）有了解的人**

有熟悉 ASD 群体的执行者参与其中，这是最理想的状况。笔者工作中和同事带 ASD 儿童参与特奥足球的训练，作为熟悉 ASD 群体的工作者，我们可以很好地和他们沟通，提高了 ASD 儿童的参与动机。任何一个知道如何与 ASD 儿童沟通，可以提供一对一支持的人都可以。而家长自然可能是最了解孩子的人，所以可以多带孩子去参与各类运动。

**（2）视觉支持**

很多 ASD 儿童都是视觉学习型，所以提供给孩子各类视觉支持对于他们参与运动很有帮助，比如"任务卡、肢体展示以及视频示范"等都很有帮助。任务卡的制作，家长可以按照时间的顺序来制定，从早上起床，然后去学校，回家做什么，把任务列成清单的形式，呈现给孩子，运动的任务也可以如此操作，这对孩子具有提示作用。相关训练项目大家可以扫描"ASD 体育游戏"章节的提供视频，引导孩子一起看，模仿相关动作。也可以根据网络中的一些教学资源，给孩子做提示。家长还可以自己亲自做肢体展示来为孩子做示范。

**（3）常规**

我们大多数人都需要常规，ASD 儿童也不例外，且尤为重要。所以笔者建议家长可以给孩子设计一个可以预测的常规，并且提供视觉支持来帮助加强运动常规的养成。常规训练，符合 ASD 儿童一般的心理行为特点，一旦他们学会了，就不会轻易改变。比如运动之前，家长可以利用视觉提示引导孩子做热身，然后开始主体训练，到下一个阶段，家长出示训练放松的图片提示，并给孩子做示范……慢慢地，从运动开始前的准备运动到过程和结束后放松的常规就会形成。

另外，家长可以每周设计家庭成员一起锻炼的常规，这需要家庭规划好家庭的锻炼时间，最好一定阶段固定训练的地点、时间，这样容易促进孩子锻炼习惯的养成。有的 ASD 儿童对快速变化的环境可能适应速度较慢，所以一定阶段内我们建议家长带孩子运动要固定训练时间、地点。比如某一阶段去附近的公园的某个地方，再慢慢地过渡到去其他公园玩耍。

# 附　录

## 附表 1　粗大运动功能评估量表（GMFM）

A：卧位与翻身

| 测评内容 | 评估时间 | | | | | |
|---|---|---|---|---|---|---|
| 1. 仰卧位：头正中位，在四肢保持对称的情况下旋转头部 | 1 | 2 | 3 | 4 | 5 | 6 |
| （0）不能使头保持在中线 | | | | | | |
| （1）保持头位于中线 1～3 s | | | | | | |
| （2）保持头位于中线，转头时四肢不对称 | | | | | | |
| （3）完成 | | | | | | |
| 2. 仰卧位：两手移动至正中位，手指相贴 | | | | | | |
| （0）双手没有向中线移动 | | | | | | |
| （1）双手开始向中线移动 | | | | | | |
| （2）手放在身体前面，但不能手指相对 | | | | | | |
| （3）完成 | | | | | | |
| 3. 仰卧位：抬头 45° | | | | | | |
| （0）颈部没有开始屈曲 | | | | | | |
| （1）颈部开始屈曲，但不抬头、抬不起 | | | | | | |
| （2）抬头小于 45° | | | | | | |
| （3）完成 | | | | | | |
| 4. 仰卧位：右侧髋、膝关节在正常范围内屈曲 | | | | | | |
| （0）右侧髋、膝关节最初没有屈曲 | | | | | | |
| （1）右侧髋、膝关节开始有屈曲 | | | | | | |
| （2）局部屈曲右髋、膝关节 | | | | | | |
| （3）完成 | | | | | | |
| 5. 仰卧位：左侧髋、膝关节在正常范围内屈曲 | | | | | | |
| （0）左侧髋、膝关节最初没有屈曲 | | | | | | |
| （1）左侧髋、膝关节开始有屈曲 | | | | | | |
| （2）局部屈曲左髋、膝关节 | | | | | | |
| （3）完成 | | | | | | |
| 6. 仰卧位：伸右臂，手指过中线，去触及玩具 | | | | | | |
| （0）没有向中线移动的迹象 | | | | | | |
| （1）开始伸手向中线移动 | | | | | | |
| （2）伸出右臂，但手不能过中线 | | | | | | |
| （3）完成 | | | | | | |

| 测评内容 | 评估时间 | | | | | |
|---|---|---|---|---|---|---|
| 7. 仰卧位：伸左臂，手指过中线，去触及玩具 | | | | | | |
| （0）没有向中线移动的迹象 | | | | | | |
| （1）开始伸手向中线移动 | | | | | | |
| （2）伸出左臂，但手不能过中线 | | | | | | |
| （3）完成 | | | | | | |
| 8. 仰卧位：转向右侧翻身至俯卧位 | | | | | | |
| （0）没有翻身的迹象 | | | | | | |
| （1）开始翻 | | | | | | |
| （2）部分翻、不成俯卧 | | | | | | |
| （3）完成 | | | | | | |
| 9. 仰卧位：转向左侧翻身至俯卧位 | | | | | | |
| （0）没有翻身的迹象 | | | | | | |
| （1）开始翻 | | | | | | |
| （2）部分翻、不成俯卧 | | | | | | |
| （3）完成 | | | | | | |
| 10. 俯卧位：抬头至直立位 | | | | | | |
| （0）没有抬头的迹象 | | | | | | |
| （1）开始抬头，但下巴不能离垫 | | | | | | |
| （2）抬头、下巴能离垫、头不能竖起 | | | | | | |
| （3）完成 | | | | | | |
| 11. 前臂支撑俯卧：肘伸展，头及胸部抬离床面 | | | | | | |
| （0）没有抬头迹象 | | | | | | |
| （1）抬头、下巴不能离垫 | | | | | | |
| （2）抬头、没有竖起、前臂承重 | | | | | | |
| （3）完成 | | | | | | |
| 12. 前臂支撑俯卧：用重物固定右臂，左臂充分向前伸 | | | | | | |
| （0）右前臂没有支撑体重的迹象 | | | | | | |
| （1）右前臂承重、左臂不支撑，但没有向前伸展 | | | | | | |
| （2）右前臂承重、左臂部分向前伸展 | | | | | | |
| （3）完成 | | | | | | |
| 13. 前臂支撑俯卧：用重物固定左臂，右臂充分向前伸 | | | | | | |
| （0）右前臂没有支撑体重的迹象 | | | | | | |
| （1）右前臂承重、左臂不支撑，但没有向前伸展 | | | | | | |
| （2）右前臂承重、左臂部分向前伸展 | | | | | | |
| （3）完成 | | | | | | |
| 14. 俯卧：从右侧翻身至仰卧位 | | | | | | |
| （0）没有翻身的迹象 | | | | | | |
| （1）开始有翻身 | | | | | | |
| （2）部分向仰卧位翻身 | | | | | | |
| （3）完成 | | | | | | |

| 测评内容 | 评估时间 | | | | | |
|---|---|---|---|---|---|---|
| 15. 俯卧：从左侧翻身至仰卧位 | | | | | | |
| （0）没有翻身的迹象 | | | | | | |
| （1）开始有翻身 | | | | | | |
| （2）部分向仰卧位翻身 | | | | | | |
| （3）完成 | | | | | | |
| 16. 俯卧：向右转身90°（可用四肢帮助） | | | | | | |
| （0）没有向右旋转的迹象 | | | | | | |
| （1）开始用肢体向右旋转 | | | | | | |
| （2）用四肢向右旋转 <90° | | | | | | |
| （3）完成 | | | | | | |
| 17. 俯卧：向左转身90°（可用四肢帮助） | | | | | | |
| （0）没有向左旋转的迹象 | | | | | | |
| （1）开始用肢体向左旋转 | | | | | | |
| （2）用四肢向左旋转 <90° | | | | | | |
| （3）完成 | | | | | | |
| A区评估总分值 | | | | | | |
| A区评估百分值 | | | | | | |

B: 坐

| 测评内容 | 评估时间 | | | | | |
|---|---|---|---|---|---|---|
| 18. 仰卧位：检查者握住其双手，自己拉起至坐位（头部保持正位） | 1 | 2 | 3 | 4 | 5 | 6 |
| （0）拉到坐位时，头不能控制 | | | | | | |
| （1）拉到坐位时，头部有控制的迹象 | | | | | | |
| （2）拉到坐位时，头能控制部分时间 | | | | | | |
| （3）完成 | | | | | | |
| 19. 仰卧位：转向右侧翻至坐位 | | | | | | |
| （0）没有向右翻身坐起的迹象（先成俯卧然后坐起不给分） | | | | | | |
| （1）向右侧翻，开始有坐起的动作 | | | | | | |
| （2）向右侧翻，部分坐起 | | | | | | |
| （3）完成 | | | | | | |
| 20. 仰卧位：转向左侧翻至坐位 | | | | | | |
| （0）没有向左翻身坐起的迹象（先成俯卧然后坐起不给分） | | | | | | |
| （1）向左侧翻，开始有坐起的动作 | | | | | | |
| （2）向左侧翻，部分坐起 | | | | | | |
| （3）完成 | | | | | | |
| 21. 坐于垫子上：治疗师于胸部支撑，抬头至正中位（维持3 s） | | | | | | |
| （0）头部没有抬起的迹象 | | | | | | |
| （1）开始有抬起的迹象 | | | | | | |
| （2）抬头但不能竖直维持3 s | | | | | | |

| 测评内容 | 评估时间 | | | | | | |
|---|---|---|---|---|---|---|---|
| （3）完成（头部到垂直位并维持 3 s） | | | | | | | |
| 22. 坐于垫子上：治疗师于胸部支撑，抬头至正中位（维持 10 s） | | | | | | | |
| （0）没有抬起的迹象 | | | | | | | |
| （1）开始抬头，但不在中线 | | | | | | | |
| （2）头抬起位于中线，保持小于 10 s | | | | | | | |
| （3）完成 | | | | | | | |
| 23. 坐于垫上，用臂支撑（维持 5 s） | | | | | | | |
| （0）手臂不能支撑 | | | | | | | |
| （1）保持小于 1 s | | | | | | | |
| （2）保持 1 ~ 4 s | | | | | | | |
| （3）完成 | | | | | | | |
| 24. 坐于垫上：没有上肢支撑保持坐位 3 s | | | | | | | |
| （0）不能保持坐位，除非手臂支撑 | | | | | | | |
| （1）单个手臂支撑下保持坐位 | | | | | | | |
| （2）没有上臂支撑保持坐位小于 3 s | | | | | | | |
| （3）完成 | | | | | | | |
| 25. 坐于垫子上：身体前倾触摸玩具，没有上肢支持返回直立坐位 | | | | | | | |
| （0）没有向前倾的迹象 | | | | | | | |
| （1）倾向前，但不返回 | | | | | | | |
| （2）倾向前，触摸玩具，在手臂支持下回到直立坐位 | | | | | | | |
| （3）完成 | | | | | | | |
| 26. 坐于垫子上：伸手去触及置于右后方 45° 的玩具，回复原位 | | | | | | | |
| （0）没有触摸玩具的迹象 | | | | | | | |
| （1）开始伸手，但达不到右后方 | | | | | | | |
| （2）伸到后面，但没有触及玩具或没有回到原地（手伸到大转子外） | | | | | | | |
| （3）完成 | | | | | | | |
| 27. 坐于垫子上：伸手去触及置于左后方 45° 的玩具，回复原位 | | | | | | | |
| （0）没有触摸玩具的迹象 | | | | | | | |
| （1）开始伸手，但达不到左后方 | | | | | | | |
| （2）伸到后面，但没有触及玩具或没有回到原地（手伸到大转子外） | | | | | | | |
| （3）完成 | | | | | | | |
| 28. 右侧侧坐：不用手扶（维持 5 s） | | | | | | | |
| （0）不能保持右侧侧坐 | | | | | | | |
| （1）右侧侧坐、双手支撑 5 s（肘部须离开垫子） | | | | | | | |
| （2）右侧侧坐、右臂支撑 5 s（肘部须离开垫子） | | | | | | | |
| （3）完成 | | | | | | | |

| 测评内容 | 评估时间 | | | | |
|---|---|---|---|---|---|
| 29. 左侧侧横坐：不用手扶（维持 5 s） | | | | | |
| （0）不能保持左侧侧坐 | | | | | |
| （1）左侧侧坐、双手支撑 5 s（肘部离开垫子） | | | | | |
| （2）左侧侧坐、左臂支撑 5 s（肘部离开垫子） | | | | | |
| （3）完成 | | | | | |
| 30. 坐于垫子上：控制下俯身向前变为俯卧位 | | | | | |
| （0）没有在控制下降低身体至俯卧位的迹象 | | | | | |
| （1）有在控制下降低身体至俯卧位的迹象 | | | | | |
| （2）降低身体至俯卧位，但有碰撞（失去控制的动作） | | | | | |
| （3）完成 | | | | | |
| 31. 足向前坐于垫子上：身体向右侧旋转成四点支撑位 | | | | | |
| （0）没有转成四点位的迹象 | | | | | |
| （1）开始有向右转成四点位的动作出现 | | | | | |
| （2）部分完成向右翻成四点位 | | | | | |
| （3）完成 | | | | | |
| 32. 足向前坐于垫子上：身体向左侧旋转成四点支撑位 | | | | | |
| （0）没有转成四点位的迹象 | | | | | |
| （1）开始有向左转成四点位的动作出现 | | | | | |
| （2）部分完成向左翻成四点位 | | | | | |
| （3）完成 | | | | | |
| 33. 坐于垫子上：转身 90° 而无需臂辅助 | | | | | |
| （0）没有开始旋转的迹象 | | | | | |
| （1）开始旋转 | | | | | |
| （2）靠手臂帮助旋转 90° | | | | | |
| （3）完成 | | | | | |
| 34. 坐于凳上：上肢及双足不支撑保持 10 s | | | | | |
| （0）不能在凳子上保持坐姿 | | | | | |
| （1）保持，手臂支撑，脚支撑 10 s（坐于凳子） | | | | | |
| （2）保持，手臂放松，脚支撑 10 s（坐于凳子） | | | | | |
| （3）完成 | | | | | |
| 35. 站立位：落坐小凳上 | | | | | |
| （0）没有坐上小凳子的迹象 | | | | | |
| （1）开始坐凳子（有上凳子的企图） | | | | | |
| （2）部分坐上凳子 | | | | | |
| （3）完成 | | | | | |
| 36. 从地面：落坐小凳上 | | | | | |
| （0）没有坐上小凳子的迹象 | | | | | |
| （1）开始坐凳子（有上凳子的企图） | | | | | |
| （2）部分坐凳子（靠凳子站立或以凳子为支撑基本达到站立位） | | | | | |

续表

| 测评内容 | 评估时间 | | | | | |
|---|---|---|---|---|---|---|
| （3）完成 | | | | | | |
| 37. 从地面：落坐高凳上 | | | | | | |
| （0）没有坐上高凳上的迹象 | | | | | | |
| （1）开始坐凳子（有上凳子的企图） | | | | | | |
| （2）部分坐凳子（靠凳子站立或以凳子为支撑基本达到站立位） | | | | | | |
| （3）完成 | | | | | | |
| B区评估总分值 | | | | | | |
| B区评估百分值 | | | | | | |

C: 爬与跪

| 测评内容 | 评估时间 | | | | | |
|---|---|---|---|---|---|---|
| 38. 俯卧位：向前方腹爬 1.8 m | | | | | | |
| （0）没有匍匐向前的迹象 | | | | | | |
| （1）匍匐向前小于 0.6 m | | | | | | |
| （2）匍匐向前 0.6 ~ 1.5 m | | | | | | |
| （3）完成 | | | | | | |
| 39. 四点位：手膝位（支撑）（维持 10 s） | | | | | | |
| （0）手和膝不能持续承重 | | | | | | |
| （1）手和膝能承重，维持小于 3 s（有企图保持姿势现象） | | | | | | |
| （2）手和膝能承重维持 3 ~ 9 s | | | | | | |
| （3）完成 | | | | | | |
| 40. 四点位：转为坐位，不用手支撑 | | | | | | |
| （0）没有坐的迹象 | | | | | | |
| （1）开始尝试成坐位 | | | | | | |
| （2）成坐位，但需手臂支撑（有 1 ~ 2 个手臂支撑） | | | | | | |
| （3）完成 | | | | | | |
| 41. 俯卧位：转为四点位，用手和膝支撑 | | | | | | |
| （0）没有成四点位的迹象 | | | | | | |
| （1）开始有成四点位的动作（<10%） | | | | | | |
| （2）部分成四点位（10% ~ 90%） | | | | | | |
| （3）完成 | | | | | | |
| 42. 四点位：右臂伸向前，手高于肩水平 | | | | | | |
| （0）右手臂没有伸出向前的迹象 | | | | | | |
| （1）右手臂开始向前伸出（<10%） | | | | | | |
| （2）右手臂部分向前伸出（10% ~ 90%） | | | | | | |
| （3）完成 | | | | | | |
| 43. 四点位：左臂伸向前，手高于肩水平 | | | | | | |
| （0）左手臂没有向前的迹象 | | | | | | |
| （1）左手臂开始向前伸出（<10%） | | | | | | |

| 测评内容 | 评估时间 | | | | |
|---|---|---|---|---|---|
| （2）左手臂部分向前伸出（10% ~ 90%） | | | | | |
| （3）完成 | | | | | |
| 44. 四点位：向前四点爬或蛙跳 1.8 m | | | | | |
| （0）没有向前膝手爬或蛙跳的迹象 | | | | | |
| （1）向前四点爬或蛙跳小于 0.6 m | | | | | |
| （2）向前四点爬或蛙跳 0.6 ~ 1.5 m | | | | | |
| （3）完成 | | | | | |
| 45. 四点位：向前四点交替性四点爬 1.8 m | | | | | |
| （0）没有向前交替性四点爬的迹象 | | | | | |
| （1）向前交替四点爬小于 0.6 m | | | | | |
| （2）向前交替四点爬 0.6 ~ 1.5 m | | | | | |
| （3）完成 | | | | | |
| 46. 四点位：用手和膝 / 脚爬上四级台阶 | | | | | |
| （0）没有爬台阶的迹象 | | | | | |
| （1）用手和膝 / 脚爬 1 级 | | | | | |
| （2）用手和膝 / 脚爬 2 ~ 3 级 | | | | | |
| （3）完成 | | | | | |
| 47. 四点位：用手和膝 / 脚退着爬下四级台阶 | | | | | |
| （0）没有退着爬下台阶的迹象 | | | | | |
| （1）退着爬下 1 级 | | | | | |
| （2）退着爬下 2 ~ 3 级 | | | | | |
| （3）完成 | | | | | |
| 48. 坐垫子上：用臂帮助转为高跪位，然后手放开（维持 10 s） | | | | | |
| （0）当被放置在高跪位时，孩子不能抓着凳子维持该姿势 | | | | | |
| （1）当被放置在高跪位时，孩子能抓着凳子维持 10 秒（开始位置：把孩子放置在高跪位抓住凳子） | | | | | |
| （2）孩子抓着凳子成高跪位并维持 10 s（开始位置：坐于垫子，前面放凳子） | | | | | |
| （3）完成（从垫子上的任何坐姿开始） | | | | | |
| 49. 高跪位：用臂帮助转为右膝半跪，然后手放开（维持 10 s） | | | | | |
| （0）当被放置在半跪位置，孩子不能抓着凳子维持该姿势 | | | | | |
| （1）当被放置在半跪位置，孩子能抓着凳子维持 10 s（开始位置：把孩子放置在左膝半跪位并抓住凳子） | | | | | |
| （2）孩子抓着凳子成半跪位置，并维持 10 s（开始位置：跪于垫子，前面放置凳子） | | | | | |
| （3）完成（开始位置：在垫子上成高跪位） | | | | | |
| 50. 高跪位：用臂帮助转为左膝半跪，然后手放开（维持 10 s） | | | | | |
| （0）当被放置在半跪位置，孩子不能抓着凳子维持该姿势 | | | | | |
| （1）当被放置在半跪位置，孩子能抓着凳子维持 10 s（开始位置：把孩子放置在左膝半跪位并抓住凳子） | | | | | |

续表

| 测评内容 | 评估时间 | | | | |
|---|---|---|---|---|---|
| （2）孩子抓着凳子成半跪位置，并维持10 s（开始位置：跪于垫子，前面放置凳子） | | | | | |
| （3）完成（开始位置：在垫子上成高跪位） | | | | | |
| 51. 高跪位：向前跪行，手放开（10步） | | | | | |
| （0）没有跪着向前走的迹象 | | | | | |
| （1）需两手拉着向前跪走10步 | | | | | |
| （2）需单手拉着向前跪走10步 | | | | | |
| （3）完成 | | | | | |
| C区评估总分值 | | | | | |
| C区评估百分值 | | | | | |

D: 站

| 测评内容 | 评估时间 | | | | |
|---|---|---|---|---|---|
| 52. 地面：抓着大凳子拉自己站起 | | | | | |
| （0）不能 | | | | | |
| （1）完成10% | | | | | |
| （2）完成10%～90% | | | | | |
| （3）完成 | | | | | |
| 53. 站立：独站，手放开（维持3 s） | | | | | |
| （0）不能抓着凳子等维持站立 | | | | | |
| （1）两手抓着，维持站立位3 s（可以前臂靠器械或部分躯体碰到器械） | | | | | |
| （2）一手抓着，维持站立位3 s（除了单手以外躯体任何部分不能碰到器械） | | | | | |
| （3）完成 | | | | | |
| 54. 站立：单手抓住大凳子，抬起右脚，保持3 s | | | | | |
| （0）右脚没有抬起的迹象 | | | | | |
| （1）两手支持，抬起右脚小于3 s（开始位置：两手拉着凳子） | | | | | |
| （2）两手支持，抬起右脚达秒（开始位置：两手拉着凳子） | | | | | |
| （3）完成 | | | | | |
| 55. 站立：单手抓住大凳子，抬起左脚，保持3 s | | | | | |
| （0）右脚没有抬起的迹象 | | | | | |
| （1）两手支持，抬起右脚小于3 s（开始位置：两手拉着凳子） | | | | | |
| （2）两手支持，抬起右脚达3 s（开始位置：两手拉着凳子） | | | | | |
| （3）完成 | | | | | |
| 56. 站立：独站，手放开（维持20 s） | | | | | |
| （0）手臂不支撑时不能保持站立 | | | | | |
| （1）手臂不支撑，维持站立位小于3 s | | | | | |
| （2）手臂不支撑，维持站立位3～19 s | | | | | |
| （3）完成 | | | | | |

| 测评内容 | 评估时间 | | | | |
|---|---|---|---|---|---|
| 57. 站立：抬起左脚，不用上肢支持保持 10 s | | | | | |
| （0）手臂不支撑时不抬左脚 | | | | | |
| （1）手臂不支撑，抬左脚小于 3 s | | | | | |
| （2）手臂不支撑，抬左脚 3～9 s | | | | | |
| （3）完成 | | | | | |
| 58. 站立：抬起右脚，不用上肢支持保持 10 s | | | | | |
| （0）手臂不支撑时不抬右脚 | | | | | |
| （1）手臂不支撑，抬右脚小于 3 s | | | | | |
| （2）手臂不支撑，抬右脚 3～9 s | | | | | |
| （3）完成 | | | | | |
| 59. 坐在小凳上：不需用手，站起 | | | | | |
| （0）没有站起的迹象 | | | | | |
| （1）开始有站起的动作 | | | | | |
| （2）上肢支持在凳子上站起来（达到站立位时手要放开） | | | | | |
| （3）完成（在姿势转换过程中不能有手/臂的帮助） | | | | | |
| 60.高跪位：不需用手，从高跪通过右膝半跪站起 | | | | | |
| （0）没有站起的迹象 | | | | | |
| （1）开始有站起的动作 | | | | | |
| （2）上肢支持手下站起来（可以不使用半跪位） | | | | | |
| （3）完成（手臂不能放在垫子或身体上进行协助，在从高跪到站立的转换过程中必须使用半跪位） | | | | | |
| 61. 高跪位：不需用手，从高跪通过左膝半跪站起 | | | | | |
| （0）没有站的迹象 | | | | | |
| （1）开始有站的动作 | | | | | |
| （2）上肢支持下站起来（可以不使用半跪位） | | | | | |
| （3）完成（手臂不能放在垫子或身体上进行协助，在从高跪到站立的转换过程中必须使用半跪位） | | | | | |
| 62. 站立位：有控制地降低身体至地面，不用上肢的帮助 | | | | | |
| （0）拉着器械不能降低身体到地面 | | | | | |
| （1）能够降低身体到地面，但失去控制 | | | | | |
| （2）在手臂帮助下或者拉着器械降低身体到地面（手臂可以用来维持平衡或者撑在地面或身体上） | | | | | |
| （3）完成（运动有规律，有方向性） | | | | | |
| 63. 站立位：转为蹲位，手放开 | | | | | |
| （0）没有蹲的迹象 | | | | | |
| （1）开始有蹲的动作（可以依靠手臂或器械帮助） | | | | | |
| （2）在手臂帮助下或者拉着东西蹲（手臂可以用来维持平衡或者撑在地面或身体上） | | | | | |
| （3）完成 | | | | | |
| 64. 站立位：从地上拾物，手放开，回复站位 | | | | | |
| （0）不从地面上拾物 | | | | | |

续表

| 测评内容 | 评估时间 | | | | |
|---|---|---|---|---|---|
| （1）开始从地面上拾物（可以依靠器械的帮助） | | | | | |
| （2）手臂支撑，从地面上拾物 | | | | | |
| （3）完成 | | | | | |
| D 区评估总分值 | | | | | |
| D 区评估百分值 | | | | | |

### E：走、跑和跳

| 测评内容 | 评估时间 | | | | |
|---|---|---|---|---|---|
| 65. 站立：两手扶大长凳，向右侧横走 5 步 | | | | | |
| （0）不走 | | | | | |
| （1）向右横走小于 1 步 | | | | | |
| （2）向右横走 1 ～ 4 步 | | | | | |
| （3）完成 | | | | | |
| 66. 站立：两手扶大长凳，向左侧横走 5 步 | | | | | |
| （0）不走 | | | | | |
| （1）向左横走小于 1 步 | | | | | |
| （2）向左横走 1 ～ 4 步 | | | | | |
| （3）完成 | | | | | |
| 67. 站立：牵两手向前走 10 步 | | | | | |
| （0）不走 | | | | | |
| （1）向前走小于 3 步 | | | | | |
| （2）向前走 3 ～ 9 步 | | | | | |
| （3）完成 | | | | | |
| 68. 站立：牵单手向前走 10 步 | | | | | |
| （0）不走 | | | | | |
| （1）向前走小于 3 步 | | | | | |
| （2）向前走 3 ～ 9 步 | | | | | |
| （3）完成 | | | | | |
| 69. 站立：向前走 10 步 | | | | | |
| （0）不走 | | | | | |
| （1）向前走小于 3 步 | | | | | |
| （2）向前走 3 ～ 9 步 | | | | | |
| （3）完成 | | | | | |
| 70. 站立：向前走 10 步，停止，转 180°，返回 | | | | | |
| （0）向前走 10 步，停止会摔倒 | | | | | |
| （1）向前走 10 步，停下，没有开始转身 | | | | | |
| （2）前走 10 步停下，转身小于 180° | | | | | |
| （3）完成 | | | | | |
| 71. 站立：后退 10 步 | | | | | |
| （0）不后退 | | | | | |

| 测评内容 | 评估时间 | | | | |
|---|---|---|---|---|---|
| （1）后退 3 步 | | | | | |
| （2）后退 3 ~ 9 步 | | | | | |
| （3）完成 | | | | | |
| 72. 站立：两手提大物向前走 10 步 | | | | | |
| （0）拿大物不走 | | | | | |
| （1）单手拿小物走 10 步 | | | | | |
| （2）双手拿小物走 10 步 | | | | | |
| （3）完成 | | | | | |
| 73. 站立：在两条相距 20 cm 平行线之间连续向前行走（10 步） | | | | | |
| （0）不走 | | | | | |
| （1）连续向前走小于 3 步 | | | | | |
| （2）连续向前走 3 ~ 9 步 | | | | | |
| （3）完成 | | | | | |
| 74. 站立：在 2 cm 宽的直线上连续向前走 10 步 | | | | | |
| （0）不走 | | | | | |
| （1）连续向前走小于 3 步 | | | | | |
| （2）连续向前走 3 ~ 9 步 | | | | | |
| （3）完成 | | | | | |
| 75. 站立：右脚领先跨越膝盖高度的木棒 | | | | | |
| （0）不跨越 | | | | | |
| （1）右脚领先跨越过 5 ~ 8 cm 高度的木棒 | | | | | |
| （2）右脚领先跨越过齐小腿中部高度的木棒 | | | | | |
| （3）完成 | | | | | |
| 76. 站立：左脚领先跨越膝盖高度的木棒 | | | | | |
| （0）不跨越 | | | | | |
| （1）左脚领先跨越过 5 ~ 8 cm 高度的木棒 | | | | | |
| （2）左脚领先跨越过齐小腿中部高度的木棒 | | | | | |
| （3）完成 | | | | | |
| 77. 站立：跑 4.5 m，停止，返回 | | | | | |
| （0）不启动 | | | | | |
| （1）快走启动跑 | | | | | |
| （2）跑小于 4.5 m | | | | | |
| （3）完成 | | | | | |
| 78. 站立：右脚踢球 | | | | | |
| （0）不启动 | | | | | |
| （1）抬右脚但不踢 | | | | | |
| （2）用右脚踢球，但跌倒 | | | | | |
| （3）完成（踢球时不倒下） | | | | | |
| 79. 站立：左脚踢球 | | | | | |
| （0）不启动 | | | | | |
| （1）抬左脚但不踢 | | | | | |

续表

| 测评内容 | 评估时间 | | | | | |
|---|---|---|---|---|---|---|
| （2）用左脚踢球，但跌倒 | | | | | | |
| （3）完成 | | | | | | |
| 80. 站立：两脚同时跳 30 cm 高 | | | | | | |
| （0）不跳 | | | | | | |
| （1）两脚同时跳小于 5 cm 高 | | | | | | |
| （2）两脚同时跳 5 ~ 28 cm | | | | | | |
| （3）完成 | | | | | | |
| 81. 站立：两脚同时跳 30 cm 远 | | | | | | |
| （0）不跳 | | | | | | |
| （1）两脚同时向前跳小于 5 cm | | | | | | |
| （2）两脚同时向前跳 5 ~ 28 cm | | | | | | |
| （3）完成 | | | | | | |
| 82. 右脚单立：在一直径 60 cm 的圈内右足单脚跳 10 次 | | | | | | |
| （0）右脚不跳 | | | | | | |
| （1）在 60 cm 圈内向右脚跳小于 3 次 | | | | | | |
| （2）在 60 cm 圈内右脚跳 3 ~ 9 次 | | | | | | |
| （3）完成 | | | | | | |
| 83. 左脚单立：在一直径 60 cm 的圈内左足单脚跳 10 次 | | | | | | |
| （0）左脚不跳 | | | | | | |
| （1）在 60 cm 圈内向左脚跳小于 3 次 | | | | | | |
| （2）在 60 cm 圈内左脚跳 3 ~ 9 次 | | | | | | |
| （3）完成 | | | | | | |
| 84. 站立：扶一侧栏杆，上楼梯 4 级，左右脚轮流先上 | | | | | | |
| （0）扶住栏杆，不向上跨步 | | | | | | |
| （1）扶住栏杆向上走 2 级，同一脚起步 | | | | | | |
| （2）扶住栏杆向上走 4 级，交替不稳定 | | | | | | |
| （3）完成 | | | | | | |
| 85. 站立：扶一侧栏杆，下楼梯 4 级，左右脚轮流先下 | | | | | | |
| （0）抓住一侧扶手，没有向下跨步的迹象 | | | | | | |
| （1）抓住一侧扶手走下 2 级，持续用同一只脚下 | | | | | | |
| （2）抓住一侧扶手走下 4 级，不是一直两脚交替 | | | | | | |
| （3）完成 | | | | | | |
| 86. 站立：交替步上四级台阶 | | | | | | |
| （0）手臂不支撑，不往上走 | | | | | | |
| （1）往上走 2 级，持续用一个脚先上 | | | | | | |
| （2）往上走 4 级，不是一直两脚交替 | | | | | | |
| （3）完成 | | | | | | |
| 87. 站立：交替步下四级台阶 | | | | | | |
| （0）手臂不支撑，不往下走 | | | | | | |

| 测评内容 | 评估时间 | | | | |
|---|---|---|---|---|---|
| （1）往下走2级，持续用一个脚先下 | | | | | |
| （2）往下走4级，不是一直两脚交替 | | | | | |
| （3）完成 | | | | | |
| 88. 站于15 cm高梯级处：双脚同时跳下 | | | | | |
| （0）双足不同时往下跳 | | | | | |
| （1）双足同时跳下，但跌倒 | | | | | |
| （2）双足同时跳下不跌倒，但需用手撑在地上防止跌倒 | | | | | |
| （3）完成 | | | | | |
| E区评估总分值 | | | | | |
| E区评估百分值 | | | | | |

# 附表2　大肌肉动作发展测验记录表（TGMD-3）

姓名：　　　性别：　　　测试者：　　　学校：
测验时间：　年　月　日　　优势手：右□　左□　没有建立□
出生年月：　年　月　日　　优势脚：右□　左□　没有建立□
年　龄：　年　月　日
移动式运动技能测验：（根据ASD儿童特点，部分评价标准在应用中可适当降低难度）

| 动作名称 | 场地器材 | 测验方法 | 评分标准 | 第一次测试得分 | 第二次测试得分 |
|---|---|---|---|---|---|
| 跑 | 长20 m、平坦干净的场地，2个标志物 | 2个标志物相距15 m，在终点后要留有至少5 m的缓冲距离。受试儿童从一个标志物跑到对侧标志物，重复测试 | 1分：胳膊与对侧腿同步运动，肘部弯曲<br>2分：双脚有短暂的同时离地<br>3分：脚后跟过渡到前脚掌着地或仅前脚掌着地：（非整个足底）<br>4分：摆动腿弯曲约90°，脚接近臀部 | | |
| 马步跳（前滑步） | 7.6 m的净空跑道，2个标志物 | 将两个标志物相距7.6 m放置，受试儿童从起始标志物开始马步跳至终点标志物停止，重复测试 | 1分：准备时，肘关节自然弯曲，置于身体两侧<br>2分：前跨脚迈步，蹬地脚随之向前跨一步（后脚于前脚的一侧或稍后方，不能在前面）<br>3分：前脚掌或后脚跟着地<br>4分：有节奏地完成4次连续前滑步 | | |
| 单脚连续跳 | 至少4.5 m的净空场地，两个标志物 | 将两个标志物相距4.5 m放置，受试儿童使用优势脚连续跳4次到终点，重复测试 | 1分：跳动时，腾空腿自然弯曲，向前摆动产生动力<br>2分：腾空腿的脚保持在跳动腿后方<br>3分：胳膊弯曲向前摆动产生动力<br>4分：双脚落地时，双臂随之向下摆动 | | |

续表

| 动作名称 | 场地器材 | 测验方法 | 评分标准 | | |
|---|---|---|---|---|---|
| 跨步跳 | 长约10 m的净空场地，两个标志物 | 将两个标志物相距10 m放置，受试儿童从起始标志物跳到终点标志物，重复测试 | 1分：双脚交替向前单脚跳，连续、重心上下有移动<br>2分：胳膊与对侧腿同步运动，肘部弯曲向前摆动，提供动力<br>3分：完成4次连续有节奏的跨步跳 | | |
| 立定跳 | 至少3 m长的净空场地，标记胶带 | 用胶带标记场地上的起始线，受试儿童站立于起跳线后，双脚全力起跳，重复测试 | 1分：起跳前，双膝弯曲，双臂在身后自然伸展<br>2分：蹬地起跳时，两臂尽力向上摆过头顶<br>3分：双脚同时起跳、同时落地<br>4分：双脚落地时双臂随之向下摆动 | | |
| 侧滑步 | 长约7.6 m的净空场地，标记一条直线，两个标志物 | 两个标志物分开放置于直线两端，受试儿童从起始标志物侧滑步到终点标志物，受试儿童首先选向哪个方向滑动，往返一次为一组测试，重复测试 | 1分：身体侧对滑步方向，双肩呈一条线与地面直线平行（仅优势侧）<br>2分：起滑脚向侧迈一步，随动脚跟一步，两脚有短暂的腾空（仅优势侧评分）<br>3分：优势侧连续4次侧滑<br>4分：非优势侧连续4次侧滑 | | |

球类运动技能（特体操控技能）测验：

| 动作名称 | 场地器材 | 测验方法 | 评分标准 | 第一次测试得分 | 第二次测试得分 |
|---|---|---|---|---|---|
| 双手持棒击定位球 | 直径10 cm的塑料球、塑料棒，固定支架 | 将球放在支架上，高度为受试者腰部。受试儿童双手持棒向正前方用力击球，球落点在前方地面上，重复测试 | 1分：惯用手在上，非惯用手在下握棒<br>2分：非优势侧的肩部和髋部面向击球方向（正前方）<br>3分：转身挥棒时髋和肩也随之转动<br>4分：非优势脚朝向击球方向<br>5分：将球击向前方（上方或下方不行） | | |
| 单手持拍击反弹球 | 一个网球、一副轻质塑料球拍、一面墙 | 将塑料球拍和网球交给受试儿童，受试儿童将球举起后放下（球落地反弹至腰部高度），将反弹球击打到墙上，重复测试 | 1分：当球自地面弹起时做持拍后引的动作<br>2分：身体侧对击球方向<br>3分：将球击向墙（击出的球向前飞行）<br>4分：击球后，球拍有随摆动作，摆动至非持拍手一侧的肩部水平 | | |
| 单手原地拍球 | 3~5岁组用直径为20~25cm的皮球，6~10岁组用篮球，一块平整的场地 | 受试儿童站立，用一只手拍球，要求至少落地反弹4次，最后停下来接住球，重复测试 | 1分：约在腰际水平用一只手拍球<br>2分：用指尖触球，而不是全手掌触球<br>3分：连续四次拍球，不能移动脚 | | |

| 双手接球 | 直径10 cm左右小皮球或手球，4.6 m长空地，标记胶带 | 受试者和测试者相距4.5 m，受试儿童站立一条线后，测试人员站立在另一条线后，将球抛向受试儿童胸部区域位置，儿童双手接球，重复测试 | 1分：两臂放在身体前方，肘部弯曲<br>2分：两臂向前伸出接球<br>3分：只是用手接住球 | | |
| --- | --- | --- | --- | --- | --- |
| 踢定位球 | 足球、标记胶带、一面墙，充分踢球空间 | 距墙约6 m处标记停球线，8.5 m处标记助跑线，将球放置在停球线上，受试儿童从助跑线起跑，全力将球踢向墙面，重复测试 | 1分：快速、无停顿地接近球<br>2分：踢球前拉大步幅或是迅速起跳<br>3分：支撑腿位于球的侧方或后方<br>4分：用脚背或脚的内侧踢球（不能用脚尖踢球） | | |
| 上手投球 | 网球，长6 m的平坦空地 | 离墙6 m处为投掷线，指导受试者用力将球投向墙壁，重复测试 | 1分：一开始先向后挥动手臂<br>2分：臂肩转动带动投掷，面转向非投掷面<br>3分：投掷手相对的异侧肢体向前上步<br>4分：球脱手后，手有一个随摆动作，摆到非投掷面的臀部 | | |
| 下手抛球 | 网球，一面墙壁，6 m长的空地，标记胶带 | 距离墙面6 m处标记一条平行直线，受试儿童面向墙壁站立于线后，受试儿童将球从下向上用力抛向墙面，重复测试 | 1分：优势手向下向后摆动，摆到躯体后侧<br>2分：两脚前后站立，扔球手对侧腿上步<br>3分：将球向前扔，球直接打到墙上不能触地<br>4分：扔球后，手有随摆动作，至少要摆到胸部 | | |

引自：Maeng H, Webster EK, Pitchford EA, Ulrich DA. Inter- and Intrarater Reliabilities of the Test of Gross Motor Development—Third Edition Among Experienced TGMD—2 Raters[J]. Adapt Phys Activ Q，2017，34（4）:442—455

## 附表3　BOT-2量表（感觉与平衡能力测试）

| 序号 | 内容 | 器材及布局 | 动作 | 说明 | 前测 | 后测 |
| --- | --- | --- | --- | --- | --- | --- |
| 1 | 睁眼沿直线走 | 10 m直线 | 幼儿听指令沿直线行走 | 记录正确的步数 | | |
| 2 | 脚尖碰脚跟睁眼沿直线走 | 10 m直线 | 幼儿听指令沿直线行走 | 记录正确的步数 | | |
| 3 | 单脚睁眼站立 | 硬地 | 睁眼单脚站立 | 记录站立秒数 | | |
| 4 | 平衡木睁眼单脚站立 | 平衡木、瑜伽垫 | 睁眼单脚站立于平衡木上，下方铺瑜伽垫 | 记录站立秒数 | | |
| 5 | 平衡木脚尖碰脚跟睁眼站立 | 平衡木、瑜伽垫 | 脚尖碰脚跟站立于平衡木上，下方铺瑜伽垫 | 记录站立秒数 | | |
| 6 | 平衡木闭眼单脚站立 | 平衡木、瑜伽垫 | 闭眼单脚站立于平衡木上，下方铺瑜伽垫 | 记录站立秒数 | | |

## 附表4 精细运动功能评估量表（FMFM）

| A区 视觉追踪（5项） |
| --- |
| A01项 视觉追踪摇铃<br>难度值：11.56<br>辅助物：摇铃<br>方法：置儿童于仰卧位，站在儿童的脚边正对儿童，将摇铃放在距儿童鼻子30cm的正中处，吸引儿童的注意，接着将摇铃以90°弧线缓慢从正中移向一侧（近水平位），再移回中间并按以上步骤测试另一侧。<br>评分：<br>0—儿童眼睛不注视摇铃<br>1—儿童眼睛注视摇铃未跟踪<br>2—儿童目光追踪，从中间追踪至每一侧，一侧或两侧小于90°<br>3—儿童目光追踪，两侧均可达90° |
| A02项 听觉追踪<br>难度值：12.29<br>辅助物：摇铃<br>方法：安静环境中，置儿童于仰卧位，在不让儿童看到摇铃的情况下，将摇铃放在距儿童耳部30 cm处，接着摇动摇铃，观察儿童的反应。<br>评分：<br>0—儿童没有反应<br>1—儿童有反应，但不转动头部<br>2—儿童转动头部但没有找到声源<br>3—儿童转动头部后用眼睛找到声源 |
| A03项 视觉追踪—右侧至左侧<br>难度值：13.34<br>辅助物：网球<br>方法：儿童在扶持下坐着，面向桌子，检查者用网球吸引儿童注意，然后一边在桌上把网球从儿童右侧滚向其左侧，一边说"来，看着球"。<br>评分：<br>0—儿童不看网球<br>1—儿童看网球，但视觉未追踪至中线<br>2—儿童视觉追踪至中线<br>3—儿童视觉追踪过中线 |
| A04项 视觉追踪—左侧至右侧<br>难度值：13.34<br>辅助物：网球<br>方法：儿童在扶持下坐着，面向桌子，检查者用网球吸引儿童注意，然后一边在桌上把网球从儿童左侧滚向其右侧，一边说"来，看着球"。<br>评分：<br>0—儿童不看网球<br>1—儿童看网球，但视觉未追踪至中线<br>2—儿童视觉追踪至中线<br>3—儿童视觉追踪过中线 |
| A05项 视觉垂直追踪<br>难度值：17.11<br>辅助物：网球<br>方法：儿童在扶持下取坐位，将网球置于儿童头部上方10 cm处吸引其注意，然后说"看着球"，接着将网球放开让其自由落至桌上，观察儿童的反应。<br>评分：<br>0—儿童不看网球<br>1—儿童看网球，但视觉未追踪<br>2—儿童视觉追踪网球，但未至桌面<br>3—儿童视觉追踪至桌面 |

**B 区 上肢关节活动能力（9 项）**

**B01 项 伸手臂**
难度值：24.36
辅助物：摇铃
方法：儿童于仰卧位，将一摇铃放在距儿童胸上 30 cm 处，吸引其注意，然后说"来拿摇铃"。
评分：
0—儿童的手保持原位或原来的动作
1—儿童试图将手伸向摇铃
2—儿童屈肘向摇铃伸出手臂
3—儿童伸直手臂向摇铃

**B02 项 接近中线**
难度值：26.19
辅助物：悬吊玩具
方法：置儿童于仰卧位，将一玩具悬于儿童胸部上方 30cm 处，嘱儿童抓取玩具
评分：
0—儿童没有移动手
1—儿童至少移动一只手，但未移到身体中线附近
2—儿童至少有一只手移至身体中线附近 10 cm 内
3—儿童双手能够移至中线

**B03 项 抓握摇铃**
难度值：26.61
辅助物：摇铃
方法：检查者坐在桌前，抱儿童于膝上面对桌子，将摇铃置于桌面距儿童的手 10 cm 处，然后说"去拿摇铃"。
评分：
0—儿童的手不伸向摇铃或保持原来动作
1—儿童试图将手臂伸向摇铃，但未触及
2—儿童触摸摇铃，但未抓住
3—儿童抓住摇铃

**B04 项 伸手抓纸**
难度值：30.80
辅助物：一张 20 cm×30 cm 的纸
方法：儿童坐在检查者膝上，面对桌子。检查者在距儿童的手 10 cm 处放一张纸，然后说"去拿纸"。
评分：
0—儿童不伸手
1—儿童伸手试图去拿纸，但未触及纸
2—儿童触摸纸
3—儿童把纸拉过来拿在手上或把纸弄皱拿在手上

**B05 项 双手合握**
难度值：36.42
辅助物：一块小方木
方法：检查者坐在桌前，抱儿童于膝上面对桌子，将一方木放在儿童手中，然后说"玩方木"，嘱其双手玩方木。
评分：
0—儿童不握方木
1—儿童单手握方木
2—儿童双手合握住方木达 1~14 s
3—儿童双手合握住方木达 15 s

**B06 项 打开书**
难度值：43.17
辅助物：一本封面及内文纸张较厚的书
方法：儿童面对桌子坐在检查者腿上，或儿童坐在一个安全的地方。检查者把书放在桌上，然后说"把书打开"。
评分：
0—儿童不碰书
1—儿童拍打书
2—儿童试图翻开书
3—儿童翻开书

| |
|---|
| **B07 项 倒小丸** |
| 难度值：46.86 |
| 辅助物：一个没有盖子装有小丸的瓶子 |
| 方法：儿童面对桌子坐在检查者腿上，或儿童坐在一个安全的地方。检查者给儿童一个装有小丸的瓶子，嘱儿童倒出小丸，必要时可做示范。 |
| 评分： |
| 0—儿童不握瓶子 |
| 1—儿童仅握住瓶子 |
| 2—儿童尝试倒出小丸 |
| 3—儿童倒转瓶子，倒出小丸 |
| **B08 项 手碰自己身体部位** |
| 难度值：49.07 |
| 方法：儿童面对桌子坐在检查者腿上，或儿童坐在一个安全的地方。检查者嘱儿童用手依次去触自己身体部位，包括鼻—耳—头顶。 |
| 评分： |
| 0—儿童不触及 |
| 1—儿童仅触及鼻 |
| 2—儿童触及鼻与耳 |
| 3—儿童全部触及 |
| **B09 项 画线** |
| 难度值：52.66 |
| 辅助物：一支笔和一张纸 |
| 方法：儿童面对桌子坐在检查者腿上，或儿童坐在一个安全的地方。检查者用一支笔在纸上画两条约 3 cm 长的垂直线（垂直线是指偏移度小于 20° 的直线），放纸和笔在儿童的边上，让其跟着做。 |
| 评分： |
| 0—儿童不握笔 |
| 1—儿童仅用笔接触纸 |
| 2—儿童画出一条长度小于 3 cm 的线 |
| 3—儿童至少画出一条长度大于 3 cm 的垂直线 |
| **C 区 抓握能力（10 项）** |
| **C01 项 抓握方木** |
| 难度值：35.05 |
| 辅助物：方木 |
| 方法：检查者坐在桌前，抱儿童于膝上面对桌子，将方木放于儿童能够触及处，吸引其注意方木，说"来拿方木"，然后观察儿童拿取的姿势。 |
| 评分： |
| 0—儿童不抓方木 |
| 1—儿童用整个手掌抓方木 |
| 2—儿童用小指和手掌抓起方木 |
| 3—儿童用小指、无名指和手掌或用拇指、食指和中指抓住方木 |
| **C02 项 双手同时各握一块方木** |
| 难度值：37.52 |
| 辅助物：两块方木 |
| 方法：检查者坐在桌前，抱儿童于膝上面对桌子，将一块方木放在桌上，说"来拿方木"。待儿童拿起方木后，检查者再放另一块方木于桌上，说"再拿这一块方木"。 |
| 评分： |
| 0—儿童不拿方木 |
| 1—儿童仅拿起一块方木 |
| 2—儿童双手各拿起一块方木，但持续时间小于 5 s |
| 3—儿童双手各拿起一块方木，且持续时间大于 5 s |
| **C03 项 抓小丸** |
| 难度值：39.50 |
| 辅助物：两粒小丸 |
| 方法：检查者坐在桌前，抱儿童于膝上面对桌子，将两粒小丸一起放于桌上儿童能够触及处，说"去拿小丸"。 |
| 评分： |
| 0—儿童未触及小丸 |
| 1—儿童触摸小丸 |
| 2—儿童用手指将一粒小丸拢向自己并抓起 |
| 3—儿童用手指立刻将两粒小丸拢向自己并抓住 |

C04 项 弄皱纸

难度值：39.62

辅助物：一张 20 cm×30 cm 的纸，裁成两半

方法：检查者坐在桌前，抱儿童于膝上面对桌子，将半张纸放在桌子上，说"看我把纸弄皱"。示范：检查者用一只手把纸弄皱，然后在距儿童手 10 cm 处放另半张纸，说"像我这样做"。

评分：

0—儿童不触及纸

1—儿童触及或拉纸

2—儿童用手指揉皱纸，弄皱面积小于 50%

3—儿童用手掌弄皱纸（一只手或两只手），弄皱面积大于 50%

---

C05 项 抓握方木

难度值：42.04

辅助物：一块方木

方法：检查者坐在桌前，抱儿童于膝上面对桌子，在桌上距儿童手 10 cm 处放一块方木，说"来拿方木"。观察儿童抓方木的姿势。

评分：

0—儿童没抓起方木

1—儿童用整个手掌抓方木

2—儿童用拇指、食指、中指和掌根抓方木（方木与手掌之间无可视空间）

3—儿童用拇指、食指及中指抓方木，方木与手掌间有可视空隙

---

C06 项 放开方木

难度值：42.42

辅助物：一块方木

方法：儿童面对桌子坐在检查者腿上，检查者将一块方木放在儿童能够触及处，说"把方木拿给我"。检查者的手放在儿童手的下方 15 cm 处。

评分：

0—儿童没拿起方木

1—儿童抓握方木不放

2—儿童将方木扔到桌上

3—儿童将方木扔或放在检查者的手上

---

C07 项 单手握两块方木

难度值：45.91

辅助物：两块方木

方法：检查者坐在桌前，抱儿童于膝上面对桌子。检查者把两块方木放在一起，先示范用一只手同时抓两块方木，再把方木放回桌面上，说"像我这样做"。

评分：

0—儿童不抓方木

1—儿童仅抓一块方木

2—儿童用一只手抓两块方木，持续时间小于 3 s

3—儿童用一只手抓两块方木，持续时间 3 s 以上

---

C08 项 抓小丸

难度值：46.10

辅助物：两粒小丸

方法：检查者坐在桌前，抱儿童于膝上面对桌子，将两粒小丸一起放于桌上儿童能够触及处，说"去拿小丸"。

评分：

0—儿童没拿小丸

1—儿童用手指将一粒小丸拢向自己并抓起

2—儿童用拇指、食指抓起一粒小丸

3—儿童用拇指对着弯曲食指的边缘把两粒小丸拢向自己并抓起，或以关节伸直拇指、食指指腹相对的方式抓起

---

C09 项 抓笔

难度值：47.42

辅助物：一支笔和一张纸（20 cm×30 cm）

方法：检查者坐在桌前，抱儿童于膝上面对桌子，或儿童坐在一个安全的地方，面对桌子。检查者将纸和笔放在儿童的手边，吸引其注意，然后说"来，画画"。观察儿童抓笔的姿势。

评分：

0—儿童没能抓笔

1—儿童能抓笔，笔尖不朝向纸

2—儿童用拇指和小指抓笔，笔尖朝向纸

3—儿童用拇指及食指抓笔，笔尖朝向纸，其余三个手指围绕在笔的上面部分

| |
|---|
| C10 项 前三指抓方木<br>难度值：47.84<br>辅助物：一块方木<br>方法：检查者坐在桌前，抱儿童于膝上面对桌子，吸引其注意方木，然后将方木放于距儿童手 10 cm 处的桌上，说"拿方木"。观察儿童抓取时手指的姿势。<br>评分：<br>0—儿童不抓方木<br>1—儿童用整个手抓方木<br>2—儿童拇指、食指抓方木，方木与手掌之间无空隙，接触点靠近方木两边（手、腕、手臂不离开桌面）<br>3—儿童以拇指与食指、中指指腹相对的方式抓方木，方木与手掌间有可视空隙，接触点靠近方木顶端（手、腕、手臂离开桌面） |
| D 区 操作能力（13 项） |
| D01 项 移动小木桩<br>难度值：38.32<br>辅助物：一块插有三根小木桩的木钉板<br>方法：检查者坐在桌前，抱儿童于膝上面对桌子，或儿童坐在一个安全的地方，面对桌子。检查者将一块插有三根小木桩的木钉板放在儿童面前，指着小木桩对儿童说"把小木钉拿出来"。<br>评分：<br>0—儿童不碰小木桩<br>1—儿童触及小木桩<br>2—儿童拿起一至两根小木桩<br>3—儿童拿起三根小木桩 |
| D02 项 方木递交<br>难度值：39.47<br>辅助物：两块方木<br>方法：检查者坐在桌前，抱儿童于膝上，或儿童坐在一个安全的地方，面对桌子。检查者将一块方木放在儿童右（左）手中，另一块方木放于桌上，靠近儿童的右（左）手，离其左（右）手较远。检查者指着另一块方木对儿童说"再拿这一块方木"。<br>评分：<br>0—儿童不抓方木<br>1—儿童仅用一只手抓方木<br>2—儿童将方木递交于左（右）手，但未抓取另一块方木<br>3—儿童将方木递交于左（右）手，再用右（左）手抓取方木 |
| D03 项 敲击杯子<br>难度值：40.18<br>辅助物：一只杯子<br>方法：检查者坐在桌前，抱儿童于膝上，或儿童坐在一个安全的地方，面对桌子。检查者用手握着杯子吸引其注意，然后在桌上敲击杯子 3 次，接着将杯子放在桌上，说"像我这样敲杯子"。<br>评分：<br>0—儿童不拿杯子<br>1—儿童拿并举起杯子但未敲击<br>2—儿童敲击杯子 1~2 次<br>3—儿童敲击杯子 3 次 |
| D04 项 连接方木<br>难度值：40.89<br>辅助物：2 块方木<br>方法：检查者坐在桌前，抱儿童于膝上，将一块方木放在儿童的左手中，将另一块方木放在靠近儿童右手的地方，说"将那块也拿起来，然后把它们连起来"。<br>评分：<br>0—儿童未握住方木<br>1—儿童只握住一块方木<br>2—儿童双手各拿起一块方木，但未把它们在中线处连起来<br>3—儿童双手各拿起一块方木，并在中线附近将两块方木连起来 |
| D05 项 拍手<br>难度值：42.21<br>方法：儿童面对桌子坐在检查者腿上，检查者边拍手，边对儿童说"拍拍手"。<br>评分：<br>0—儿童双手不能合拢<br>1—儿童将双手合拢<br>2—儿童拍手 1~2 次，手指伸直<br>3—儿童拍手 3 次，手指伸直 |

D06 项 伸向第三块方木

难度值：45.10

辅助物：三块方木

方法：检查者坐在桌前，抱儿童于膝上，或儿童坐在一个安全的地方，面对桌子。检查者在儿童的每个手中各放一块方木，当儿童握住方木 3 s 后，将第三块方木放在桌上，说"再拿这块，手中的方木不要放掉"。

评分：

0—儿童不看第三块方木

1—儿童看着第三块方木

2—儿童的手伸向第三块方木，但手中的方木脱落

3—儿童的手伸向第三块方木，同时手中仍握住原来的两块方木

D07 项 用勺子敲击

难度值：50.60

辅助物：一把勺子和一只杯子

方法：检查者坐在桌前，抱儿童于膝上，或儿童坐在一个安全的地方，面对桌子。检查者拿起杯子吸引儿童注意，将勺子以水平方向敲击杯子 3 次，然后把勺子和杯子放在桌上，对儿童说"你来敲杯子"。

评分：

0—儿童不抓或仅触摸勺子

1—儿童仅抓勺子

2—儿童以垂直或斜的方向用勺子敲击杯子

3—儿童以水平方向用勺子敲击杯子

D08 项 拧开瓶盖

难度值：52.19

辅助物：一个盖有瓶盖的瓶子和两粒小丸

方法：检查者坐在桌前，抱儿童于膝上，或儿童坐在一个安全的地方，面对桌子。在儿童注视下，检查者把两粒小丸放入瓶子，拧好瓶盖，然后把瓶子递给儿童，说"把小丸拿出来"。

评分：

0—儿童仅拿起瓶子

1—儿童摇动瓶子

2—儿童试图拧开瓶盖

3—儿童拧开瓶盖

D09 项 逐页翻书

难度值：53.23

辅助物：一本由厚封面和厚纸订成的书

方法：检查者坐在桌前，抱儿童于膝上，或儿童坐在一个安全的地方，面对桌子。检查者把书放在儿童的面前，说"一页一页翻书"。

评分：

0—儿童没打开书

1—儿童仅打开书

2—儿童逐页翻两页或一次将两张或更厚的纸一起翻过

3—儿童翻三页，每次翻一页

D10 项 剪开纸

难度值：61.55

辅助物：一把钝头剪刀和两张纸

方法：检查者坐在桌前，抱儿童于膝上，或儿童坐在一个安全的地方，面对桌子。检查者以儿童看得清的姿势，从一张纸的边上剪一下，重复 3 次，将剪刀和另一张纸放在儿童面前的桌上，对儿童说"你来剪"。

评分：

0—儿童不触及纸和剪刀

1—儿童接触纸和剪刀

2—儿童打开剪刀试图剪纸

3—儿童剪开纸

D11 项 把纸剪成两半

难度值：70.71

辅助物：两张 20 cm×25 cm 的纸、一把钝头剪刀

方法：检查者坐在桌前，抱儿童于膝上，或儿童坐在一个安全的地方，面对桌子。检查者以儿童看得清的姿势，将一张纸从中间一剪为二，给儿童另一张纸和剪刀，让他学着剪纸。

评分：

0—儿童不剪纸

1—儿童乱剪纸

2—儿童只将纸剪开 3/4 或更多，但未完全剪开

3—儿童把纸剪成两半

**D12 项 解开纽扣**

难度值：76.03

辅助物：一条带有三粒纽扣的纽扣带

方法：检查者将三粒纽扣解开，然后将系好纽扣的纽扣带放在儿童面前的桌上。检查者指着纽扣带说"系上所有纽扣，越快越好"。

评分：

0—儿童仅拿起纽扣带

1—儿童解开一至两粒纽扣

2—儿童在 ≥ 21 s 内解开三粒纽扣

3—儿童在 ≤ 20 s 内解开三粒纽扣

**D13 项 在线条之间涂色**

难度值：79.26

辅助物：一支笔和一张预先画有两条平行线的纸

方法：检查者放一支笔和一张纸在儿童面前的桌上，用食指先后沿两条线移动，并说"在两条线之间涂满颜色，不要涂出线"。

评分：

0—儿童乱涂

1—儿童涂色超过边线 4 次

2—儿童涂色涂满两线间 3/4 空间，超过边线不大于 4 次

3—儿童涂色涂满两线间 3/4 空间，超过边线不大于 2 次

**E 区　手眼协调（24 项）**

**E01 项 手指触摸小丸**

难度值：35.81

辅助物：一粒小丸

方法：检查者坐在桌前，抱儿童于膝上，面对桌子。检查者将一粒小丸放在桌上儿童可及处，说"来拿小丸"。

评分：

0—儿童不向小丸伸手

1—儿童向小丸伸手，但未触及

2—儿童用手掌触及小丸或仅触及小丸周围的桌面（1 cm 范围内）

3—儿童用手指触及小丸

**E02 项 手指戳洞**

难度值：39.82

辅助物：一块木钉板

方法：儿童坐在检查者腿上，或儿童坐在一个安全的地方，面对桌子。检查者将一块木钉板放在儿童面前，将食指戳入木钉板洞中，然后对儿童说"你来戳洞洞"。

评分：

0—儿童不触摸木钉板

1—儿童仅触摸木钉板附近的桌子或钉板

2—儿童仅将手指放在洞内外 0.5 cm 的范围内

3—儿童将手指伸到洞底

**E03 项 将七块方木放入杯中**

难度值：46.06

辅助物：七块方木和一个杯子

方法：检查者坐在桌前，抱儿童于膝上，或儿童坐在一个安全的地方，面对桌子。检查者将七块方木放在儿童和杯子之间，把一至两块方木放入杯中，然后取出放回原处。检查者边指方木，边指杯子，对儿童说"把方木放进去"。

评分：

0—儿童没有把方木放入杯中

1—儿童将一至三块方木放入杯中

2—儿童将四至六块方木放入杯中

3—儿童将七块方木放入杯中

**E04 项 将小丸放入瓶中**

难度值：46.17

辅助物：四粒小丸和一个无盖小瓶

方法：检查者坐在桌前，抱儿童于膝上，或儿童坐在一个安全的地方，面对桌子。检查者在儿童面前的桌上放一个无盖的空瓶和四粒小丸，然后捡起一粒小丸放入瓶中，对儿童说"像我这样把小丸放到瓶子里去"。

评分：

0—儿童没有捡起小丸

1—儿童捡起一粒小丸，但未伸向瓶子

2—儿童试图将一粒小丸放入瓶中

3—儿童将一粒小丸放入瓶中

E05 项 放小木桩
难度值：47.28
辅助物：一块木钉板和三根小木桩
方法：检查者坐在桌前，抱儿童于膝上，或儿童坐在一个安全的地方，面对桌子。检查者将木钉板放在儿童面前，把三根小木桩放在儿童和木钉板之间。在儿童的注视下，检查者把一根小木桩插入木钉板中，然后取出木桩放回原处，对儿童说"来插棍棍"。
评分：
0—儿童不拿小木桩
1—儿童仅拿起小木桩，但未插入木钉板中
2—儿童把一至两根小木桩插入木钉板中
3—儿童把三根小木桩插入木钉板中

E06 项 四块方木搭高楼
难度值：52.92
辅助物：四块方木
方法：检查者坐在桌前，抱儿童于膝上，或儿童坐在一个安全的地方，面对桌子。在儿童的注视下，检查者将四块方木一块一块整齐地堆叠起来，保留 3 s 后推倒，然后对儿童说"像我这样搭高楼"。
评分：
0—儿童抓起一块方木
1—儿童堆叠两块方木
2—儿童堆叠三块方木
3—儿童堆叠四块方木

E07 项 放形状
难度值：53.67
辅助物：一块形板和三块不同形状的形状块
方法：检查者坐在桌前，抱儿童于膝上，或儿童坐在一个安全的地方，面对桌子。检查者将形板放于儿童面前的桌上，将三块形状块放在儿童和形状板之间，每个形状块放在应插入位置的下方。检查者先指形状块，再指应插入的地方，对儿童说"把形状块放进去"。
评分：
0—儿童未放对形状块
1—儿童放对一块形状块
2—儿童放对两块形状块
3—儿童放对三块形状块

E08 项 搭七块方木的高楼
难度值：60.12
辅助物：七块方木
方法：检查者坐在桌前，抱儿童于膝上，或儿童坐在一个安全的地方，面对桌子。检查者将七块方木一块一块整齐地堆叠起来造高楼，保留 3 s 后推倒，然后对儿童说"像我一样搭高楼"。
评分：
0—儿童堆叠四块方木
1—儿童堆叠五块方木
2—儿童堆叠六块方木
3—儿童堆叠七块方木

E09 项 搭火车
难度值：62.18
辅助物：八块方木
方法：方木在桌上，检查者抬高手以便儿童仔细观察，在底层将三块方木排成一行，再将第四块方木放在底层的第一块方木上，然后推动"火车"并发出火车开动的声音，接着将"火车"放在儿童可以看到但不能触及的地方，放另外四块方木在儿童面前，说"像我一样搭一辆火车"。
评分：
0—儿童乱放方木
1—儿童把两块方木排成一行
2—儿童将三块方木排成一行，但第四块方木未放对地方
3—儿童将三块方木排成一行，将第四块方木放在第一块方木上面（如示范样）

E10 项 穿珠子
难度值：63.81
辅助物：六粒方珠和一条线
方法：检查者示范穿两粒珠子，然后交给儿童，让其照着做。
评分：
0—穿一粒以下珠子
1—穿两粒珠子
2—穿三粒珠子
3—穿四粒珠子

| |
|---|
| **E11 项 模仿画垂线**<br>难度值：64.36<br>辅助物：一支笔和一张纸（20 cm×30 cm）<br>方法：检查者坐在桌前，抱儿童于膝上，或儿童坐在一个安全的地方，面对桌子。检查者用一支笔在纸上画两条（约 5 cm 长）垂线，然后把纸和笔放在儿童面前，说"像我这样画竖线"。<br>评分：<br>0—儿童未拿起笔，或笔尖不朝向纸<br>1—儿童仅用笔接触纸<br>2—儿童画出线，但偏移 20° 或长度 <3 cm<br>3—儿童画一条约 5 cm 长的垂线，偏移 ≤ 20° |
| **E12 项 模仿画横线**<br>难度值：65.11<br>辅助物：一支笔和一张纸（20 cm×30 cm）<br>方法：检查者坐在桌前，抱儿童于膝上，或儿童坐在一个安全的地方，面对桌子。检查者用一支笔在纸上画两条（约 5 cm 长）横线，把另一张纸和笔放在儿童面前，说"像我这样画横线"。<br>评分：<br>0—儿童没能画出线<br>1—儿童画的线长度 <5 cm 或偏移 >45°<br>2—儿童画一条 5 cm 长的横线，偏移在 21°~45°<br>3—儿童画一条 5 cm 长的横线，偏移 <21° |
| **E13 项 快速放小丸**<br>难度值：66.36<br>辅助物：一个无盖小瓶和十粒小丸<br>方法：检查者将一个无盖小瓶和十粒小丸放在儿童面前的桌上，对儿童说"把它们全部放进去，每次一粒，越快越好"。<br>评分：<br>0—儿童没有放入小丸<br>1—儿童在 60 s 内放一至三粒小丸<br>2—儿童在 31~60 s 放五至十粒小丸<br>3—儿童在 30 s 内放十粒小丸 |
| **E14 项 穿线**<br>难度值：68.53<br>辅助物：一块带六个孔的细长纸板和一条细长带子<br>方法：检查者给儿童看纸板上的六个孔，将带子自上而下穿过第一个孔，从下而上穿过第二个孔，再向下穿过第三个孔。然后让儿童仔细观察，学着穿线。<br>评分：<br>0—儿童没能穿过一个孔<br>1—儿童正确地穿了一个孔<br>2—儿童正确地穿了两个孔<br>3—儿童正确地穿了三个孔 |
| **E15 项 临摹"十"字**<br>难度值：70.65<br>辅助物：一支笔、一张纸（20 cm×30 cm）和一张画有"十"字的卡片<br>方法：检查者把一张纸和一支笔放在儿童面前的桌上，给儿童展示卡片上的"十"字，然后把卡片放在桌上儿童可清晰看到的地方。检查者边指卡片上的"十"字，边对儿童说"你来画一个十字，与这个一模一样"。<br>评分：<br>0—儿童没有画线或仅画出一条线<br>1—儿童画两条不相交的线<br>2—儿童画两条相交的线，偏离垂直 >20°<br>3—儿童画两条相交的线，偏离垂直 <20° |
| **E16 项 描线**<br>难度值：72.32<br>辅助物：一支笔和一张印有 12 cm 长、0.5 cm 宽描红线的纸<br>方法：把纸放在儿童面前并使描红线保持水平，给儿童一支笔，检查者手指描红线并对儿童说"沿这根线描，尽量别画出去"。<br>评分：<br>0—儿童乱画<br>1—儿童描线时偏离超过 4 次<br>2—儿童描线时偏离 3~4 次，但均不超过 1.2 cm<br>3—儿童描线时偏离不超过 2 次，且每次不超过 1.2 cm |

E17 项 搭楼梯

难度值：73.30

辅助物：六块方木

方法：检查者在儿童可看清的范围内示范搭楼梯，保留 15 s，然后推倒，将六块方木放于儿童面前，说"像我一样做"。

评分：

0—儿童没有搭成楼梯

1—儿童部分搭成楼梯

2—儿童搭成楼梯状，但方木间有空隙或未排成直线

3—儿童像示范样搭楼梯

E18 项 临摹长短均等的"十"字

难度值：74.09

辅助物：一支笔、一张纸（20 cm×30 cm）和一张画有"十"字的卡片

方法：检查者把一张纸和一支笔放在儿童面前的桌上，给儿童展示卡片上的"十"字，然后把卡片放在桌上儿童可清晰看到的地方。检查者边指卡片上的"十"字，边说"就像这样画两条正中交叉的线，两边长度要一样"。

评分：

0—儿童画两条不相交的线

1—儿童画两条相交线，偏离垂直 >20°，以交点分割的四条线段长度相差 >0.5cm

2—儿童画两条相交线，偏离垂直 <20°，以交点分割的四条线段长度相差 >0.5cm

3—儿童画两条相交线，偏离垂直 <20°，以交点分割的四条线段长度相差 <0.5cm

E19 项 搭金字塔

难度值：75.78

辅助物：十二块方木

方法：检查者放六块方木在儿童面前的桌上，示范用六块方木搭成金字塔，保留模型，在儿童面前放另六块方木，嘱儿童按模型搭金字塔。

评分：

0—儿童没有搭成金字塔的结构

1—儿童部分搭成金字塔的结构

2—儿童搭成金字塔，但方木在有的地方相碰或未排成直线

3—儿童搭成金字塔（如示范样）

E20 项 两点连线

难度值：76.87

辅助物：一支笔和一张预先画有两点的纸

方法：检查者将纸放在儿童面前，将笔递给儿童，同时手先指一个点，再指另一个点，对儿童说"从这一点到那一点画一条直线"。

评分：

0—儿童没有将两点连起来

1—儿童连线偏离水平 >1.2 cm

2—儿童连线偏离水平 0.6~1.2 cm

3—儿童连线偏离水平 <0.6 cm

E21 项 临摹画正方形

难度值：77.97

辅助物：一支笔、一张纸（20 cm×30 cm）和一张画有正方形的卡片

方法：检查者把纸和笔放在儿童面前的桌上，给儿童看卡片上的正方形，然后把卡片放在桌上，对儿童说"画个正方形"。

评分：

0—儿童乱画

1—儿童所画的正方形偏离大于 30° 或有两个角未封闭

2—儿童所画的正方形线条偏离水平或垂直线 16°~30°，或有一个角未封闭

3—儿童所画的正方形线条较直，水平或垂直的偏移 <15°，四个角封闭

E22 项 剪圆形

难度值：79.58

辅助物：一张画有圆圈的纸和一把钝头剪刀

方法：检查者把纸和剪刀给儿童，用食指沿圆圈移动并对儿童说"剪这条线，别剪出去"。

评分：

0—儿童乱剪

1—儿童在离线 1.2 cm 的范围外剪下圆圈

2—儿童在离线 0.6 ~ 1.2 cm 的范围内剪下 1/4 ~ 3/4 的圆圈

3—儿童在离线 <0.6 cm 的范围内剪下 3/4 的圆圈

| E23 项 折纸 |
| --- |
| 难度值：80.32 |
| 辅助物：两张纸（20 cm×30 cm），其中一张已对折成两次 |
| 方法：检查者向儿童出示对折两次的纸，并放在桌上使儿童能注意。给儿童另一张纸，让其仿折，并且嘱其注意边对齐。 |
| 评分： |
| 0—儿童将纸两折，二次距离均 >1.2 cm |
| 1—儿童将纸两折，一次距离在 0.3 ~ 1.2 cm，一次距离 >1.2 cm |
| 2—儿童将纸两折，两边平行，两次距离均在 0.3 ~ 1.2 cm |
| 3—儿童将纸两折，两边平行，两次距离均 <0.3 cm |

| E24 项 剪正方形 |
| --- |
| 难度值：80.43 |
| 辅助物：一张预先画好正方形的纸、一把钝头剪刀 |
| 方法：检查者把纸和剪刀给儿童，边用食指沿正方形边框移动，边嘱儿童"剪这条线，别剪出去"。 |
| 评分： |
| 0—儿童乱剪 |
| 1—儿童在离线 1.2 cm 范围外剪下正方形 |
| 2—儿童在离线 0.6 ~ 1.2 cm 范围内剪下正方形 |
| 3—儿童在离线 0.6 cm 范围内剪下正方形 |

## 附表 5　精细运动能力尺度测定表（FMFM）

| 项目 | 评分 | | | 项目 | 评分 | | |
| --- | --- | --- | --- | --- | --- | --- | --- |
| | 月日 | 月日 | 月日 | | 月日 | 月日 | 月日 |
| **A 区 视觉追踪** | | | | D07. 用勺敲击杯子 | | | |
| A01. 视觉追踪摇铃 | | | | D08. 拧开瓶盖倒出小丸 | | | |
| A02. 听觉追踪摇铃 | | | | D09. 逐页翻书 | | | |
| A03. 视觉追踪网球—右侧至左侧 | | | | D10. 剪开纸 | | | |
| A04. 视觉追踪网球—左侧至右侧 | | | | D11. 把纸剪成两半 | | | |
| A05. 视觉垂直追踪网球 | | | | D12. 解开纽扣 | | | |
| **B 区 上肢关节活动能力** | | | | D13. 在两条线之间涂色 | | | |
| B01. 仰卧位伸手臂拿摇铃 | | | | **E 区 手眼协调** | | | |
| B02. 仰卧位伸手拿悬吊正上方的玩具 | | | | E01. 手指触摸小丸 | | | |
| B03. 坐位伸手拿摇铃 | | | | E02. 手指戳洞 | | | |
| B04. 坐位伸手抓纸 | | | | E03. 将 7 块方木放入杯中 | | | |
| B05. 坐位双手合握玩小方木 | | | | E04. 将小丸（4 粒）放入杯中 | | | |
| B06. 坐位打开书 | | | | E05. 放入小木桩（3 粒） | | | |
| B07. 坐位倒出瓶中小丸 | | | | E06. 四块方木搭高楼 | | | |
| B08. 坐位手碰自己部位（鼻—耳—头顶） | | | | | | | |

| 项目 | | | | 项目 | | | |
|---|---|---|---|---|---|---|---|
| B09. 跟着画两条垂直线（3 cm） | | | | E07. 放不同几何形状板 | | | |
| **C 区 抓握能力** | | | | E08. 7 块方木搭高楼 | | | |
| C01. 抓握桌前方木 | | | | E09. 4 块方木搭火车（8 块） | | | |
| CO2. 双手同时各握一块方木 | | | | E10. 穿珠子（6 粒方珠） | | | |
| C03. 抓小丸（2 粒） | | | | E11. 模仿画垂线（5 cm） | | | |
| C04. 儿童模仿撕纸 | | | | E12. 模仿画横线（5 cm） | | | |
| C05. 抓握方木（儿童前方 10 cm） | | | | E13. 快速放小丸（10 粒） | | | |
| C06. 放开方木 | | | | E14. 穿线（6 个带孔的细长纸板） | | | |
| C07. 单手握两块方木 | | | | E15. 临摹十字 | | | |
| C08. 抓小丸 | | | | E16. 描线 | | | |
| C09. 抓笔画画 | | | | E17. 搭楼梯（6 块方木） | | | |
| C10. 前三指抓方木 | | | | E18. 临摹长短均等的十字 | | | |
| **D 区 操作能力** | | | | E19. 搭金字塔（12 块） | | | |
| D01. 移动插在板上的三个小木桩 | | | | E20. 两点连线 | | | |
| D02. 方木左右手递交 | | | | E21. 临摹画正方形 | | | |
| D03. 敲击杯子 | | | | E22. 剪圆形 | | | |
| D04. 连接方木（2 块） | | | | E23. 对折纸 | | | |
| D05. 拍手 | | | | E24. 剪正方形 | | | |
| D06. 伸手向第三块方木 | | | | 总分 | | | |

评估所需物品：1. 摇铃；2. 网球；3. 可悬吊玩具；4.20 cm×30 cm 的纸若干；5. 书；6. 四个小丸；7. 有盖瓶子；8. 笔；9. 木钉板；10. 剪刀；11.12 块方木；12. 6 个珠子和线；13. 形状板；14. 小木棒；15. 勺子；16. 大口杯

评定者_____

# 附表 6 Berg 平衡量表（BBS）

| 检查项目 | 指令 | 评分标准 | |
|---|---|---|---|
| 1. 从坐到站 | 请站起来，尝试不用你的手支撑 | 不用手扶能够独立地站起并保持稳定 | 4 分 |
| | | 用手扶着能够独立地站起 | 3 分 |
| | | 几次尝试后自己用手扶着站起 | 2 分 |
| | | 需要他人少量的帮助才能站起或保持稳定 | 1 分 |
| | | 需要他人中等或最大量的帮助才能站起或保持稳定 | 0 分 |
| 2. 无支撑站立 | 请在无支撑的情况下站好 2 min | 能够安全站立 2 min | 4 分 |
| | | 在监视下能够站立 2 min | 3 分 |
| | | 在无支持的条件下能够站立 30 s | 2 分 |
| | | 需要若干次尝试才能无支持地站立达 30 s | 1 分 |
| | | 无帮助时不能站立 30 s | 0 分 |

| | | | |
|---|---|---|---|
| 3. 无支撑坐位 | 请合拢双上肢坐 2 min | 能够安全地保持坐位 2 min | 4分 |
| | | 在监视下能够保持坐位 2 min | 3分 |
| | | 能坐 30 s | 2分 |
| | | 能坐 10 s | 1分 |
| | | 没有靠背支持，不能坐 10 s | 0分 |
| 4. 从站到坐 | 请坐下 | 最少量用手帮助安全地坐下 | 4分 |
| | | 借助双手能够控制身体的下降 | 3分 |
| | | 用小腿的后部顶住椅子来控制身体的下降 | 2分 |
| | | 独立地坐，但不能控制身体下降 | 1分 |
| | | 需要他人帮助坐下 | 0分 |
| 5. 转移 | 摆好椅子，让受检者转移到有扶手椅子上及无扶手椅子上。可以使用两把椅子（一把有扶手，一把无扶手）或一张床及一把椅子 | 稍用手扶着就能够安全地转移 | 4分 |
| | | 绝对需要用手扶着才能够安全地转移 | 3分 |
| | | 需要口头提示或监视能够转移 | 2分 |
| | | 需要一个人的帮助 | 1分 |
| | | 为了安全，需要两个人的帮助或监视 | 0分 |
| 6. 无支持闭目站立 | 请闭上眼睛站立 10 s | 能够安全地站 10 s | 4分 |
| | | 监视下能够安全地站 10 s | 3分 |
| | | 能站 3 s | 2分 |
| | | 闭眼不能达 3 s，但站立稳定 | 1分 |
| | | 为了不摔倒而需要两个人的帮助 | 0分 |
| 7. 双脚并拢无支持站立 | 在无帮助情况下双脚并拢站立 | 能够独立地将双脚并拢安全站立 1 min; | 4分 |
| | | 能够独立地将双脚并拢并在监视下站 1 min | 3分 |
| | | 能够独立地将双脚并拢，但不能保持 30 s | 2分 |
| | | 需要别人帮助将双脚并拢，但能够双脚并拢站 15 s | 1分 |
| | | 需要别人帮助将双脚并拢，双脚并拢站立不能保持 15 s | 0分 |
| 8. 站立情况下双上肢前伸并向前移动 | 将上肢抬高 90°，将手指伸直并最大可能前伸。上肢上举 90° 后将尺子放在手指末端。手指前伸时不能触及尺子。记录受检者经最大努力前倾是手指前伸的距离。如果可能的话，让受检者双上肢同时前伸以防止躯干旋转 | 能够向前伸出 >25 cm | 4分 |
| | | 能够安全地向前伸出 >12 cm | 3分 |
| | | 能够安全地向前伸出 >5 cm | 2分 |
| | | 上肢可以向前伸出，但需要监视 | 1分 |
| | | 在向前伸展时失去平衡或需要外部支持 | 0分 |
| 9. 站立位下从地面捡物 | 请把你脚前面的拖鞋捡起来 | 能够轻易地且安全地将鞋捡起 | 4分 |
| | | 能够将鞋捡起，但需要监视 | 3分 |
| | | 伸手向下距鞋 2～5 cm 且独立地保持平衡，但不能将鞋捡起 | 2分 |
| | | 试着做伸手向下捡鞋的动作时需要监视，但仍不能将鞋捡起 | 1分 |
| | | 不能试着做伸手向下捡鞋的动作，或需要帮助免于失去平衡或摔倒 | 0分 |
| 10. 转身向后看 | 从左肩上向后看，再从右肩上向后看。检查者在受检者正后方拿个东西，鼓励患者转身 | 从左右侧向后看，体重转移良好 | 4分 |
| | | 仅从一侧向后看，另一侧体重转移较差 | 3分 |
| | | 仅能转向侧面，但身体的平衡可以维持 | 2分 |
| | | 转身时需要监视 | 1分 |
| | | 需要帮助以防失去平衡或摔倒 | 0分 |

| | | | |
|---|---|---|---|
| 11. 原地旋转360° | 旋转完整 1 周，暂停，然后从另一方向旋转完整 1 周 | 在 ≤ 4 s 的时间内，安全地转身 360° | 4 分 |
| | | 在 ≤ 4 s 的时间内，仅能从一个方向安全地转身 360° | 3 分 |
| | | 能够安全地转身 360° 但动作缓慢 | 2 分 |
| | | 需要密切监视或口头提示 | 1 分 |
| | | 转身时需要帮助 | 0 分 |
| 12. 将一只脚放在凳子上 | 交替用脚踏在台阶 / 踏板上，连续做直到每只脚接触台阶 / 踏板 4 次 | 能够安全且独立地站，在 20 s 的时间内完成 8 次 | 4 分 |
| | | 能够独立地站，完成 8 次 >20 s | 3 分 |
| | | 无需辅助具在监视下能够完成 4 次 | 2 分 |
| | | 需要少量帮助能够完成 >2 次 | 1 分 |
| | | 需要帮助以防止摔倒或完全不能做 | 0 分 |
| 13. 无支撑情况下两脚前后站立 | 将一只脚放在另一只脚正前方。如果这样不行的话，可扩大步幅，前脚后跟应在后脚脚趾前面。（在评定 3 分时，步幅超过另一只脚长度，宽度接近正常人走步宽度） | 能够独立地将双脚一前一后地排列（无距离）并保持 30 s | 4 分 |
| | | 能够独立地将一只脚放在另一只脚的前方（有距离）并保持 30 s | 3 分 |
| | | 能够独立地迈一小步并保持 30 s | 2 分 |
| | | 向前迈步需要帮助，但能够保持 15 s | 1 分 |
| | | 迈步或站立时失去平衡 | 0 分 |
| 14. 单腿站立 | 不需帮助的情况下尽最大努力单腿站立 | 能够独立抬腿并保持 >10 s | 4 分 |
| | | 能够独立抬腿并保持 5 ~ 10 s | 3 分 |
| | | 能够独立抬腿并保持 ≥ 3 s | 2 分 |
| | | 试图抬腿，不能保持 3 s，但可维持独立站立 | 1 分 |
| | | 不能抬腿或需要帮助以防摔倒 | 0 分 |

## 附表 7　儿童 CARS 量表

姓名：　　　性别：　　　年龄：　　　身高：

体重：　　教师：　　　实验员：

优势手：右□左□没有建立□　　　优势脚：右□左□没有建立□

前测时间：　年 月 日　　　后测时间：　年 月 日

儿童 CARS 量表（教师填写）

儿童孤独症评定量表（Childhood Autism Rating Scale,CARS），由评定者使用，包括 15 个评定项目。每一项都附加说明，指出检查要点，让评定者有统一的观察重点与操作方法。

本量表是按 1、2、3、4 四级标准评分。每级评分意义依次为与年龄相当的行为表现、轻度异常、中度异常、严重异常。每一级评分又有具体的描述性说明，以期不同的评分者之间尽可能一致。前测将各项分数写在第一个（  ）内，后测将各项分数写在第二个（  ）内。

本量表最高分为 60 分。总分 60 分。总分低于 30 分则评分为非孤独症；总分等于高于 36 分并且至少有 5 项的评分高于 3 分，则评为重度孤独症；总分在 30~36 分，并且低于 3 分项目不到 5 项，则评为轻至中度孤独症。

## 一、 人际关系 （  ） （  ）

1 分　与年龄相当：与年龄相符的害羞、自卫及表示不同意

2 分　轻度异常：缺乏一些眼光接触，不愿意、回避、过分害羞，对检查者反应有轻度缺陷

3 分　中度异常：回避人，要使劲打扰他才能得到反应

4 分　严重异常：强烈地回避，儿童对检查者很少反应，只有检查强烈地干扰，才能产生反应

## 二、 模仿（词和动作） （  ） （  ）

1 分　与年龄相当：与年龄相符的模仿

2 分　轻度异常：大部分时间都模仿，有时激动，有时延缓

3 分　中度异常：在检查者极大的要求下才有时模仿

4 分　严重异常：很少用语言或动作模仿别人

## 三、情感反应 （  ） （  ）

1 分　与年龄相当：与年龄、情境相适应的情感反应（愉快、不愉快）和兴趣，通过面部表情姿势的变化来表达

2 分　轻度异常：对不同的情感刺激有些缺乏相应的反应，情感可能受限或过分

3 分　中度异常：不适当的情感示意，反应相当受限或过分，或往往与刺激无关

4 分　严重异常：极刻板的情感反应，对检查者坚持改变的环境很少产生适当的反应

## 四、 躯体运用能力 （  ） （  ）

1 分　与年龄相当：与年龄相适应的利用和意识

2分　轻度异常：躯体运用方面有点特殊（如某些刻板运动、笨拙、缺乏协调性）

3分　中度异常：有中度特殊的手指或身体姿势功能失调的征象，摇动旋转，手指摆动，脚尖行走

4分　严重异常：如上所述的情况严重广泛地发生

## 五、 与非生命物体的关系 （　）（　）

1分　与年龄相当：适合年龄的兴趣运用和探索

2分　轻度异常：轻度的对东西缺乏兴趣或不适当地使用物体，像婴儿一样咬东西，猛敲东西，或者迷恋于物体发出的吱吱叫声或不停地开灯、关灯

3分　中度异常：对多数物体缺乏兴趣或表现有些特别，如重复转动某件物体，反复用手指尖捏起东西，旋转轮子

4分　严重异常：对改变产生严重的反应，假如坚持把环境的变化强加给他，该儿童可能逃跑

## 六、 对环境变化的适应 （　）（　）

1分　与年龄相当：对环境改变产生与年龄相适应的反应

2分　轻度异常：对环境改变产生某些反应，倾向维持某一物体活动或坚持相同的反应形式

3分　中度异常：对环境改变出现烦躁、沮丧的征象，当干扰他时很难被吸引过来

4分　严重异常：对改变产生严重的反应，假如坚持把环境的变化强加给他，该儿童可能逃跑

## 七、视觉反应 （　）（　）

1分　与年龄相当：适合年龄的视觉反应，可与其他感觉系统反应整合

2分　轻度异常：有时必须提醒儿童去注意物体，有时全神贯注于"镜像"，有时回避眼光接触，有时凝视空间，有时着迷于灯光

3分　中度异常：经常要提醒正在干什么，喜欢观看亮的物体，即使强迫他，也只有很少的眼光接触，盯着看人或凝视空时

4分　严重异常：对物体和人存在广泛严重的视觉回避，着迷于使用"余光"

## 八、 听觉反应 （ ） （ ）

1分　与年龄相当：适合年龄的听觉反应

2分　轻度异常：对听觉刺激或某些特殊声音缺乏一些反应，反应可能延迟，有时必须重复声音刺激，有时对大的声音敏感或对此声音分心

3分　中度异常：对听觉不构成反应，或必须重复数次刺激才产生反应，或对某些声音敏感（如很容易受惊、捂上耳朵等）

4分　严重异常：对声音全面回避，对声音类型不加注意或极度敏感

## 九、近处感觉反应 （ ） （ ）

1分　与年龄相当：对疼痛产生适当强度的反应，正常触觉和嗅觉

2分　轻度异常：对疼痛或轻度触碰、气味、味道等有点缺乏适当的反应，有时出现一些婴儿吸吮物体的表现

3分　中度异常：对疼痛或意外伤害缺乏反应，比较集中于触觉、嗅觉、味觉

4分　严重异常：过度地集中于触觉的探究感觉，而不是功能的作用（吸吮、舔或摩擦），完全忽略疼痛或过分地做出反应

## 十、 焦虑反应 （ ） （ ）

1分　与年龄相当：对情境产生与年龄相适应的反应，并且反应无延长

2分　轻度异常：轻度焦虑反应

3分　中度异常：中度焦虑反应

4分　严重异常：严重的焦虑反应，儿童在会见的一段时间内可能不能坐下，或很害怕，或退缩等

## 十一、语言交流 （ ） （ ）

1分　与年龄相当：适合年龄的语言

2分　轻度异常：语言迟钝，多数语言有意义，但有一点模仿语言

3分　中度异常：缺乏语言，或有意义的语言与不适当的语言相混淆（模仿言语或莫名其妙的话）

4分　严重异常：严重的不正常言语，实质上缺乏可理解的语言或运用特殊的离奇的语言

## 十二、 非语言交流 ( ) ( )

1分 与年龄相当：与年龄相符的非语言性交流

2分 轻度异常：非语言交流迟钝，交往仅为简单的或含糊的反应，如指出或去取他想要的东西

3分 中度异常：缺乏非语言交往，不会利用非语言交往，或不会对非语言交往做出反应

4分 严重异常：特别古怪的和不可理解的非语言的交往

## 十三、 活动水平 ( ) ( )

1分 与年龄相当：指出活动水平，不多动亦不少动

2分 轻度异常：轻度不安静，或有轻度活动缓慢，但一般可控制

3分 中度异常：活动相当多，并且控制其活动量有困难，或者相当不活动或运动缓慢，检查者很频繁地控制或以极大努力才能得到反应

4分 严重异常：极不正常的活动水平要么不停，要么是冷淡的，对任何事件很难有反应，差不多不断地需要大人控制

## 十四、智力功能 ( ) ( )

1分 与年龄相当：正常智力功能，无迟钝的证据

2分 轻度异常：轻度智力低下，技能低下表现在各个领域

3分 中度异常：中度智力低下，某些技能明显迟钝，其他的接近年龄水平

4分 严重异常：智力功能严重障碍，某些技能表现迟钝，另外一些在年龄水平以上或不寻常

## 十五、总的印象 ( ) ( )

1分 与年龄相当：不是孤独症

2分 轻度异常：轻微的或轻度孤独症

3分 中度异常：孤独症的中度征象

4分 严重异常：非常多的孤独症征象

# 参考文献

［1］奥利弗·伯特伦.功能性训练宝典 [M].冯红红，译.北京：人民邮电出版社，2020.

［2］蔡可龙，陈爱国，朱丽娜，等.体育运动与孤独症康复：来自"脑智"视角下的证据 [J].科技导报，2022，40(10)：67-77.

［3］中华医学会物理医学与康复分会康复治疗学组，中国医师协会水疗康复专业委员会.脑卒中水中运动治疗中国循证临床实践指南 (2019 版 )[J].中国康复理论与实践，2020，26(3)：249-262.

［4］陈爱国，熊轩，朱丽娜，等.体育运动与儿童青少年脑智提升：证据与理论 [J].体育科学，2021，41(11)：43-51.

［5］陈爱国，朱丽娜，王鑫，等.短时中等强度有氧运动对儿童脑的可塑性影响：来自脑功能局部一致性的证据 [J].体育科学，2015，35(8)：24-29.

［6］陈方灿.运动拉伸实用手册 [M].北京：北京体育大学出版社，2008.

［7］陈锐泓，瞿航，陈爱国，等.聋哑儿童执行功能及脑功能连接特征研究 [J].中华行为医学与脑科学杂志，2020，29(1)：33-37.

［8］陈为玮，朱小烽，张虹雷.自闭症谱系障碍儿童运动功能评估与干预研究进展 [J].中国体育科技，2022，58(6)：3-9.

［9］戴旭芳.自闭症儿童与普通儿童的饮食状况比较研究 [J].中国特殊教育，2006(11)：39-43.

［10］董晓晓，陈爱国，刘智妹，等.小篮球运动对学龄前孤独症儿童重复刻板行为及脑灰质体积的影响 [J].中国体育科技，2020，56(11)：25-31.

［11］冯连世.运动处方 [M].北京：高等教育出版社，2020.

［12］冯燕青，侯晓晖，潘红玲，等.水中运动疗法对自闭症儿童行为影响的研究：基于Halliwick 技术 [J].天津体育学院学报，2017，32(5)：429-433.

［13］高媛媛，刘智妹，何亚平，等.孤独症谱系障碍儿童动作模仿及眼动特征 [J].中国心理卫生杂志，2023，37(1)：30-34.

［14］格雷格·布里滕纳姆，丹尼尔·泰勒.核心体能训练：释放核心潜能的动作练习和方案设计 [M].王轩，译.北京：人民邮电出版社，2019.

［15］郭晨，罗冬梅，王荣辉，等.3 ～ 6 岁学龄前儿童大肌肉群动作发展评价量表的研制 [J].体育科学，2018，38(10)：46-53.

［16］霍军.创新教育理念下体育教学方法理论与实践研究 [D].北京：北京体育大学，2012.

［17］黄维肖.儿童营养与膳食指导 [M].杭州：浙江大学出版社，2020.

［18］侯晓晖，冯燕青，潘红玲，等.水中运动疗法在孤独症儿童康复中应用的研究进展 [J].中国康复理论与实践，2017，23(9)：1064-1067.

［19］吉耶尔莫·赛哈斯·阿尔比尔.拉伸训练彩色图谱 [M].陈曦，译.北京：人民邮电出版社，2015.

［20］李博，刘阳，陈思同，等.儿童青少年基本运动技能测评工具研究及启示 [J].上海体育学院学报，2018，42(3)：8-16，28.

［21］李焕玉，李卫东，沈鹤军，等.一次性不同时长中等强度运动对超重儿童执行功能的影

响 [J]. 天津体育学院学报，2022, 37(2): 219—225.

[22] 李兴盈，汪晓赞，Dale A.Ulrich，等 . TGMD-3 在中国 3 ~ 12 岁儿童基本运动技能测试中的信效度研究 [J]. 武汉体育学院学报，2022, 56(3): 86—92.

[23] 李晓捷 . 儿童康复学 [M]. 北京：人民卫生出版社，2018.

[24] 李小英，唐齐，陈颖 . 肠道菌群与运动后的代谢获益 [J]. 上海医学，2021,44（10）:717—721.

[25] 林晓芸 . 利用生态环境变量，改善自闭症儿童问题行为 [J]. 现代特殊教育，2017( 19 ):68—69.

[26] 刘晓敏，张雅素，李新民，等 . 有氧运动改善脑卒中后抑郁与肠道菌群相关性的研究进展 [J]. 中国康复医学杂志，2021, 36(8): 1040—1045.

[27] 刘泽腾，何玉琼，黄春香 . 运动干预在孤独症儿童中的应用进展 [J]. 国际精神病学杂志，2021, 48(6): 961—964，970.

[28] Lorna Wing. 孤独症谱系障碍：家长及专业人员指南 [M]. 孙敦科，译 . 北京：北京大学医学出版社,2008.

[29] 卢晓洁，田琳，张婕，等 . 美国自闭症综合干预模式概述及其发展趋势 [J]. 中国特殊教育，2021(10): 44—51.

[30] 迈克·鲍伊尔 . 体育运动中的功能性训练 [M]. 2 版 . 张丹玥，王雄，译 . 北京：人民邮电出版社，2017.

[31] 庞艳丽，卜瑾，董良山 . 自闭症谱系障碍儿童动作发展障碍研究述评 [J]. 中国特殊教育，2018(4): 46—52.

[32] 孙庆祝 . 体育测量与评价 [M]. 北京：高等教育出版社，2006.

[33] 任园春，赵琳琳，王芳，等 . 不同大肌肉动作发展水平儿童体质、行为及认知功能特点 [J]. 北京体育大学学报，2013, 36(3): 79—84.

[34] 申晨，曹霞，喻哲昊，等 . 自闭症中 T 细胞及相关细胞因子的研究进展 [J]. 中国免疫学杂志，2022, 38(6): 762—765.

[35] 舒川 . 学龄前残疾儿童运动康复的研究现状与展望 [J]. 体育科学，2015, 35(12): 58—65.

[36] 舒瑶，张英波 . 运动疗法对儿童多动症影响的研究综述 [J]. 中国特殊教育，2021(9): 47—53.

[37] 汤盛钦 . 特殊儿童康复与训练 [M]. 大连：辽宁师范大学出版社，2002.

[38] 万慧颖 . 学前特殊儿童教育补偿研究 [D]. 长春：东北师范大学，2014.

[39] 王超磊 . 游泳运动和丰富环境对自闭症大鼠学习记忆能力影响及机制研究 [D]. 长春：吉林大学，2016.

[40] 王欢，马壮 . 基于 Halliwick 技术的水中运动疗法结合康复护理对孤独症谱系障碍的疗效分析 [J]. 中国康复医学杂志，2020, 35(9): 1108—1110.

[41] 王宏伟，徐锦萍，胡庆茂，等 . 儿童自闭症谱系障碍的大脑皮层复杂度的结构共变网络的变化模式 [J]. 中国 CT 和 MRI 杂志，2019, 17(8): 11—14，153.

[42] 王瑞元，苏全生 . 运动生理学 [M]. 北京：人民体育出版社，2012.

[43] 王勇丽，王刚，曹建国 . 儿童运动康复学 [M]. 南京：南京师范大学出版社，2021.

[44] 五彩鹿孤独症研究院 . 中国孤独症教育康复行业发展状况报告（Ⅳ）[M]. 北京：光明日报出版社，2022.

[45] 杨霞，叶蓉 . 儿童感觉统合训练实用手册 [M]. 上海：第二军医大学出版社，2007.

［46］尹军，袁守龙．身体运动功能训练 [M]．北京：人民体育出版社，2017.

［47］余容平．运动锻炼对自闭症儿童干预治疗现状及机制 [J]．大连大学学报，2021, 42(3)：109-113.

［48］袁玉萍，李菲菲．自闭症儿童动作技能干预的研究进展 [J]．中国特殊教育，2021(5)：44-52.

［49］徐开寿．儿科物理治疗学 [M]．广州：中山大学出版社，2016.

［50］杨道良，陈玄玄，季卫东，等．孤独症谱系障碍患者生物运动知觉障碍与社会认知功能的关系及其神经机制的研究进展 [J]．国际精神病学杂志，2021, 48(4)：607-610.

［51］杨娇，廖章伊，任锦丽，等．环境对自闭症影响的研究进展 [J]．中国生育健康杂志，2019, 30(2)：183-185.

［52］叶晨，陈启仪，李宁，等．肠道微生态与自闭症研究进展 [J]．生命科学，2020, 32(8)：807-815.

［53］帕梅拉·康帕特，达娜·拉克．孩子的孤独症可以靠食物改善 [M]．叶芳，译．北京：北京科学技术出版社，2022.

［54］叶慧伶，张学君．基于肠道菌群作用探讨针灸治疗儿童自闭症的机制 [J]．贵州中医药大学学报，2021, 43(6)：1-6.

［55］殷恒婵，崔蕾，潘家礼，等．改善不同类型学习困难小学生脑执行功能的运动干预方案开发与实证研究 [J]．武汉体育学院学报，2018, 52(6)：78-89.

［56］邹小兵．与你同行：自闭症儿童家长必读 [M]．北京：人民卫生出版社，2013.

［57］邹小兵，邓红珠，唐春，等．以家庭为基地的短期结构化教育治疗儿童孤独症的疗效 [J]．中国儿童保健杂志，2005, 13(2)：98-100.

［58］赵斌，张钧，刘晓莉．体育保健学 [M]．6 版．北京：高等教育出版社，2018.

［59］张秋，郭岚敏，姜志梅，等．孤独症谱系障碍儿童合并胃肠道症状的研究进展 [J]．中国康复医学杂志，2021, 36(2)：246-250.

［60］中国营养学会．中国学龄儿童膳食指南（2022）[M]．北京：人民卫生出版社，2022.

［61］甄志平，徐丹，李晗冉，等．孤独症运动干预的研究进展 [J]．中国预防医学杂志，2020, 21(7)：828-835.

［62］ALKHALIDY H, ABUSHAIKHA A, ALNASER K, et al. Nutritional status of pre-school children and determinant factors of autism: A case-control study[J]. Frontiers in Nutrition, 2021, 8: 627011.

［63］AL-KINDI N M, AL-FARSI Y M, AL-BULUSHI B, et al. Food selection and preferences of Omani autistic children[M]//Advances in Neurobiology. Cham: Springer International Publishing, 2020: 505-523.

［64］BATTAGLIA G, AGRÒ G, CATALDO P, et al. Influence of a specific aquatic program on social and gross motor skills in adolescents with autism spectrum disorders: Three case reports[J]. Journal of Functional Morphology and Kinesiology, 2019, 4(2): 27.

［65］BEVERSDORF D Q, MANNING S E, HILLIER A, et al. Timing of prenatal stressors and autism[J]. Journal of Autism and Developmental Disorders, 2005, 35(4): 471-478.

［66］Duncan MJ, Martins C, Ribeiro Bandeira PF, et al. TGMD-3 short version: Evidence of validity and associations with sex in Irish children[J]. J Sports Sci. 2022,40（2）:138-145

[67] GUIDUCCI L, VASSALLE C, PROSPERI M, et al. Vitamin D status in children with autism spectrum disorders: Determinants and effects of the response to probiotic supplementation[J]. Metabolites. 2022,12（7）:611.

[68] GÜEITA-RODRÍGUEZ J, OGONOWSKA-SLODOWNIK A, MORGULEC-ADAMOWICZ N, et al. Effects of aquatic therapy for children with autism spectrum disorder on social competence and quality of life: A mixed methods study[J]. International Journal of Environmental Research and Public Health, 2021, 18(6): 3126.

[69] KAZEK B, BRZÓSKA A, PAPROCKA J, et al. Eating behaviors of children with autism—Pilot study, part II[J]. Nutrients, 2021, 13(11): 3850.

[70] KO E J, SUNG I Y, MOON H J, et al. Effect of group-task-oriented training on gross and fine motor function, and activities of daily living in children with spastic cerebral palsy[J]. Physical & Occupational Therapy in Pediatrics, 2020, 40(1): 18-30.

[71] MAENG H, WEBSTER E K, PITCHFORD E A, et al. Inter- and intrarater reliabilities of the test of gross motor development—Third edition among experienced TGMD-2 raters[J]. Adapted Physical Activity Quarterly, 2017, 34(4): 442-455.

[72] MAENNER M J, SHAW K A, BAKIAN A V, et al. Prevalence and characteristics of autism spectrum disorder among children aged 8 years – autism and developmental disabilities monitoring network, 11 sites, United States, 2018[J]. Morbidity and Mortality Weekly Report Surveillance Summaries, 2021, 70(11): 1-16.

[73] MODABBERNIA A, VELTHORST E, REICHENBERG A. Environmental risk factors for autism: An evidence-based review of systematic reviews and meta-analyses[J]. Molecular Autism, 2017, 8: 13.

[74] PAN C Y. Effects of water exercise swimming program on aquatic skills and social behaviors in children with autism spectrum disorders[J]. Autism: the International Journal of Research and Practice, 2010, 14(1): 9-28.

[75] PERERA F, HERBSTMAN J. Prenatal environmental exposures, epigenetics, and disease[J]. Reproductive Toxicology, 2011, 31(3): 363-373.

[76] PHILLIPS C, BAKTIR M A, SRIVATSAN M, et al. Neuroprotective effects of physical activity on the brain: A closer look at trophic factor signaling[J]. Frontiers in Cellular Neuroscience, 2014, 8: 170.

[77] QUINZI F, VANNOZZI G, CAMOMILLA V, et al. Motor competence in individuals with down syndrome: Is an improvement still possible in adulthood?[J]. International Journal of Environmental Research and Public Health, 2022, 19(4): 2157.

[78] RUSSELL D J, ROSENBAUM P L, CADMAN D T, et al. The gross motor function measure: A means to evaluate the effects of physical therapy[J]. Developmental Medicine and Child Neurology, 1989, 31(3): 341-352.

[79] SHIMMURA C, SUDA S, TSUCHIYA K J, et al. Alteration of plasma glutamate and glutamine levels in children with high-functioning autism[J]. PLoS One, 2011, 6(10): e25340.

[80] SIDDIQI S, UROOJ A, D' SOUZA M J. Dietary patterns and anthropometric measures of Indian children with autism spectrum disorder[J]. Journal of Autism and

Developmental Disorders, 2019, 49(4): 1586–1598.

[81] SKALNY A V, MAZALETSKAYA A L, AJSUVAKOVA O P, et al. Hair trace element concentrations in autism spectrum disorder (ASD) and attention deficit/hyperactivity disorder (ADHD)[J]. Journal of Trace Elements in Medicine and Biology, 2020, 61: 126539.

[82] TRUDEAU, MADDEN, PARNELL, et al. Dietary and supplement-based complementary and alternative medicine use in pediatric autism spectrum disorder[J]. Nutrients, 2019, 11(8): 1783.

[83] TSUJIGUCHI H, MIYAGI S, NGUYEN T T T, et al. Relationship between autistic traits and nutrient intake among Japanese children and adolescents[J]. Nutrients, 2020, 12(8): 2258.